国家卫生和计划生育委员会“十三五”规划教材
全国高等中医药教育教材

供中西医临床医学、中医学、卫生管理学及健康管理学等专业用

健康管理

第2版

主　编　张晓天

副主编　商庆新　许银姬　孙贵香　熊常初

编　委（以姓氏笔画为序）

王　莹（上海中医药大学）
王军永（江西中医药大学）
叶　然（南京中医药大学）
冯丽娟（成都中医药大学）
任吉祥（长春中医药大学）
许银姬（广州中医药大学）
孙贵香（湖南中医药大学）
李　檬（山东中医药大学第二附属医院）
张晓天（上海中医药大学）
高伟芳（河北中医学院）
郭文海（黑龙江中医药大学附属第二医院）
商庆新（山东中医药大学）
阎丽娟（天津中医药大学）
蒋立勤（浙江中医药大学）
熊常初（湖北中医药大学）

秘　书　王　莹（兼）

人民卫生出版社

图书在版编目(CIP)数据

健康管理/张晓天主编. —2版. —北京:人民卫生出版社,2018

ISBN 978-7-117-27194-3

Ⅰ. ①健… Ⅱ. ①张… Ⅲ. ①健康－卫生管理学－中医学院－教材 Ⅳ. ①R

中国版本图书馆CIP数据核字(2018)第280555号

健康管理

第2版

主　　编:张晓天
出版发行:人民卫生出版社(中继线 010-59780011)
地　　址:北京市朝阳区潘家园南里19号
邮　　编:100021
E - mail:pmph @ pmph.com
购书热线:010-59787592　010-59787584　010-65264830
印　　刷:三河市宏达印刷有限公司(胜利)
经　　销:新华书店
开　　本:787×1092　1/16　　印张:12
字　　数:276千字
版　　次:2012年6月第1版　　2018年3月第2版
　　　　2023年1月第2版第5次印刷(总第11次印刷)
标准书号:ISBN 978-7-117-27194-3
定　　价:39.00元

《健康管理》网络增值服务编委会

主　　编　张晓天

副 主 编　朱蕴华

编　　委（以姓氏笔画为序）

王　丹（湖南中医药大学）
王　莹（上海中医药大学）
王军永（江西中医药大学）
叶　然（南京中医药大学）
田梦源（贵阳中医学院）
冯丽娟（成都中医药大学）
朱蕴华（上海中医药大学）
任吉祥（长春中医药大学）
许银姬（广州中医药大学）
孙贵香（湖南中医药大学）
李　檬（山东中医药大学第二附属医院）
吴镇湖（广州中医药大学）
张晓天（上海中医药大学）
高伟芳（河北中医学院）
郭文海（黑龙江中医药大学附属第二医院）
商庆新（山东中医药大学）
阎丽娟（天津中医药大学）
蒋立勤（浙江中医药大学）
熊常初（湖北中医药大学）

修订说明

为了更好地贯彻落实《国家中长期教育改革和发展规划纲要(2010—2020)》《医药卫生中长期人才发展规划(2011—2020)》《中医药发展战略规划纲要(2016—2030年)》和《国务院办公厅关于深化高等学校创新创业教育改革的实施意见》精神,做好新一轮全国高等中医药教育教材建设工作,人民卫生出版社在教育部、国家卫生和计划生育委员会、国家中医药管理局的领导下,在上一轮教材建设的基础上,组织和规划了全国高等中医药教育本科国家卫生和计划生育委员会"十三五"规划教材的编写和修订工作。

为做好新一轮教材的出版工作,人民卫生出版社在教育部高等中医学本科教学指导委员会和第二届全国高等中医药教育教材建设指导委员会的大力支持下,先后成立了第三届全国高等中医药教育教材建设指导委员会、首届全国高等中医药教育数字教材建设指导委员会和相应的教材评审委员会,以指导和组织教材的遴选、评审和修订工作,确保教材编写质量。

根据"十三五"期间高等中医药教育教学改革和高等中医药人才培养目标,在上述工作的基础上,人民卫生出版社规划、确定了中医学、针灸推拿学、中药学、中西医临床医学、护理学、康复治疗学6个专业139种国家卫生和计划生育委员会"十三五"规划教材。教材主编、副主编和编委的遴选按照公开、公平、公正的原则,在全国近50所高等院校4000余位专家和学者申报的基础上,近3000位申报者经教材建设指导委员会、教材评审委员会审定批准,聘任为主审、主编、副主编、编委。

本套教材的主要特色如下:

1. 定位准确,面向实际 教材的深度和广度符合各专业教学大纲的要求和特定学制、特定对象、特定层次的培养目标,紧扣教学活动和知识结构,以解决目前各院校教材使用中的突出问题为出发点和落脚点,对人才培养体系、课程体系、教材体系进行充分调研和论证,使之更加符合教改实际、适应中医药人才培养要求和市场需求。

2. 夯实基础,整体优化 以培养高素质、复合型、创新型中医药人才为宗旨,以体现中医药基本理论、基本知识、基本思维、基本技能为指导,对课程体系进行充分调研和认真分析,以科学严谨的治学态度,对教材体系进行科学设计、整体优化,教材编写综合考虑学科的分化、交叉,既要充分体现不同学科自身特点,又注意各学科之间有机衔接;确保理论体系完善,知识点结合完备,内容精练、完整,概念准确,切合教学实际。

3. 注重衔接,详略得当 严格界定本科教材与职业教育教材、研究生教材、毕业后教育教材的知识范畴,认真总结、详细讨论现阶段中医药本科各课程的知识和理论框架,使其在教材中得以凸显,既要相互联系,又要在编写思路、框架设计、内容取舍等方面有一定的区分度。

4. 注重传承,突出特色 本套教材是培养复合型、创新型中医药人才的重要工具,是中医药文明传承的重要载体，传统的中医药文化是国家软实力的重要体现。因此，教材既要反映原汁原味的中医药知识，培养学生的中医思维，又要使学生中西医学融会贯通，既要传承经典，又要创新发挥，体现本版教材"重传承、厚基础、强人文、宽应用"的特点。

5. 纸质数字，融合发展 教材编写充分体现与时代融合、与现代科技融合、与现代医学融合的特色和理念，适度增加新进展、新技术、新方法，充分培养学生的探索精神、创新精神；同时，将移动互联、网络增值、慕课、翻转课堂等新的教学理念和教学技术、学习方式融入教材建设之中，开发多媒体教材、数字教材等新媒体形式教材。

6. 创新形式，提高效用 教材仍将传承上版模块化编写的设计思路，同时图文并茂、版式精美；内容方面注重提高效用，将大量应用问题导入、案例教学、探究教学等教材编写理念，以提高学生的学习兴趣和学习效果。

7. 突出实用，注重技能 增设技能教材、实验实训内容及相关栏目，适当增加实践教学学时数，增强学生综合运用所学知识的能力和动手能力，体现医学生早临床、多临床、反复临床的特点，使教师好教、学生好学、临床好用。

8. 立足精品，树立标准 始终坚持中国特色的教材建设的机制和模式；编委会精心编写，出版社精心审校，全程全员坚持质量控制体系，把打造精品教材作为崇高的历史使命，严把各个环节质量关，力保教材的精品属性，通过教材建设推动和深化高等中医药教育教学改革，力争打造国内外高等中医药教育标准化教材。

9. 三点兼顾，有机结合 以基本知识点作为主体内容，适度增加新进展、新技术、新方法，并与劳动部门颁发的职业资格证书或技能鉴定标准和国家医师资格考试有效衔接，使知识点、创新点、执业点三点结合；紧密联系临床和科研实际情况，避免理论与实践脱节、教学与临床脱节。

本轮教材的修订编写，教育部、国家卫生和计划生育委员会、国家中医药管理局有关领导和教育部全国高等学校本科中医学教学指导委员会、中药学教学指导委员会等相关专家给予了大力支持和指导，得到了全国各医药卫生院校和部分医院、科研机构领导、专家和教师的积极支持和参与，在此，对有关单位和个人表示衷心的感谢！希望各院校在教学使用中以及在探索课程体系、课程标准和教材建设与改革的进程中，及时提出宝贵意见或建议，以便不断修订和完善，为下一轮教材的修订工作奠定坚实的基础。

人民卫生出版社有限公司

2017年3月

全国高等中医药教育本科
国家卫生和计划生育委员会“十三五”规划教材
教材目录

中医学等专业

序号	教材名称	主编
1	中国传统文化（第2版）	臧守虎
2	大学语文（第3版）	李亚军、赵鸿君
3	中国医学史（第2版）	梁永宣
4	中国古代哲学（第2版）	崔瑞兰
5	中医文化学	张其成
6	医古文（第3版）	王兴伊、傅海燕
7	中医学导论（第2版）	石作荣
8	中医各家学说（第2版）	刘桂荣
9	*中医基础理论（第3版）	高思华　王　键
10	中医诊断学（第3版）	陈家旭　邹小娟
11	中药学（第3版）	唐德才　吴庆光
12	方剂学（第3版）	谢　鸣
13	*内经讲义（第3版）	贺　娟　苏　颖
14	*伤寒论讲义（第3版）	李赛美　李宇航
15	金匮要略讲义（第3版）	张　琦　林昌松
16	温病学（第3版）	谷晓红　冯全生
17	*针灸学（第3版）	赵吉平　李　瑛
18	*推拿学（第3版）	刘明军　孙武权
19	中医临床经典概要（第2版）	周春祥　蒋　健
20	*中医内科学（第3版）	薛博瑜　吴　伟
21	*中医外科学（第3版）	何清湖　秦国政
22	*中医妇科学（第3版）	罗颂平　刘燕峰
23	*中医儿科学（第3版）	韩新民　熊　磊
24	*中医眼科学（第2版）	段俊国
25	中医骨伤科学（第2版）	詹红生　何　伟
26	中医耳鼻咽喉科学（第2版）	阮　岩
27	中医急重症学（第2版）	刘清泉
28	中医养生康复学（第2版）	章文春　郭海英
29	中医英语	吴　青
30	医学统计学（第2版）	史周华
31	医学生物学（第2版）	高碧珍
32	生物化学（第3版）	郑晓珂
33	医用化学（第2版）	杨怀霞

34	正常人体解剖学（第2版）	申国明
35	生理学（第3版）	郭　健　杜　联
36	神经生理学（第2版）	赵铁建　郭　健
37	病理学（第2版）	马跃荣　苏　宁
38	组织学与胚胎学（第3版）	刘黎青
39	免疫学基础与病原生物学（第2版）	罗　晶　郝　钰
40	药理学（第3版）	廖端芳　周玖瑶
41	医学伦理学（第2版）	刘东梅
42	医学心理学（第2版）	孔军辉
43	诊断学基础（第2版）	成战鹰　王肖龙
44	影像学（第2版）	王芳军
45	循证医学（第2版）	刘建平
46	西医内科学（第2版）	钟　森　倪　伟
47	西医外科学（第2版）	王　广
48	医患沟通学（第2版）	余小萍
49	历代名医医案选读	胡方林　李成文
50	医学文献检索（第2版）	高巧林　章新友
51	科技论文写作（第2版）	李成文
52	中医药科研思路与方法（第2版）	胡鸿毅

中药学、中药资源与开发、中药制药等专业

序号	教材名称	主编姓名
53	高等数学（第2版）	杨　洁
54	解剖生理学（第2版）	邵水金　朱大诚
55	中医学基础（第2版）	何建成
56	无机化学（第2版）	刘幸平　吴巧凤
57	分析化学（第2版）	张　梅
58	仪器分析（第2版）	尹　华　王新宏
59	物理化学（第2版）	张小华　张师愚
60	有机化学（第2版）	赵　骏　康　威
61	医药数理统计（第2版）	李秀昌
62	中药文献检索（第2版）	章新友
63	医药拉丁语（第2版）	李　峰　巢建国
64	*药用植物学（第2版）	熊耀康　严铸云
65	中药药理学（第2版）	陆　茵　马越鸣
66	中药化学（第2版）	石任兵　邱　峰
67	中药药剂学（第2版）	李范珠　李永吉
68	中药炮制学（第2版）	吴　皓　李　飞
69	中药鉴定学（第2版）	王喜军
70	中药分析学（第2版）	贡济宇　张　丽
71	制药工程（第2版）	王　沛
72	医药国际贸易实务	徐爱军
73	药事管理与法规（第2版）	谢　明　田　侃
74	中成药学（第2版）	杜守颖　崔　瑛
75	中药商品学（第3版）	张贵君
76	临床中药学（第2版）	王　建　张　冰
77	临床中药学理论与实践	张　冰

78	药品市场营销学(第2版)	汤少梁
79	中西药物配伍与合理应用	王　伟　朱全刚
80	中药资源学	裴　瑾
81	保健食品研究与开发	张　艺　贡济宇
82	波谱解析(第2版)	冯卫生

针灸推拿学等专业

序号	教材名称	主编姓名
83	*针灸医籍选读(第2版)	高希言
84	经络腧穴学(第2版)	许能贵　胡　玲
85	神经病学(第2版)	孙忠人　杨文明
86	实验针灸学(第2版)	余曙光　徐　斌
87	推拿手法学(第3版)	王之虹
88	*刺法灸法学(第2版)	方剑乔　吴焕淦
89	推拿功法学(第2版)	吕　明　顾一煌
90	针灸治疗学(第2版)	杜元灏　董勤
91	*推拿治疗学(第3版)	宋柏林　于天源
92	小儿推拿学(第2版)	廖品东
93	针刀刀法手法学	郭长青
94	针刀医学	张天民

中西医临床医学等专业

序号	教材名称	主编姓名
95	预防医学(第2版)	王泓午　魏高文
96	急救医学(第2版)	方邦江
97	中西医结合临床医学导论(第2版)	战丽彬　洪铭范
98	中西医全科医学导论(第2版)	郝微微　郭　栋
99	中西医结合内科学(第2版)	郭　姣
100	中西医结合外科学(第2版)	谭志健
101	中西医结合妇产科学(第2版)	连　方　吴效科
102	中西医结合儿科学(第2版)	肖　臻　常　克
103	中西医结合传染病学(第2版)	黄象安　高月求
104	健康管理(第2版)	张晓天
105	社区康复(第2版)	朱天民

护理学等专业

序号	教材名称	主编姓名
106	正常人体学(第2版)	孙红梅　包怡敏
107	医用化学与生物化学(第2版)	柯尊记
108	疾病学基础(第2版)	王　易
109	护理学导论(第2版)	杨巧菊
110	护理学基础(第2版)	马小琴
111	健康评估(第2版)	张雅丽
112	护理人文修养与沟通技术(第2版)	张翠娣
113	护理心理学(第2版)	李丽萍
114	中医护理学基础	孙秋华　陈莉军

115	中医临床护理学	胡　慧
116	内科护理学(第2版)	沈翠珍　高　静
117	外科护理学(第2版)	彭晓玲
118	妇产科护理学(第2版)	单伟颖
119	儿科护理学(第2版)	段红梅
120	*急救护理学(第2版)	许　虹
121	传染病护理学(第2版)	陈　璇
122	精神科护理学(第2版)	余雨枫
123	护理管理学(第2版)	胡艳宁
124	社区护理学(第2版)	张先庚
125	康复护理学(第2版)	陈锦秀
126	老年护理学	徐桂华
127	护理综合技能	陈　燕

康复治疗学等专业

序号	教材名称	主编姓名
128	局部解剖学(第2版)	张跃明　武煜明
129	运动医学(第2版)	王拥军　潘华山
130	神经定位诊断学(第2版)	张云云
131	中国传统康复技能(第2版)	李　丽　章文春
132	康复医学概论(第2版)	陈立典
133	康复评定学(第2版)	王　艳
134	物理治疗学(第2版)	张　宏　姜贵云
135	作业治疗学(第2版)	胡　军
136	言语治疗学(第2版)	万　萍
137	临床康复学(第2版)	张安仁　冯晓东
138	康复疗法学(第2版)	陈红霞
139	康复工程学(第2版)	刘夕东

注:①本套教材均配网络增值服务;②教材名称左上角标有*号者为"十二五"普通高等教育本科国家级规划教材。

第三届全国高等中医药教育教材建设指导委员会名单

全国高等中医药教育本科
中西医临床医学专业教材评审委员会名单

前 言

随着人口老龄化进程的加速，慢性疾病也在不断地上升，而如何有效地利用有限的卫生资源防治慢性疾病，最大限度降低医疗费用、减轻社会经济负担、提高居民的生命质量，满足居民日益增长的卫生保健服务需求，是新时期赋予我们的历史使命，也是我国医疗卫生体制改革重心所在，因此，人们期盼健康管理的服务模式。

健康管理整合了生物医学、行为科学和人文社会学科的知识、理论和技能，针对健康需求并对健康资源进行计划、组织、指挥、协调和控制，实施个体和群体健康的全面监测和分析，提供健康咨询和指导，干预健康危险因素，提高健康素质的全过程。健康管理是将被动的疾病治疗拓展为主动的管理健康，达到促进健康和维护健康的目的，因此，“二十一世纪是健康管理的世纪”。

根据高等医学院校人才培养方案的目标以及卫生服务模式改变对健康管理人才的需求，我们修订了《健康管理》一书。全书共 11 章，第一章健康管理概论，介绍健康管理的概念和特点，基本步骤、服务流程、科学基础和发展，新增近五年的最新进展；第二至四章介绍健康管理的风险评估、基本策略、基本方法及针对不同人群的健康教育；第五章介绍了中医治未病与中医体质在健康管理中的应用和实施；第六章为新增章节，介绍了健康体检在健康管理中的应用；第七至九章介绍了健康管理服务所涉及的相关领域；第十至十一章介绍健康管理技术的应用，着重介绍慢性病危险因素的健康管理及慢性病的管理。

本教材根据宽基础、重技能、培养创新能力的专门人才的要求，旨在培养医学生树立经营健康、管理健康、促进健康的思想，建立个体和群体生命全程的健康管理模式，将生物医学、行为科学、人文社会学科的理论知识和方法综合应用到健康管理中，突出中医药学的特色服务在健康管理中的作用。

本教材供中西医临床医学专业及其他相关专业的本科生使用，同时也可作为健康管理师职业技能培训的参考教材。

本教材在编写过程中，得到人民卫生出版社及各编写单位专家教授的大力支持，在此表示诚挚的感谢。由于健康管理在我国刚刚起步，加之编者学识有限，书中难免存在疏漏和不妥之处，敬请专家、师生和读者批评指正，以便再版时修正和完善。

编者

2018 年 3 月

目录

绪　论

健康是人类生存发展的要素，也是人类一切社会活动的基础，在人类社会快速发展的阶段，人类追求的不仅是物质的拥有，更重要的是拥有健康的体魄来享受高品质的生活，因此必须提高居民的健康意识、避免健康风险因素（如环境因素、不良的生活方式等）对人类健康的影响，合理有效利用有限卫生资源，经营健康和管理健康，让健康资源增值，减少健康资源的浪费，促进人类健康的持续发展，使人人能够享有健康，这是健康管理的核心所在，也是我国实现小康社会的重要保证。

一、健康管理的性质和任务

健康管理是一门新兴正在发展中的学科，它涉及医学、人文社会学和管理学三大学科门类的知识和技能，是一门综合性和应用性的学科。健康管理作为一门学科最早在欧美风行，并逐渐形成一个独立的行业。欧美各国和澳洲都有专门为健康管理学科设立的硕士学位，名为MHA（master of health administration）。

英国把健康管理定义为“通过社会努力来防治疾病、促进健康和延长寿命的艺术和科学”。美国职业与环境医学会（American College of Occupational & Environmental Medicine，ACOEM）的健康和生产效率管理（health and productivity management，HPM）机构，针对员工全面健康的各种服务项目进行联合管理，如医疗保险、伤残保险、员工赔偿、员工生活和工作关系失衡协助项目、带薪病假、健康促进和职业安全项目，这些服务项目的联合管理也表明了健康管理不仅在于疾病自身的服务，还应包括与健康和疾病相关的社会服务，如健康行业组织（医院/公共卫生机构/保险公司/医药企业等）的设置、健康服务的模式、健康发展战略、政策和措施的研究和实施等。

二、健康管理的研究对象和内容

健康管理面向个体和群体，研究生命过程中健康的动态变化和影响健康的风险因素，运用临床医学、预防医学、中医药学、心理学、行为科学、管理科学、保险学以及社会科学等多个学科的知识和技术，研究全面检查、监测，分析、评估健康风险因素对健康影响的规律和特点，提出针对健康风险因素以及提高整体健康水平的干预策略和措施，包括提供咨询、行为干预、指导健康文明科学的生活方式服务等；在个体服务研究的基础上，研究不同区域、不同年龄阶段、不同性别等多个群体的健康状况和进行群体性的健康风险因素的预测、评估、统计和分析，探索可能在一定程度上疾病发生的风险性及发展的趋势和规律，从而不断改进疾病预防和健康维护的策略，以提高人群的健康水平。健康管理的服务是前瞻性的全程服务，尤其强调的是提高服务对象的自我保健和自我调适的意识和能力，充分发挥其个人、家庭、社会的健康潜能，以求提高健康素质。因此，健康管理的目的是在卫生工作方针的指导下，以人为本、需求为导向、预防为主、整体健康为目标的全面健康管理和促进，实现人人享有健康，不断提高健康素质和生活质量。

三、健康管理的战略目标

健康管理是一种战略投资，对整个国民经济的发展和国际竞争力都具有重要的战略意义。在2008年全国卫生工作会议上，原卫生部正式提出了实施“健康中国2020”战略，实施“健康中国2020”战略的目标与核心内容是以提高人民群众健康为目标，坚持预防为主，防治结合的方向，采用适宜技术，坚持中西医并重，以危害城乡居民健康的主要问题和健康危险因素为重点，通过健康促进和健康教育，坚持政府主导，动员全社会参与，努力促进人人享有基本医疗卫生服务。

“健康中国2020”战略是从现在起到2020年的卫生发展的中长期规划，是提高全民族的健康素质，实现以“健康促小康”、以“小康保健康”的重要战略，是实现人人享有基本医疗卫生服务奋斗目标的重要内容。这一战略分三步走，第一步到2010年，初步建立覆盖城乡居民的基本医疗卫生制度框架，实现《卫生事业发展“十一五”规划纲要》规定的各项目标，使中国进入实施全民基本卫生保健的国家行列；第二步到2015年，使中国医疗卫生服务和保健水平位于发展中国家的前列；第三步到2020年，建立起比较完善、覆盖城乡居民的基本医疗卫生制度，全民健康水平接近中等发达国家。要实现三步走的战略目标，必须针对我国居民的主要健康问题及其危险因素，根据其可干预性和干预的成本效果选择经济有效的干预措施，确定优先干预领域和重点，在充分考虑经济和技术可行性基础上制订相应的行动计划和策略，分步骤实施。行动计划不仅要重视卫生服务的提供，还要深入分析病伤的危险因素，特别关注影响健康的各种社会、政治、经济、环境和人口因素，从营造有利的健康环境入手，制定公共政策，落实相应卫生服务和干预措施。确保行动计划能够全面有效地实施。必须以政府为主导，以城乡基层卫生服务机构为基础，以公共卫生机构和大中型医院为支撑，动员家庭、学校、企事业单位和全社会共同参与，形成良好的工作机制和发展环境，从而实现全民健康的最终目标。

四、学习健康管理的目的和意义

西医学的目的是预防疾病和损伤，促进和维持健康；缓解疾病疼痛，减轻疾病痛苦；对病患治疗和护理，对不能治愈患者的照料；防止过早死亡，遵循临终关怀。这充分体现了“以人为本，以健康为中心”理念，突出了预防、诊治和保健为一体的服务目标，推动从单纯的疾病治疗到维护与促进健康；从医院为重心的服务扩展到社区与家庭的健康服务和关怀；卫生投资的重点从疾病的诊治提前到疾病预防与健康促进的医学服务模式的转变，医学人才的培养目标也不再是单纯地治病救人，而更重要的是关注健康，促进健康，为提高人群的健康水平服务。因此，医学生学习健康管理的目的意义在于：一是树立大卫生的观念，掌握健康管理的知识和技能，在临床服务中注重健康风险因素的干预；二是树立全面健康管理的新观念，增强预防为主，防治结合的意识，将三级预防措施贯穿于健康照顾的始终；三是理解健康管理的核心思想，发挥健康管理的主动性，提高居民的健康意识，有助于健康的促进；四是突出中西医结合，将健康管理与中医治未病有机结合，服务于健康和疾病；五是充分认识现代社会的发展与人类的健康密不可分，理解新健康观的内涵，顺应医学模式的转变，拓宽知识面，做一个全面合格的卫生服务者，为健康管理二十一世纪做出贡献。因此，健康管理这门课程也是医学生必修的课程之一。

（张晓天）

第一章

健康管理概论

学习目的

通过健康管理的概念、服务流程及发展概况的学习，掌握或了解健康管理的概念、目的和基本程序。

学习要点

重点掌握健康管理的概念、特点、目标和任务，熟悉健康管理的基本步骤和服务流程。

第一节 健康管理概述

一、健康管理的概念

作为一门新兴学科和行业，健康管理（health management）尚未形成独立的学科体系，亦未形成各国学者都接受的定义。综合国内外关于健康管理的代表性定义和我国《健康管理师国家职业标准》中关于健康管理师的职业定义，健康管理是指在现代生物-心理-社会医学模式下，以健康概念为核心（生理、心理和社会适应能力），通过采用医学和管理学的理论、方法和技术，对个体或群体健康状况及影响健康危险因素的全面检测、评估与干预，科学有效地调动社会资源，实现全人全程全方位的医学服务，达到以最小成本预防疾病发生、控制疾病发展、提高生命质量、获得最优效果的学科。

健康管理作为一种全新的前瞻性医学管理模式、卫生服务模式，将健康体检、健康评估、健康干预有效结合在一起，变被动医治为主动预防，及早发现、积极控制发病诱因及其过程，是有效降低发病率、病死（病残）率，提高生命质量和节约治疗费用，增强医疗保障体系承受力的有效手段。

二、健康管理的目标和任务

管理是通过计划、组织、指挥、协调和控制达到资源使用的最大优化，其目标是能在最合适的时间里把最合适的资源用在最合适的地方并发挥最合适的作用。可见，管理实质上是为实现一定目标而采取的手段和过程。因此，健康管理是把健康纳

笔记

入管理的一个过程，是人们为了实现健康管理目标而采取的有效手段和科学统筹过程，是针对健康需求对健康资源进行计划、组织、指挥、协调和控制的过程，即对个体和群体健康进行全面监测、分析、提供健康咨询和指导及对健康危险因素进行干预的过程。

健康管理的宗旨和具体的做法是调动个人、群体及整个社会的积极性，为个体和群体（包括政府）提供有针对性的科学健康决策信息、干预的技术与手段，有效地利用有限的资源来达到最大的健康效果。

健康管理的内容就是对个体、群体的健康及健康相关的社会相关资源进行全面监测、分析和评估，提供健康咨询和指导，提供健康危险因素干预方案并付诸行动。特别需要注意的是，疾病的诊断和治疗过程是治疗学的工作范畴，不是健康管理的内容。

三、健康管理的特点

1. 标准化　健康管理的具体服务内容和工作流程，以循证医学和循证公共卫生学为标准，依据学术界已经公认的疾病防控指南、规范来确定和实施。

2. 个体化　健康管理强调根据个体的健康风险因素，由健康管理者进行个体指导，设定个体目标，并动态追踪效果。它体现的是一种分类管理思想，即对不同个体、不同类型的群体分别采取针对性的健康管理服务。

3. 系统化　健康管理通过持续实时、连续监测人体健康状态，对个人乃至群体健康状况进行全面、综合的评价，其内容不仅针对生理，还包括心理和社会因素；不仅针对疾病，更关注健康。

4. 前瞻性　健康管理目的在于对引起疾病的危险因素进行准确干预，从而防止或延缓疾病的发生发展，以降低社会的医疗成本提高人群生活质量，因此其前瞻性是实现健康管理价值的关键。

5. 综合性　要实施准确的健康干预就必须综合运用已有的医学、管理学知识对疾病及危险因素进行分析，并调动一切社会医疗资源，制订高效的干预措施，建立切实可行的健康管理方案，确保资源的利用获得最大收益。因此，综合性是落实健康管理的前提和基础。健康评估和干预的结果既要针对个体和群体的特征和健康需求，又要注重服务的可重复性和有效性，强调多平台合作提供服务。

四、健康管理的科学基础

健康管理以临床医学、预防医学、管理学多学科的交叉构建的平台为科学基础，采用最先进的医学理论和技术分析健康和疾病的动态平衡，明确疾病的发生、发展规律；应用预防医学理念采取科学措施阻断或延缓疾病的发生和发展；引入管理学的方法实现全社会医疗资源的高效配置，达到健康管理的目的。

个体从健康到疾病是一个完整的过程。一般来说，是从处于低危险状态到高危险状态，再到早期病变，继而出现临床症状的过程。在被诊断为疾病之前有一个或长或短的隐蔽过程，期间的变化多数并不被轻易地察觉，各阶段之间也无截然界线。在被诊断为疾病之前，进行有针对性的预防干预，有可能成功地阻断、延缓、甚至逆转疾病的发生和发展进程，从而实现维护健康的目的，这就是健康管理的科学基础。如通过健康风险分析和评估确定冠心病、脑卒中、癌症、糖尿病等慢性病的高危人群，通过有效干预手段控制健康风险因素，减少发病风险，可以在这些疾病发展早期、尚未不可逆转之前阻止或延缓疾病的进程。

在上述健康管理过程中，医学、预防医学、管理学全过程参与，并通过有效地利用先进的信息技术，分析大量的健康和疾病数据，包括基因数据、影像结果、生物学标记物指标以及传统临床指标，从中得出个人健康相关的高价值健康管理信息，从而指导了健康管理的过程，以达到最优效果。

第二节 健康管理的基本步骤与服务流程

一、健康管理的基本步骤

一般来说，健康管理有以下3个基本步骤。

1. 了解个体健康状况 即收集服务对象的个人健康信息，包括个人一般情况、目前健康状况、疾病家族史、职业特点、心理特征、生活环境、习惯嗜好、体格检查等。因为只有采集详细的个人健康信息，才能制订科学的健康管理计划，实施有效的个人健康维护。

2. 评估健康及疾病风险 即根据所收集的个人健康信息，采用特定数学模型等现代评估技术，对健康状况疾病发生或死亡的危险性进行量化评估，帮助个体综合认识健康风险、强化健康意识，为纠正不健康行为和习惯、阻断疾病发生通路、制订个体化健康干预措施奠定基础。在健康评估基础上，才可以制订个性化的健康管理计划，为个体提供预防性干预的行动原则，为健康管理者和个体间的沟通提供了一个有效的桥梁。

3. 介入健康干预 在前两部分的基础上，以多种形式来帮助个人采取行动、纠正不良的生活方式和习惯，控制健康危险因素，实现个人健康管理计划的目标。与一般健康教育和健康促进不同的是，健康管理强调健康干预的个性化特点。

健康管理的三个步骤是一个总的原则，应根据不同的高危因素和差异制订综合化的个体健康管理方案，并积极采用现代信息管理技术等多种管理手段以达到全程、无微不至的关怀管理。此外，健康管理是一个长期、连续不断、周而复始的过程，只有长期坚持，才能达到健康管理的预期效果。

二、健康管理的服务流程

一般来说，健康管理的常用服务流程由以下5个部分组成。

1. 健康体检 健康管理中的健康体检是有一定疾病预测指向的、以人群的健康需求为基础，按照早发现、早干预的原则选定体格检查项目的健康管理手段，对后续健康干预活动具有明确的指导意义。健康体检项目可根据疾病预测指向的变化和个体差异、地域差异、社会形态差异、个人教育背景等因素进行调整。

2. 健康评估 以现代生物医学、社会学、心理学、管理学等学科的交叉为基础，通过采用统计学、数学模型、现代信息技术等手段，对个体健康史、家族史、生活方式、心理因素和人体各项理化指标进行综合的数据分析处理，为服务对象提供一系列

笔记

的评估、预测和指导报告，其中包括用来反映各项检查指标状况的个人健康体检报告，个人总体健康评估报告，精神压力评估报告等。

3. 个人健康咨询　健康咨询服务是为个体提供的不同层次的服务，包括明确个体健康状况、疾病危险因素和提高健康水平的具体措施、预防疾病发生的具体方案等。健康管理咨询的实施可以通过健康管理服务中心或健康管理者的干预来实现。内容包括：解释个人健康信息、评估健康检查结果、提供健康指导意见、制订个人健康管理计划、制订随访跟踪计划等。

4. 个人健康管理后续服务　个人健康管理的后续服务是对个人健康管理计划实施监督、保证、完善的运行程序。以被服务个体或群体的个性和共性特征为依据，以可利用的医疗资源为基础，以个体或群体的健康需求为服务终极目标，通过对健康计划的监督、跟踪、保证、调整和完善，来实现健康的后续服务。具体形式是以现代信息技术为平台载体，采用个人健康信息查询、健康指导、定期或不定期的健康管理提示、健康信息反馈后个体化的健康行动计划修订、监督随访等多种手段。除此，健康教育课堂也是后续服务的重要措施，在营养改善、生活方式改变与疾病控制方面有很好的效果。

5. 专项的健康及疾病管理服务　专项的健康及疾病管理服务是对特殊个体和专属人群，按患者及健康人分类，具有特定健康目标和疾病预测指向的非常规健康管理服务。对已患有慢性病的个体，可选择针对特定疾病或疾病危险因素的服务，如糖尿病管理、心血管疾病及相关危险因素管理、精神压力缓解、戒烟、运动、营养及膳食咨询等。对没有慢性病的个体，可选择的服务也很多，如个人健康教育、生活方式改善咨询、疾病高危人群的教育及维护项目等。

第三节　健康管理兴起与发展

一、健康管理的兴起

1. 古代健康管理的思想萌芽　自人类出现以来，为了维系健康和生命，就一直进行着健康管理的实践与探索。两千多年前的《黄帝内经》中就有“不治已病治未病”的“预防为主”思想，与健康风险评估、控制的思路不谋而合。中医养生十分重视饮食补益和锻炼健身防病，如《素问·脏气法时论》指出：“毒药攻邪，五谷为养，五果为助，五畜为益，五菜为充，气味合而服之，以补精益气”。华佗提出“动摇则谷气得消，血脉流通，病不得生，譬犹户枢，终不朽也”。西方古代医学文献中也蕴涵着早期健康管理的思想。希波克拉底指出“能理解生命的人同样理解健康对人来说具有最高的价值。”罗马大百科全书载：医学实践由三部分组成：通过生活方式治疗，通过药物治疗和通过手术治疗。生活方式治疗就是在营养、穿着和对身体的护理、进行锻炼及锻炼的时间长度、按摩、洗澡、睡眠、合理限度内的性生活等方面提供健康方式的处方和建议。

2. 现代健康管理的出现与发展　健康管理的理念和实践最初产生在20世纪50～60年代的美国，是市场需求和人类知识不断累积条件下逐步完善和发展起来的。人口老龄化加剧、急性传染病蔓延、慢性病发病率提升、环境不断恶化、人口素质不断提高、健康观念不断改变，医疗卫生需求过度增长，加之新兴、昂贵医疗技术的大

笔记

量出现，导致医疗费用持续快速上升，成为美国经济社会发展的巨大压力。另一方面，后工业化时代生产力、人力资源观念发生改变，员工的生产效率取代劳动力、机器，成为判断生产力的指标。而长期研究发现，员工的生产效率与员工的健康状况密切相关。

但是，医疗卫生领域的高科技投资对总体人群健康的回报率已开始下降，而健康问题造成的生产效率下降已经威胁到美国的经济和社会发展。研究发现，雇主每花费 1 美元的员工医药开支就意味着还有 2～3 美元因员工健康问题造成生产效率下降而带来的损失。之所以出现健康相关生产效率不断下降的问题。主要是因为美国的医疗系统是一个“诊断和治疗”的系统，人群中 1% 最不健康和 19% 患慢性病的人共用了 70% 的医疗卫生费用，而 70% 最健康的人口只用了 10% 的医疗费用。现代社会每个人都处在疾病的威胁之下，每个人都可能成为最不健康或患慢性病的人。若只关注疾病人群，只在“诊断和治疗”系统上投资，忽视各种健康风险因素对 80% 的健康人口的损害，疾病人群必将不断扩大，现有的医疗系统必将不堪负荷，社会生产力就会受到严重的威胁。

由此学术界和相关机构逐渐形成了这样一个共识，为了提高生产力，保证经济的健康发展，提高员工工作效率，就要保证员工及其家属享有健康；这就要求建立同时能为健康和不健康的人服务的健康维护和管理系统，而不是改良主要为不健康人群服务的昂贵“诊断和治疗”系统。

当然，新技术的产生，尤其是 20 世纪 50 年代以来世界经济、科技和相关学科发展，为健康管理的产生奠定了坚实的基础，主要表现为：公共卫生和流行病学关于健康风险、循证公共卫生干预的大量研究，为健康管理积累了大量的科学证据；管理科学和行为医学的发展为健康管理的起步提供了理论和实践基础；互联网和信息产业的迅猛发展为健康管理的起飞安上了翅膀。

此外，学术界和医疗机构在健康管理行业的发展中也起到了十分重要的推动作用。影响力较大的有美国职业和环境医学学会、杜克大学、密西根大学、梅奥医疗集团等，其积极地倡导健康管理这一新的服务模式（具体名称有所差异），并在模型开发、项目设计、效果评价等方面进行了研究和成果推广，如美国职业和环境医学学会专门发表了关于健康和生产效率管理的共识声明，密西根大学艾鼎敦博士提出了健康管理的概念，梅奥医疗集团健康管理资源中心赞助美国健康和生产效率管理研究所主编出版了《健康和生产效率管理杂志》。

在美国，首先广泛应用健康管理服务的是保险行业。在美国，80% 的医疗支出用在了治疗那些可预防的疾病上；这些需昂贵治疗费用的疾病有很小改善，就可节约大量直接医疗费用；若能不患这些疾病，节省会更多。很多健康服务经营者及企业认为疾病预测技术能实现这一目标。因为它可以预测出高风险个体中哪些人需要昂贵治疗，从而需要支付较多的医疗费用；根据这些信息，保险公司就能将重点放在如何维护这些人的健康状态上，通过减少他们对急诊、抢救和（或）住院治疗的需求来降低费用。于是，疾病预测模型研发进入快速发展期，疾病预测技术被越来越多地应用到健康保险服务中，起到了改善保险项目成本效果比、降低保险报销费用的作用。疾病预测逐渐成为增加健康服务管理计划性的最有效的方法之一，并发展成为一种标准的服务手段。

目前，美国每10个美国人就有7个享有健康管理服务，健康管理市场规模庞大。医疗集团/医疗机构、健康促进中心、大中型企业、社区服务组织等，都为大众提供各种形式、内容多样的健康管理项目及相关服务，并形成了较大规模的健康管理服务队伍，成为美国医疗保健系统中的一支重要力量。生活方式管理、需求管理、疾病管理等，逐渐发展成较为成熟的健康管理基本策略（见第三章）。

二、健康管理在我国的发展

（一）我国健康管理发展概况

我国的健康管理机构起步较晚，尽管在20世纪60年代，我国就有医师采用健康风险评估的手段来指导患者进行自我保健，但直到2001年，第一家专门的健康管理机构注册成立，才正式宣告健康管理机构在我国兴起。2002年，健康管理的理念付诸实践；2005年，韩启德院士结合我国实际，提出了健康管理的概念；2005年，中国医师协会成立医师健康管理和医师健康保险专业委员会；同年10月，健康管理师被劳动部公布为第四批新职业；12月首批健康管理师接受培训；2007年中华医学会成立健康管理学分会，《健康管理师国家职业标准》发布，为我国健康管理奠定了政策基础。从此，健康管理成为我国居民健康服务体系中的一个独立产业。随后各种体检机构或其他医疗机构相继转换为健康管理机构，我国健康管理呈现出了蓬勃发展的局面。

目前，在国家工商局注册和以各种形式自报的健康管理机构有万家以上。在名称使用上，位于前三位的是体检中心、健康咨询公司和健康管理公司，分别占总数的64.5%、14%和6.1%。目前，健康管理服务模式日益多样化，从服务主体角度看，主要有医院服务模式（主要表现为医院开设的体检中心、体检科等）、专业体检中心服务模式（主要表现为民营机构创办的体检中心、门诊部、疗养院等）、社区医疗服务中心模式、第三方服务模式（主要是各种公立、私立健康管理服务机构）等模式；从服务内容角度看，主要包括体检主导型、中药调理型、资源整合型、综合信息平台型、技术服务型、私人医生型等经营模式。

研究发现，受国家政策利好、民众健康意识和消费水平的提高、消费市场巨大潜力等因素影响，我国健康管理服务市场已经进入快速发展的拐点期。2009—2014年，我国健康管理服务市场规模从732亿元增长到960亿元，年增长率在5%左右，呈现出缓慢上升趋势；但健康管理服务市场的规模已经呈现出增速加快的趋势，预计2020年市场规模将从2015年的1085亿元增长到3178亿元。随着市场规模的日益扩大、健康管理机构的不断壮大及服务内容日趋完善，健康管理将在健康体检的基础上延伸完善，将与国际接轨、发挥中医学优势两方面更好地结合，逐步形成真正意义上的健康管理服务，并通过与信息技术的互动、共赢，提高健康管理水平与效率。

（二）我国健康管理发展的基础与环境

1. 健康理念和市场需求奠定了发展的基础　随着我国改革开放与经济的快速发展，社会结构、经济结构以及人们的生活方式都发生了一系列的变化，人们的健康意识，特别是城镇居民的健康意识正在发生着前所未有的巨大变化，人们对健康的要求更高，对亚健康的调整、恢复更加重视，健康方面的消费需求也日益强烈。另一方面，由于疾病谱改变和老龄化加剧，慢性病的患病人数及老年人口数量攀升。数据显示，

笔记

截止到2014年年底，我国心脑血管发病率居世界首位，高血压患病人数超过2亿，患病率高、致残率高、死亡率高和知晓率低、服药率低、控制率低的“三高三低”特征明显。我国60周岁以上老年人口超过2.12亿，占总人口的15.5%；65岁以上老年人口接近1.38亿，占总人口比例突破10%大关；而80岁以上高龄人口的增速是老年人的2倍，预计到2050年高龄老人将占到老龄人口的1/5。老年人口中，生活不能自理、需要照料的超过1500万，预计到2020年将达到2500万。这些改变共同导致人们的健康需求逐步由简单、单一的医疗治疗型，向疾病预防型、保健型和健康促进型转变。预防性医疗服务及体检市场的兴起、健康保险及社保的需求、人们对健康维护服务的需求、医疗市场分化的结果使得健康群体受到越来越多的关注，也催生了健康管理在国内的诞生。以人的“个性化健康需求”为目标，系统、完整、全程、连续、终身解决个人健康问题的健康管理服务，在中国正在成为巨大的需求和市场潜力，并由此越来越多地吸引着社会的有效资源，逐渐成为一个具有远大发展前景的产业。

2. 政府起到了指向、指导和监督作用　全国卫生健康大会上提出“没有全民健康，就没有全面小康。”提高国民健康素质是我国政府确定的重要社会发展目标之一。为有效满足人民群众日益增长的健康需求，卫生政策关口已前移、重心下移，这也给健康管理的发展创造了现实的购买力和良好的政策环境。另一方面，政府也通过出台法律法规政策、搭建国家级的健康管理科研机构与学术组织、建立行业学会和协会、推动健康管理人才培养等方式指导、监督健康管理行业的良性发展。尤其是2013年国务院发布《国务院关于促进健康服务业发展的若干意见》，明确了健康服务业的基本框架，指明了健康管理的发展思路。随后，《中医药健康服务发展规划(2015—2020年)》《中医药发展战略规划纲要(2016—2030年)》《关于促进中医药健康养老服务发展的实施意见》等相继出台，而各省(市、自治区)相继出台促进健康服务业发展的政策，这些都为我国健康管理的发展提供了政策保障，将健康管理的发展推向了新的高潮。

3. 科技进步为健康管理的发展提供了强有力的支撑　互联网+医疗的出现就是把传统生命信息采集与监测、健康风险评估与诊断、健康咨询与健康干预、治疗等健康项目，通过可穿戴设备、大数据分析和移动互联网相连，实现健康信息的实时共享与流动，进而提高健康管理的水平和效率。随着互联网时代的来临，移动医疗初创项目受到热捧，产生了一批移动健康企业，但是受到政策、技术等壁垒的限制，市场规模难以迅速扩大。而《国务院关于促进健康服务业发展的若干意见》《关于促进移动互联网健康有序发展的指导意见》等政策的出台，为移动健康发展解除了政策瓶颈，提供了资金、技术扶持，为优质企业的发展提供了肥沃土壤，加之大数据技术水平的不断提升，各大互联网巨头纷纷布局互联网+健康行业，使移动健康发展迎来新一轮热潮。

(三)我国健康管理发展面临的问题

虽然我国健康管理发展迅速，但是仍存很多问题，特别是：

1. 先进理念与现实的矛盾　这也是我国健康管理发展各种问题的集中体现。先进的健康管理理念给国内健康服务提供了全新视角和更高层面的理解，并逐步为学术界、相关部门和群体所认同。但是，目前国内在健康评估、健康维护、健康产品、服务模式、运行模式、服务范围等方面仍明显滞后于这些先进理念，具有中国特色的健

笔记

康管理服务系统和运营模式尚未建立起来。理论的不确定性和健康、亚健康、预防、治疗、调护、健康管理等概念的混淆，加之刻意炒作与宣传混乱，给部分人群和相关产业造成了思想和产业取向的混乱，使得体检中心、健身会所、导医机构、保健品推销、休闲娱乐中心等众多的组织和机构都以健康管理的名目出现在市场，呈现出健康保健市场的“百家争鸣”和无序竞争，这无疑造成了管理上的混乱和心理上的茫然，在很大程度上影响了健康管理在我国的发展。因此，尽快建立健全国家相关职业标准，促进健康管理科学快速发展，加快相关专业管理人才的培养，促使我国的健康管理从盲目、无序状态走向快速、有序化状态，成为健康管理发展的当务之急。

2. 健康管理理论框架和职业标准、规范的滞后　理论体系的确立是行业规范的前提，而行业标准、规范体系是行业有序发展的前提。但是，健康管理是一门新兴学科，目前国际、国内都没有真正系统、权威的健康管理理论体系。这种学科体系的不完善，导致实践中无法建立健康管理的整体行业标准，缺少相关技术标准与行业服务建设规范，只能采用医院的检测和判断标准，不符合实际情况和健康管理的需求，落后于健康产业与健康管理行业体系建设的要求；同时，健康管理职业准入标准较低，一些没有医学背景的人只是经过短时间的培训即可作为健康管理师，造成行业从业人员综合素质偏低。

3. 专业人员与管理人员的匮乏　健康管理是一门综合性的交叉学科，涉及预防医学、临床医学、社会科学、管理学等诸多领域。在国内，健康管理尚未形成完整独立的学科体系，健康管理专业人才的院校培养体系也刚刚起步。一方面，从事健康管理服务的人员匮乏，大多是从医药、预防等行业转行，甚至是没有专业、正规培训就从事该行业。另一方面，从事该行业管理的人才更是匮乏，因而无法有效地引导该行业的管理。从健康管理、健康服务与管理等专业设置、学科归属、课程体系建设方面的混乱可见一斑。

4. 信息化水平尚不能满足行业发展需求　健康管理服务的快速发展对智能化、信息化提出了更高的要求。健康数据的实时获取、健康风险的即时评估、健康干预方案的动态制订以及远程监控、咨询与干预、健康管理服务的预约等，都离不开互联网、物联网的支持。但是，大多数健康管理机构的信息化水平相对局限，缺乏与医疗机构等现有部门的有效整合，不利于就诊信息与健康管理信息间的有效结合。

5. 政策支撑落到实处尚需不断探索　虽然国家出台的政策为健康管理的发展明确了方向和思路。但是，如何将这些发展思路落地，尚需要很长的路要走。比如健康管理服务与现行健康保险、医疗保险机制如何衔接，逐步将符合居民需求和社会发展要求的健康管理服务纳入医疗保障体系，如何区分不同类型群体的状况设置符合公平性要求的差异化医疗保障体系等。

6. 迫切、多元的需求与服务形式单一的矛盾　目前我国健康管理大体可以分为社区健康管理、医院健康管理、企业健康管理等几种模式。各种模式的健康管理服务内容主要包括健康档案管理、常规项目为主的疾病筛查，缺少差异化；而健康干预主要以健康教育为主，健康干预手段单一。

三、健康管理的应用前景

健康管理随着人类社会的进步与发展，越来越显示出广泛的应用前景。它凭借

笔记

对健康的评估与预测，为医疗卫生政策的制定提供政策咨询，引导社会相关资源的集中和流向，帮助医疗机构、企业、健康保险公司以及社区、集体单位采取有效的服务手段对个体的健康进行个性化的管理，以达到有效预防疾病、提高健康水平、节约医疗支出的良好作用。

（一）健康管理在健康保险中的应用

健康保险、医疗保险是健康管理在国外应用的一个主要方面。在我国，2004 年中国保监会连续颁发了 5 家专业健康保险公司的筹建批文，2005 年第一家专业健康保险公司开业。控制投保人群的健康风险、预测投保人群的健康费用，是健康管理在保险业中的主要应用领域。随着健康业务的不断展开和逐渐深入，未来健康保险将不再停留在简单的健康服务负担的分担，而是将健康管理理念引入医疗保险管理中，将医疗保障与预防保健结合，将健康、亚健康人群个人账户内资金用于健康管理；通过与社区（卫生服务机构）等合作，提供长期有效的健康管理服务；通过提供专业化、个性化的健康管理服务，满足客户健康服务的需求；通过实施专业化的健康诊疗风险控制，降低保险对象的健康风险。

（二）健康管理在企业中的应用

企业人群是健康管理的又一重要目标人群。根据国外的实践经验，健康管理在企业的应用主要在企业人群健康状况评价、企业人群医疗费用分析与控制、企业人力资源分析三个方面，其出发点及归宿点都是为了企业生产效率和经济效益的提高以及竞争力的增强。因此，“健康与生产效率管理整合与员工健康有关、从而影响其工作绩效的所有数据和服务，它不仅测量健康干预措施对员工健康的影响，还测量干预措施对企业生产效率的影响”。随着健康管理服务的不断深入和规范，除了现有的定期体检、健康评估、疾病预防等内容，针对企业自身的特点和需求，开展体检后的健康干预与促进、实施工作场所的健康管理项目将是健康管理在企业中应用的主要方向。

（三）健康管理在社区中的应用

社区卫生服务是社区发展建设的重要组成部分，是人民群众接受医疗卫生服务的“守门人”。社区卫生服务以妇女、儿童、老年人和慢性病患者、残疾人等为重点，以满足基本医疗卫生服务需求为目的，融预防、医疗、保健、康复、健康教育、计划生育技术服务为一体，旨在通过提供有效、经济、方便、综合、连续的基层卫生服务实现人群的全过程健康管理。结合社区卫生服务的特点和需要，健康管理可在以下 3 个方面提供帮助：第一，识别、控制健康危险因素，实施个性化健康教育；第二，指导医疗需求和医疗服务，辅助临床决策；第三，实现全程健康信息管理。健康管理个性化的健康评估体系和完善的信息管理系统，有望成为社区利用健康管理服务的突破点和启动点。

（四）健康管理在医院中的应用

医院是健康管理服务的重要供给主体，是健康管理服务体系的重要支撑。健康管理涉及健康信息采集、健康评估和预测、健康咨询指导、健康干预等多环节，而且都具有很强的专业性，医院在这方面则具有非常大的人员、设备等优势。因此，医院可以成为健康管理中的重要一环，根据医院的不同等级、职能，开展不同层次的健康管理服务，为其他健康管理机构提供不同层次的技术支持、指导。

笔记

学习小结

1. 学习内容

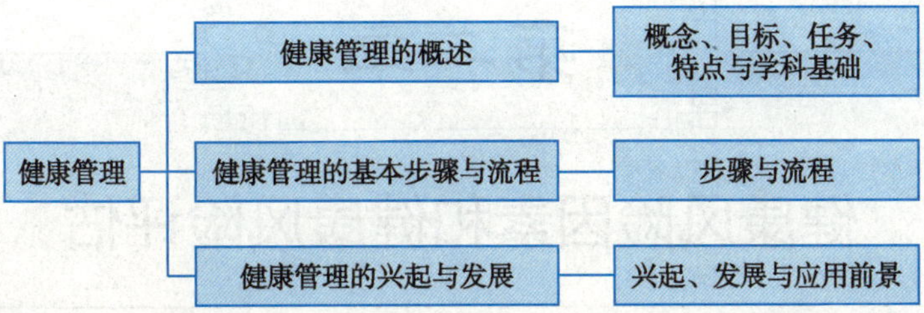

2. 学习方法　在打破固有的医学、预防医学、管理学的理论束缚下，综合运用已掌握的各学科知识，深刻理解健康管理的概念及应用，明确其基本步骤及流程，从而形成健康管理的理念。

复习思考题

1. 简述健康管理的概念、目的。
2. 简述健康管理的基本步骤和流程。
3. 试述健康管理的产生背景。

（王军永）

第二章

健康风险因素和健康风险评估

学习目的

通过学习健康风险因素及健康风险评估的概念、原理和方法等，为健康管理服务提供扎实的理论基础和技术。

学习要点

健康风险因素与健康风险评估的概念和方法；健康风险评估的目的意义和应用范围。

第一节　健康风险因素概述

一、健康风险因素

（一）健康风险因素概念

健康风险因素（health risk factors）是指在机体内外环境中存在的与疾病发生、发展及死亡有关的诱发因素，即导致疾病或死亡发生可能性增加的因素。健康风险因素概念的产生和应用使人类对病因的认识更加深入和全面。由于疾病谱的变化，慢性疾病已经成为危害人类健康的主要疾病，慢性病与许多风险因素有一定程度的相关联系，但大多为非特异性、多变性和不确定性等特点，因此健康风险因素对慢性疾病的病因研究具有较大的现实意义。

（二）健康风险因素的种类

人类生存环境中存在许多健康危险因素，与健康和疾病形成各种复杂的关联关系，因此其分类也是多方面的。按照在因果链上与不良健康后果关系的远近，可分为间接和直接健康风险因素。从风险因素暴露水平情况而言，可分为个体和群体危险因素。从健康促进活动干预效果分类，分为可干预的（又称可改变的健康风险因素）和不可干预的（又称为不可变健康风险因素）。但随着干预手段的不断发展，不可变健康危险因素将不断被重新归类。德威尔（Dever）从健康政策分析的角度创立综合健康医学模式，该模式将健康风险因素分为生物遗传因素、行为和生活方式因素、环境因素及卫生服务因素 4 个大类。这种分类方法不仅与流行病学上多因多果的因果推断理论遥相呼应，还能更好地指导因素的管理和控制，因此，这种分类方法得到广

笔记

泛认同和应用。

1. 生物遗传因素　包括年龄、性别、种族、身高、体重等生物风险因素，及遗传特征、家族发病倾向、成熟老化、个体敏感差异和个体心理等遗传风险因素。

2. 行为和生活方式因素　是指不良个人生活方式或行为而产生的健康风险因素，在健康风险因素评价技术中，称之为自创性风险因素。据悉心脏病、肿瘤、脑血管病和意外伤害，在不同程度上与人类的行为生活方式相关。如吸烟、酗酒、滥用药物、不良饮食习惯、缺乏体力活动、特殊嗜好及不洁性行为等都是诱发各种疾病的行为风险因素。

3. 环境因素

(1) 自然环境风险因素：分为生物性风险因素，如细菌、病毒、寄生虫、生物毒等；物理性风险因素，如噪声、振动、电离辐射等；化学性风险因素，如化学毒物、粉尘、农药、汽车尾气等。

(2) 社会环境风险因素：包括经济状况、收入水平、居住条件、营养状况、就业条件及家庭因素。如生活环境恶劣、自然环境污染、卫生设施不足、营养不良、受教育机会不均衡、社会歧视、生存压力、就业压力等社会因素；家庭矛盾和社会矛盾所带来的精神心理压力等。

4. 卫生服务因素　是指卫生服务中存在的各种不利于保护和增进健康的因素，如卫生资源配置不合理、医疗保健制度不完善、公共卫生体系和服务网络不健全、医疗服务质量低下、医疗事故、误诊漏诊、滥用药物等。

（三）健康风险因素的特点

了解健康风险因素对健康影响的特点，不仅可加深对健康风险因素的认识，也对疾病的预防，尤其是慢性病的预防具有重要意义。

1. 潜伏期长　健康风险因素产生危害的潜伏期取决于其数量、性质和接触时间。一般来讲，人群长期反复接触健康风险因素之后才可能发生疾病。例如肺癌患者的吸烟史往往长达数十年。健康风险因素作用的长潜伏期，给疾病预防带来一定困难，但也给干预提供了时间与机会。

2. 联合作用明显　健康风险因素多为联合作用，而使致病危险性增强，如吸烟者同时接触石棉或有害金属粉尘，肺癌的发生概率要比单纯吸烟者增加几倍甚至十几倍。虽然多个因素同时作用时发病率高，但对多个因素同时进行控制的效果也会更好。

3. 特异性弱　表现为疾病的发生与多种风险因素有关，而一种风险因素也可导致多种疾病。如吸烟可引起肺癌、口腔癌、食管癌、支气管炎、心脑血管疾病和胃溃疡等全身各系统的各种疾病，而冠心病等心脑血管疾病的发生又与高脂肪、高热量、低纤维素饮食及吸烟、精神紧张、肥胖等多因素有关。

4. 广泛存在　慢性病风险因素广泛存在于自然与社会环境中，且早已融入人们的日常生活，被大多数人所习惯和接受，有些不良行为已形成习惯难以改变。

（四）健康风险因素的作用过程

1. 无危险阶段　周围环境和行为生活方式中基本不存在风险因素，预防措施是通过健康教育，防止风险因素的发生。

2. 出现风险因素　随着年龄增加和环境改变，生产生活环境中出现了风险因素，

笔记

但作用时间短暂、程度轻微，而并无明显危害，或其危害还不易被检出。进行环境因素检测或行为生活方式调查，发现风险因素的存在。

3. 致病因素出现　随着风险因素数量增加及作用时间延长，风险因素转化为致病因素开始对机体产生危害，但由于机体防御机制的作用以及致病因素的弱化，尚不足以形成疾病，此时采取干预措施，可阻止疾病的发生。

4. 症状出现　疾病形成可逆的形态功能损害，用生理生化的诊断手段可及时发现。此时预防策略是筛检，及时发现无症状患者，早期诊断、早期治疗，及时阻止风险因素的作用，使病程逆转而恢复健康。

5. 体征出现　症状与体征可并行或先后出现，病程亦不可逆，积极采取治疗措施以改善症状和体征，防止伤残和减少劳动能力的丧失。

6. 劳动力丧失　此时是疾病进程的最后阶段，采取康复治疗，提高生存质量。

二、健康风险因素评估

（一）健康风险因素评估概念

健康风险因素评估（health risk appraisal，HRA）是研究危险因素与慢性病发病率及死亡率之间数量依存关系及其规律性的一种技术。它研究人们在环境、生活方式和医疗卫生服务中存在的各种危险因素对疾病发生和发展的影响程度，以及通过改变生产生活环境、改变不良行为生活方式，可能降低危险因素和延长寿命。

（二）健康风险因素评估的发展

1940 年 Lewis C. Robbins 医师首次提出健康风险评估，他创造的健康风险表（health hazard chart），赋予了医疗检查结果更多的疾病预测性含义。1950 年，Robbins 主持制订了《10 年期死亡率风险表格》（tables of 10-year mortality risk），并且在许多小型的示范教学项目中，以健康风险评估作为医学课程教材及运用形式，随着人寿保险精算方法在对患者个体死亡风险概率的量化估计中的大量应用，1970 年，Robbins 医师和 Jack Hall 医师共同编写了《如何运用前瞻性医学》（How to Prospective Medicine）一书，阐述了目前健康风险因素与未来健康结局之间的量化关系，并提供了完整的健康风险评估工具包，包括问卷表、健康风险计算以及反馈沟通的方法等。至此，健康风险评估进入大规模应用和快速发展时期。80 年代末，美国埃默里大学的卡特中心与美国疾控中心共同推出用于个人电脑的第二代健康风险评估软件，将健康风险评估的疾病种类由 26 种上升到 44 种，该软件的出现推动了健康危险因素评价的迅猛发展；自 20 世纪 90 年代至今，健康危险因素评估所依靠的主要依据不再是单纯的疾病死亡率，而更大程度上针对不同疾病的患病率，或者整体健康。例如美国密歇根大学健康管理研究中心所研发的健康风险评估系统，以健康得分取代了以往的健康年龄和可达最低年龄等指标，与第一、第二代软件相比，更具个性化、可行性、可比性、教育性。

目前在国内比较成熟的健康管理系统有健康自我管理系统和新生代健康风险评估系统。随着我国人们生活方式的巨大变化，肥胖、超重、饮酒过量、吸烟、运动不足、睡眠不足，用脑过度等不良生活方式所导致的健康问题越来越多，开发、利用健康风险评估工具，建立健康风险评估体系实际上是实施有效的健康管理，帮助人们走向健康的一种科学途径。

笔记

第二节　健康风险评估目的和意义

健康风险评估的重要意义在于将评估中所获得的健康相关数据转变成公众所熟知的健康信息，使人们从这些健康信息中获得对自身健康的一种判断、态度、观点和认同等，从而形成和建立起良好的身体、心理和社会适应能力等方面的知识和技能，减少健康风险因素的影响。

一、帮助人们综合认识健康风险因素

1. 慢性病因果关系的复杂性　慢性病病因不明确，且主要与众多自创性健康风险因素密切关联，因此需要通过健康风险评估将相关知识和信息尽早告知居民，让其认识到通过改变不良行为生活习惯，可以降低慢性病的患病。

2. 慢性病病程长负担重　慢性病所具有的病程长、并发症发病率高、致残率高、控制率低、需要长期照顾等特点，造成其治疗费用的上涨速度超过国民经济和居民收入的增长速度，所引起的经济负担对社会经济和谐发展形成沉重压力，已成为突出的公共卫生问题。此外，慢性病还严重影响社会劳动力的发展，给个人、家庭和社会造成间接的负担。因此，通过健康风险评估使居民充分认识慢性病所带来的经济负担和照顾负担，教育人们积极主动参与疾病的预防和健康的维护，避免健康风险因素的影响，继而降低或减少这种负担，提高健康水平。

二、鼓励和帮助人们修正危害健康行为

1. 健康行为　健康行为(health behavior)是指人们为了增强体质，维持心身健康、预防疾病、延年益寿而采取或养成的行为和健康习惯。健康行为具备以下几个基本特征：①有利性：即行为表现对自身、他人、环境有益；②规律性：如起居有常，饮食有节；③符合理性：即行为表现可被自己、他人和社会所理解和接受；④行为强度常态、积极：即语言表达行为、情绪行为、工作行为等应积极向上；⑤行为同一性：外在行为与内在思维动机协调一致，与所处的环境条件无冲突；⑥行为整体和谐性：即个人行为具有的固有特征，与他人或环境发生冲突时，表现出容忍和适应。

2. 危害健康行为　危害健康行为(health-risk behavior)是指不利于自身和他人健康的一组行为。主要特点为：①危害性：行为对人、对己、对社会的健康有直接或间接的、明显或潜在的危害作用；②明显性和稳定性：即行为是在一定的作用强度和持续时间后形成的；③习得性：即个体在后天的生活经历中习得的，故又称“自我创造的危险因素”。

危害健康行为可分为五类：①不良生活方式：如吸烟、酗酒、不良饮食习惯、久坐等；②致病性行为：如嗜烟、酗酒和过度进食、人际冲突、冒险行为、过度竞争、情绪压抑等；③不良疾病行为：疾病行为指个体从感知自身患病到疾病康复全过程所表现出来的一系列行为，讳疾忌医、依从性差、瞒病行为等都属不良疾病行为；④违规行为：指违反法律法规、道德规范等有关联的危害健康行为，如药物滥用、性乱等；⑤迷信行为：指人对事物的一种痴迷信任状态，即盲目地相信，如无知、宿命论等。

大量研究表明，在慢性病的诱因中，遗传因素占 15%，社会因素占 10%，气候因

素占 7%，医疗条件占 8%，而危害健康的行为占 60%。健康风险评估通过个性化、量化的评估结果，不仅帮助人们认识自身的健康风险因素及其危害与发展趋势，更重要的是指出人们提高健康水平应该努力改善的方向，帮助人们有的放矢地修正危害健康的行为。

三、制订个体化的健康干预措施

在了解个体或群体的主要健康问题和健康风险因素的基础上，首先应确定哪些是主要的健康问题？哪些是导致这些健康问题的风险因素？哪些健康风险因素可以修正？哪些不可修正（如年龄、遗传等）？根据可修正因素出现的频率、强度、干预措施的成本和效果等，制订可行性的个性化的健康干预措施。

制订个性化健康干预措施应注意以下几个问题：

1. 针对性　健康问题和健康风险因素往往是多重的，因此健康干预的内容和方法也应是多方面的，且应在不同健康阶段提出有针对性的干预措施，以提高干预的效果。

2. 可行性　由于健康干预措施的实施涉及干预对象的选择（如需求、文化、接受能力、经济等）和措施实施的保障（如干预人员、经费的支持、社会的支持、所具备的条件等），健康干预措施一定是可操作的、便于执行与推广的。例如老年糖尿病患者的血糖自我监测应根据该患者的具体情况确定。

3. 共同参与性　个体和群体的积极参与和配合，可以提高依从性，保证干预措施的实施。

4. 目标的阶段性　在干预的不同阶段设定不同的目标，便于在特定的时间达到，也可增加患者信心。

5. 信息反馈　主要通过定期随访、电话访视等方式开展，干预措施的结果应及时反馈。

四、评价干预措施的有效性

在干预措施执行结束后或干预措施实施一段时间后对结果进行评价，可以动态性观察客观指标是否达到预期目标，便于不断总结成绩，找出不足，并分析主要原因，及时调整方案，提高措施执行的有效性。选择何种评价指标是评价干预措施有效性的关键，因此，评价指标应包括客观指标和主观指标、阶段性指标和终极指标、定性指标和定量指标等。常用的评价指标有：①健康状况评价指标，如血压值及控制率、并发症发生率等；②健康干预依从性指标，如饮食调整、适量运动、坚持服药等良好行为的坚持和形成率等；③社会经济学评价指标，如生命质量、医疗费用的支出等；④卫生服务利用指标，如门诊就诊率、住院率等；⑤居民参与率和满意率等指标。评价时应根据干预措施实施的具体情况选择有针对性的指标。

五、进行健康管理的人群分类

根据健康风险评估的结果将人群进行分类管理，可以充分利用有限的资源使健康效益最大化，符合成本 / 效果的原则，这也是健康管理的核心和宗旨所在。人群分类依据：①根据健康风险的高低，分为低风险阶段（以健康教育、维护健康为主的管

笔记

理)、中风险阶段(以生活方式管理为主)、高风险阶段(以疾病管理为主);②根据卫生服务的利用水平,分成基本无利用者(以需求管理为主)、利用较少者(以生活方式管理为主)、经常利用者(以疾病管理为主);③根据疾病类别进入疾病的专案管理;④根据重点人群分类管理;⑤其他:也可以根据人群的性别、年龄、职业、依从性、医疗费用等分类管理。

第三节　健康风险评估的技术和方法

一、健康风险评估的基本原理和技术

(一)健康风险评估的基本原理

健康风险评估是以问卷表的方式搜集个人生活方式及健康危险因素信息,在此基础上定性或定量的预测由于某一种或几种特定原因造成的死亡或患病的风险,并通过提供健康教育和健康咨询服务,帮助个人改变一个或多个健康风险因素,进而降低患病或死亡的危险。常用的健康风险评估一般是以死亡为结果的危险性评估,但由于技术的发展及健康管理需求的变化,已逐步扩展到以疾病为基础的危险性评估,因此在评估时,收集疾病的风险因素以及危害程度(相对危险度),分析人群死亡率的资料和流行病学资料(如各危险因素的相对危险度和各危险因素在人群中的发生率),根据各种危险因素与相应慢性病(死亡率)之间联系的密切程度,依据一定的数理统计模型,将各种危险因素转换成危险分数,即将危险因素的危害程度量化,从而可以定量描述个体患病或死亡危险与各种危险因素之间的联系。目前广泛使用的是由美国生物统计学家盖勒(Geller H.)和健康保险学家格斯纳(Gesner N.)研制的危险分数转换表,按性别、年龄分组列出不同疾病存在的危险因素和危险分数数值,依危险分数的大小,评估主要健康危险存在的范围,提出降低危险水平的建议。

(二)健康风险评估的技术

1. 建立于单一危险因素与发病率的基础上的评估技术　该技术是将某些单一因素与发病率的关系以相对危险性来表示其强度,得到的各相关因素的加权分数即为患病的危险性。这种方案简单实用,不需要大量的数据分析,是健康管理发展早期的主要危险性评价方法。比较典型的有美国卡特中心(Carter Center)及美国糖尿病协会的评价方法。

2. 建立于多因素分析基础上的评估技术　该技术是采用统计学概率理论的方法来获得患病危险性与危险因素之间的关系模型。为了能包括更多的危险因素,并提高评价的准确性,这种以数据为基础的模型在近几年得到了很大的发展,所采取数理手段,除常见的多元回归外,还有基于模糊数学的神经网络方法及基于 Monte Carlo 的模型等。这种方法的典型代表是 Framingham 的冠心病模型,它是在前瞻性研究的基础上建立的,因而被广泛地使用。

二、健康风险评估的种类

(一)一般健康风险评估

一般健康风险评估主要包括收集资料、健康风险评估和健康风险评估报告三个

笔记

部分。采用问卷收集健康风险因素等相关资料；通过系统的方法定性和定量地分析疾病预防与健康维护的信息，对主要的健康问题和危险因素进行总结和概括，尤其是强调可以修正的健康风险因素，以增加个人和群体改善健康的动力，也可在一定程度上帮助提高健康管理项目的参加率。

1. 收集资料

（1）收集当地年龄、性别、疾病患病率或死亡率资料：选择当地危害健康最严重的疾病，即前10～15位死因的疾病作为研究对象。这些资料可通过适应登记、疾病检测等途径获得，也可经回顾性调查获得。

（2）收集健康风险因素资料：通过询问或自填式问卷调查，收集行为生活方式、环境危险因素和医疗卫生服务中的风险因素，通过病史询问、体格检查和实验室检查，也可以获得重要的家族遗传性风险因素资料。

2. 健康风险评估

（1）将危险因素转换为危险分数：评价健康风险因素的关键是将危险因素转换为危险分数。将危险因素相当于平均水平时危险分数定为1.0，即当危险分数为1.0时，个人发生某病死亡的概率相当于当地死亡率的平均水平。

（2）评估存在死亡危险：它是指在某种危险分数单独或联合作用下，某种疾病的死亡可能性，即在现有健康风险因素条件下的预期死亡概率。

$$存在死亡危险 = 平均死亡概率 \times 危险分数$$

（3）根据危险分数的大小：评估主要健康风险存在的范围以及在医师的建议下改变现有的危险因素的可能性，提出降低危险水平的建议。

（4）健康风险评估的结果应用：根据健康风险因素评价的对象和性质，可分为个体评价和群体评价两类：①个体评价是根据健康风险大小计算评价年龄和增长年龄，了解评价年龄、增长年龄、实际年龄三者之间的差别，评价该个体健康型、自创性危险因素型、难以改变的危险因素型和一般性危险型；②群体评价是在个体评价的基础上评价不同人群的危险程度，也可根据人群特征如性别、年龄、文化水平等进行危险水平分析。

3. 健康风险评估报告　健康风险评估报告主要内容包括：①健康状况的基本信息，如血压值和血糖值的评定、体质指数的评定有无肥胖等；②健康风险因素信息，如少运动、饮食不合理、吸烟、心理压力大等；③患病的风险和降低或消除健康风险可能改善的健康状况，如高血压的危险因素有高血脂、肥胖等，如控制体重可能提高的健康状况，计算健康年龄等；④健康干预计划如控制高血压或糖尿病等措施、戒烟措施、合理膳食的计划、健康生活方式的健康教育、定期随访等。群体健康风险评估报告则包括该群体的人口学特征、疾病的患病率、风险因素的发生率、不良生活方式的发生率、人群干预措施和方法等。

（二）疾病风险评估（disease specific assessment）

疾病风险评估是指对特定疾病患病风险的评估，也是有关患病可能程度的评估，为健康评估中的重要内容之一。其作用是帮助评估对象发现某些病的患病可能性和程度，积极采取措施，改善现有生活中的饮食和习惯等方面，或是到医院进一步做临床检查。一般说来，年龄大于30岁的人士都有必要进行疾病风险评估，年龄大于35岁则必须做定期评估。

笔记

1. 疾病风险评估的目的和特点　综合评估对象的临床表现和临床检测结果，经过评估筛查出患某种特定疾病的个体或群体，并实施特定疾病的专案管理；在疾病的管理过程中可以评估特定干预措施实施后的有效性以及一定时间后对患者健康状况改善的水平；也可评估患者的遵医行为和满意度。

疾病风险评估注重临床的客观资料对疾病发生的风险性，要求患者提供详细的基本信息和尽可能详细的近期临床诊断、化验、处方、用药量等，并要求评估中如实认真回答问题；应用严谨的统计学方法和评估模型以及流行病学研究的成果评估个体或群体未来患病的可能性。该评估具有时段性，经过指导后，评估对象足够重视，并努力按专家建议去遵行，患此病风险会有所降低。疾病风险评估多用于医院、体检中心、保险公司等的核保和精算。

2. 疾病风险评估的方法和步骤　疾病风险评估方法有直接源于流行病研究成果的前瞻性队列研究如生存分析法、寿命表分析法和对以往流行病研究成果的综合分析（循证医学）如Meta分析、回归等统计分析，人工智能模型、合成分析法等。

疾病风险评估的步骤包括：①选择要预测的疾病：一般来讲选择人群中危害严重、患病率高、有相对明确的与该疾病发生有关的危险因素，且灵敏度和准确度较高、有较明确的患病危险性的表示方法等；②不断发现并确定与该疾病发生有关的危险因素；③应用适当的疾病预测方法建立疾病风险预测模型；④验证评价模型的正确性和准确性。

（三）生命质量评估（quality of life assessment）

生命质量是指以社会经济、文化背景和价值取向为基础，人们对自己的身体状况、心理功能、社会能力以及个人状态的一种感觉体验。健康相关生命质量（health related quality of life，HRQOL）是指在病伤、医疗干预、老化和社会环境改变的影响下，测定与个人生活事件相联系的主观健康状态和个体满意度。它反映的是生存时间（生理指标）与生存质量（主观感受与功能状况）两者的综合。

1. 生命质量评估的目的和特点　生命质量评估随着人们对健康和疾病认识的不断深入，应用的范围也在扩大，生命质量评价不仅关心患者存活时间，而且关心患者的存活质量；不仅考虑客观的生理指标，而且强调患者的主观感受和功能状况；不仅考虑他人的评价，更关注自我评价；评价的结果具有时变性等特点。因此，生命质量评价的目的主要是：①监测个体和人群健康状况；②评估疾病严重程度；③评估疾病所带来的负担和对生命质量影响；④评价临床试验疗效和成本-效果；⑤指导患者康复技术；⑥为卫生政策的制定和卫生资源的合理利用提高依据。

2. 生命质量评估的内容　生命质量评估作为一种新的医学评价技术，全面评价疾病及治疗对患者造成的生理、心理和社会生活以及生活态度等方面的影响。包括功能状态、心理和社会的良好状况、健康意识、疾病治疗的相关症状等，包含生理状态、心理状态、社会功能状态、疾病状态、总体感觉五个方面。

（1）生理状态：是个体体能和活动的反映，是生命质量的基础，如活动受限的躯体活动受限、迁移受限、自我照顾受限；社会角色受限的社会角色种类和数量受限及角色紧张、角色冲突；体力适度性的无力、疲劳、虚弱等。

（2）心理状态：是人类大脑反映外界客观事物的过程，由认识、情感和意志活动过程组成。如焦虑、紧张、压抑、恐惧等的情绪反应；理解力、注意力、记忆力等的认

笔记

知功能；幸福感、满意感等的心理感受。

(3) 社会功能状态：是人类社会生活的基本需要，主要测量社会整合（以社会成员的身份参与社会活动）、社会接触（人际交往和社区参与的数量范围和社会资源的利用程度等）、亲密关系（如亲情、朋友间获得社会支持的程度等）。

(4) 疾病状态：是疾病的特征性表现和患者的主观感受，如主诉、体征、生理测量和实验室的检查等指标。

(5) 对健康的总体感受：是个体对自身健康状态的主观判断与满意度，是一种综合性的评价，反应个体特定需求的满足程度以及对自身生活综合感觉状态。

3. 生命质量评估的方法 生命质量评估一般采用生命质量调查量表，量表种类繁多，在健康管理中根据不同人群和不同管理内容选择相应量表。

第四节 健康风险评估的应用

一、识别健康问题及健康风险因素

健康风险评估应用于识别健康问题及健康风险因素，提高干预的有效性。由于健康风险因素对健康的影响有一定的过程，在此过程中，通过收集健康风险因素的资料，定性和定量地分析评估健康风险因素与健康或者患病/死亡之间的关系，通过个体目前所处的危险因素计算其预期患病/死亡概率，与平均患病/死亡概率进行比较，预测个体在这种危险因素情况下在未来若干年患病/死亡的概率；针对这些健康风险因素，制订有个性化的健康管理计划，并在医师的指导和个人或群体的广泛参与下，采取积极的、行之有效的干预措施，努力改变或减少这些危险因素，则可以预防由这些危险因素所致的健康问题。

二、实施个性化的健康教育与健康促进

健康风险评估是健康教育和健康促进的重要工具和手段，通过健康风险评估可以较为明确了解该个体的健康风险因素，尤其是存在的不良生活行为方式等，并反馈给评估对象，使其清晰知晓与自身健康行为有关信息，针对风险因素制订个性化的健康教育和健康促进的计划，努力使个体自觉采纳健康生活方式的建议，自觉养成良好的行为生活方式，以降低或消除影响健康的风险因素。健康风险因素的评估同时也可用于健康教育的效果评价。

三、降低慢性病的死亡风险和医疗费用

流行病学资料显示，久坐、吸烟、过度饮酒、药物滥用、营养不良、肥胖与高血脂、不良饮食习惯、体重过高或过低、高胆固醇、高应激状态、高血压、高血糖、抑郁等会影响健康最终引起伤残和死亡；而降低这些危险因素，相应的发病率及死亡率会明显降低。同时，健康危险因素与医疗费用存在密切关系，不良的健康行为及可改变的危险因素会增加经济负担，有危险因素的个体即使在短时间内其医疗费用也高于无危险因素者。目前，一些健康保险公司正在利用 HRA 进行疾病管理，并将 HRA 及健康教育作为一、二级预防活动的重要内容以控制不断上涨的医疗费用。

笔记

四、维护职业人群健康和降低伤残率

健康危险因素与生产率、缺勤有密切关系，健康危险因素增加，生产率下降，缺勤增加，同时，工作效率指数与健康危险因素的种类和数量有关，健康危险因素数目增加，则雇员的工作效率下降。另外，一些危险因素与伤残的发生存在明确的关系，认识这些危险因素并加以改变能降低伤残发生的概率。伤残不仅显著影响工人的生命质量及生产率，而且会带来大量的医疗费用。

五、评价卫生服务的需求与利用

卫生服务是指卫生系统借助一定的卫生资源，向居民提供的医疗、预防、保健、康复等各种活动，是针对个人和人群进行的有益于健康的医学行为及全方位人性化管理和看护。我国人口众多，卫生资源的配置和居民的卫生服务需求（卫生服务需求是指疾病者、病患者和患病者实际接受卫生服务的程度）具有一定差距，且卫生服务需求受服务价格、个人经济收入、健康知识多少和卫生普惠政策等多因素制约。因此通过健康风险因素的评估，可根据不同个体和群体的需求合理利用卫生资源，使居民在早期合理利用卫生服务，提高卫生服务的需求，而不是到了疾病晚期甚至不可治愈的阶段才利用卫生资源，研究证实愈早合理利用卫生资源，投入成本愈低、产出效益愈大。研究表明，有健康危险因素者其门诊次数、住院次数及访问医疗机构的频率均高于无危险因素者。

六、实施人群的健康管理

利用健康危险因素评估可以了解人群危险因素的种类及数量，以便对人群的健康进行分类管理。人群健康管理的分类可以有以下几种分法：

1. 根据健康风险的程度分为高危险类型与低危险类型　对低危险类型的个人和群体采取集中形式的健康教育及健康促进活动，实施生活方式管理和需求管理。对高危险组的个体和群体采取有针对性的干预，实施疾病的专案管理，包括生活方式的管理等。

2. 根据健康需求分近期有需求和无需求，有需求的又可根据不同的需求内容分组。对近期有需求的个体和群体应及时开展健康风险评估，提供相关的健康知识，减少人们对原以为必须的、昂贵的和临床上不一定有必要的医疗保健服务的使用，也可通过电话、互联网等远程管理方式来指导个体和群体正确利用各种医疗保健服务满足自己的健康需求。

3. 人群的健康管理还可以根据不同的年龄、性别、干预的风险因素、疾病的种类、干预的措施等分类管理，这样可以提高干预的针对性和有效性，同时也降低干预实施的成本。

七、评价健康管理的效果

健康管理效果的评价包括4个方面。

1. 风险因素的控制　通过观察风险因素干预前后的变化和差异，评价风险因素控制程度、发展趋势，在人群中风险因素控制比例等。

笔记

2. 患病危险性的变化　针对特定的疾病，在健康管理的时间范围内，服务对象患病风险变化方向和幅度，总结干预有效性。

3. 成本效果评价　运用经济学的手段和方法，评价干预措施的成本和达到某种效果之间的比例，以了解个人或群体在经济上的回报。

4. 满意度评价　收集服务对象和服务医务人员的反馈意见，了解健康风险评估和健康管理服务以及整体效果的满意度。

学习小结

1. 学习内容

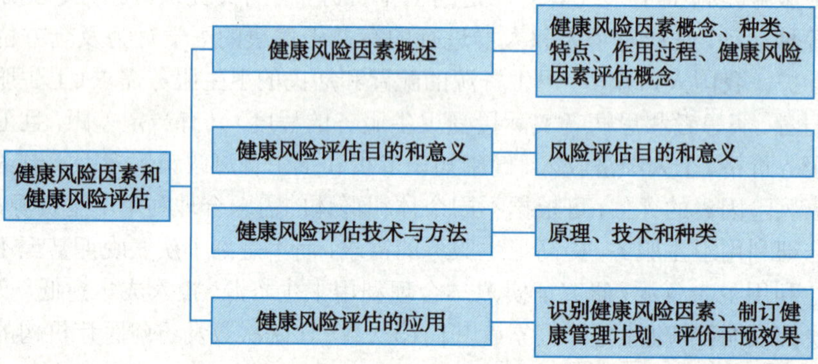

2. 学习方法　本章应结合流行病的知识收集健康风险评估的资料，利用统计学的方法帮助理解健康风险评估的技术及其应用，以此理解健康风险评估的目的、意义和发展。

复习思考题

1. 健康风险因素的评估方法有哪些？
2. 叙述健康风险因素的评估对疾病预防的意义。
3. 叙述健康风险评估的种类及其应用范围。

（郭文海）

笔记

第三章

健康管理策略

学习目的

通过学习健康管理的基本策略，初步掌握针对不同人群、不同需求的以生活方式管理为主要内容的健康管理技术。

学习要点

健康管理策略的概念和特点；健康管理的六大策略；健康管理策略的实施范围和发展。

第一节　生活方式的管理

生活方式（life style）是指不同的个人、群体或全体社会成员在一定的社会条件制约和价值观念指导下所形成的满足自身生活需要的全部活动形式与行为特征的体系。它包括人们的衣、食、住、行、劳动工作、休息娱乐、社会交往等物质生活和精神生活，以及与这些方式相关的方面。身体健康与生活环境、体育锻炼和合理营养有着密切的关系，改变和避免不良生活方式和行为对于心血管疾病、糖尿病、肥胖等慢性病的防治有较佳的效果。本节主要介绍生活方式管理的定义、特点和主要内容。平衡膳食、运动、体重控制等是生活方式管理常见的内容。

一、概述

（一）概念

生活方式管理是指以个人或自我为核心的卫生保健活动，它通过科学方法指导人们培养健康习惯，建立健康的生活方式。生活方式管理作为健康管理的最基本策略之一，其核心是帮助个体选择最佳的有利于身心健康的行为来减少健康风险因素的影响，其关键是提高个体的自我管理能力，增强个体对自身健康的责任心。目前生活方式管理的重点包括平衡膳食、控制烟酒、适度运动、控制体重等。

（二）生活方式管理特点

1. 强调个体为健康责任中心作用　个体的意愿是选择生活方式的前提，评价个体行为方式 / 行为可能带来的健康风险，健康风险对个体医疗保健需求有影响。通过调动个体的积极性，可以帮助个体做出最佳的健康行为选择，如建议适量运动、合理

笔记

膳食、不吸烟、不酗酒等；通过多种方法和渠道帮助人们做出决策，如提供条件供大家进行健康生活方式的体验，指导人们掌握改善生活方式的技巧等。但是生活方式决策权是个体，强调个体对健康生活方式的责任心是发挥生活方式管理作用的关键。

2．预防为主有效整合三级预防　预防是生活方式管理的核心，在健康或疾病的不同阶段都应始终贯穿三级预防的策略。它不仅预防疾病的发生，也可逆转或延缓疾病的发展历程。其中，一级预防又称病因预防或初级预防，主要是针对致病因子（或危险因子）采取的措施，也是预防疾病的发生和消灭疾病的根本措施，比如平衡膳食可以预防热量过多导致肥胖。二级预防又称“三早”预防，即早发现、早诊断、早治疗，它是发病期所进行的阻止病程进展、防止蔓延或减缓发展的主要措施，如通过体检及早发现血脂、血糖异常，通过采取食用更多蔬菜水果和谷物、适度运动等措施减缓甚至消除血脂、血糖偏高情况。三级预防主要为对症治疗，如对于确诊的高血压患者给予对症的药物，进行血压控制。通过有效整合三级预防，可以防止病情恶化，减少疾病的不良作用，防止复发转移；预防并发症和伤残；对已丧失劳动力或残废者通过康复医疗，促进其身心方面早日康复，使其恢复劳动力，病而不残或残而不废，保存其创造经济价值和社会劳动价值的能力。

3．生活方式管理与其他健康管理策略联合应用　生活方式管理是健康管理策略的基础，也可以融入到健康管理的其他策略中。例如，生活方式管理纳入疾病管理项目中，可以减少疾病的发生率，或降低疾病的损害；生活方式管理在用于需求管理项目中，可以帮助人们更好地选择食物，提醒人们进行预防性的医学检查等。又如，饮食中控制盐和油的摄入量，不但有利于预防高血压和肥胖，也可以减少高血压、肥胖给个体带来的身体损伤。因此，在生命的各个阶段，无论是健康还是疾病状态都应该采纳和保持良好的生活方式，这不仅可以提高其他管理策略的效果，而且可以节约更多的成本，获得更多的直接效益和边际效益。这也是健康管理中利用有效资源，获得最大健康效益的核心所在。

二、生活方式干预的技术

生活方式管理是其他健康管理策略的基础成分，生活方式的干预技术在生活方式管理中的作用举足轻重。在实践中，教育、激励、训练和市场营销是四类常见促进健康行为改变的干预技术措施。

1．教育　教育干预是生活方式管理策略的基础组成。传统的健康教育注重传播知识和确立态度，不重视改变个人行为。而生活方式管理的目标是改善健康，在传统健康教育的基础上，更注重教育患者对自身健康的自我管理。据相关资料报道，如给予住院治疗的哮喘患者提供自我管理的信息，帮助其学会自我管理的技术，结果可以使其哮喘复发率减少 75%，住院时间减少 55%。

2．激励　又称行为矫正，通过正面强化、反面强化、反馈促进、惩罚等技术措施进行行为矫正，改变环境和矫正不健康的行为。如社区发放控盐勺、量油壶就是对控盐降油饮食的有效激励方法。

3．训练　通过一系列参与式训练与体验，培训个体掌握行为矫正的技术，是鼓励健康行为的有效方法。方法包括讲课、示范、实践、反馈、强化、布置作业等。如美国斯坦福大学开设关节炎自助课程，每周两小时训练，共六周，在课堂上参与者学习如何更好地照顾自己，也可以从病友身上学习，训练四年后，参与者去医院看病的频率下降了40%；在我国社区卫生服务中心也开展了慢性病的自我管理知识讲座、适宜技术培训、患者示范等方面的训练。

4. 市场营销　通过社会营销的技术推广健康行为，营造健康的大环境，增加健康管理方案的需求和促进个体不健康行为的改变。社会营销是通过名人效应让人们接受个体和社会健康的概念，改变不良的行为，如大众传媒的健康讲堂，互联网健康信息传播等。

个人或团体根据个体或环境因素采用不同形式的生活方式管理技术，可以帮助人们选择健康的行为生活方式或矫正原有的不健康的行为生活方式。虽然干预的方式不同，但生活方式管理的目的是相同的，即避免健康风险因素，预防疾病或伤害的发生。

三、健康生活方式的管理方法

世界卫生组织指出，不健康的饮食、身体活动不足和吸烟是导致慢性病的重要行为危险因素。改革开放以来，国民体质逐步增强，为经济社会快速发展提供了有力保障，但同时也导致了人群膳食结构和生活方式的转变，从而带来了新的健康问题。研究发现，常见慢性非传染性疾病，如冠心病、脑卒中、糖尿病、肿瘤及慢性支气管炎等常见慢性病都与吸烟、饮酒、不健康饮食、缺少体力活动等健康危险因素有关。慢性病往往是“一因多果、一果多因、多因多果、互为因果”。慢性病的发生、发展一般有正常健康人→低危人群→高危人群（亚临床状态）→疾病→并发症的自然规律。从任何一个阶段实施干预，都将产生明显的健康效果，干预越早，效果越佳。世界卫生组织提出了“合理膳食、戒烟限酒、心理平衡、体育锻炼”的健康促进新准则。我国卫生部门结合中国特色，发布了健康生活方式核心信息，包括基本健康行为和慢性病预防控制两部分内容。其中基本健康行为包括：合理饮食、适量运动、戒烟限酒、疫苗接种、日常卫生、合理用药。

1. 合理膳食　要求膳食中提供足够的热量、各种营养素要均衡、比例适当，满足人体各种营养需要，达到合理营养、促进健康的目的。我国营养学会制定的中国居民膳食指南，其核心内容包括：食物多样，谷类为主，粗细搭配；吃动平衡，健康体重；多吃蔬菜、奶类、大豆；适量吃鱼、禽、蛋和瘦肉；少盐少油，控糖限酒；杜绝浪费，兴新食尚。这些原则如能长期遵守，就一定能达到合理膳食的要求。

2. 适量运动　身体活动包括家务、交通、工作和闲暇时间活动等，积极的身体活动对健康有诸多益处，包括减少过早死亡危险，降低各种慢性病的患病风险，如心血管疾病、脑卒中、2型糖尿病、高血压、某些癌症、肥胖、骨质疏松和抑郁症等。运动需要采取必要的防护措施，以免造成运动损伤。

3. 戒烟限酒　烟草烟雾中含有几千种化学物质和化合物，其中含有数百种有毒物质，几十种包括甲醛、氯乙烯、苯并芘、亚硝基甲苯和砷等致癌物质。吸烟者中患各种癌症（尤其是肺癌）、心脏病、呼吸系统疾病、中风以及其他致死性疾病者众多。无节制的饮酒会使食欲下降，食物摄入量减少，导致发生多种营养素缺乏、急慢性酒精中毒、酒精性脂肪肝，甚至酒精性肝硬化。过量饮酒还会增加患高血压、中风和某些癌症等疾病的风险，并可引起不育、流产、胎儿智力发育异常等。酗酒还可导致事

笔记

故及暴力的增加，危害个人健康和社会安定。应了解吸烟的危害和戒烟的益处，尽早戒烟，倡导文明饮酒，不提倡过度劝酒。

4. 疫苗接种　通过注射或口服等方式，使疫苗进入人体并产生抵御某些细菌病毒能力，保护身体不得某些疾病。通过开展疫苗接种，可以有效预防、控制甚至消灭一些严重危害人类健康的疾病。儿童家长或儿童监护人要按规定建立预防接种记录并妥善保管。由于个体差异，少数人接种疫苗后可能产生一些不良反应，应加以注意，接种后要适当观察。

5. 日常卫生　勤洗手是预防传染病的重要措施，正确洗手是个人卫生的基础，保持手部清洁卫生是降低腹泻等肠道传染病和肺炎等呼吸道传染病患病风险最有效和廉价的方法之一。日常生活中，如果忽视手部卫生，将导致腹泻、流感、手足口病、沙眼等疾病传播几率大大增加。经常开窗通风，保持室内空气流畅，降低室内空气中微生物的数量和密度，减少个体与病原体的接触。要注意饮食和饮水卫生，不吃不洁或半生食物。因为肠道传染病的病原体借粪便排出体外，污染水和食物，如果进食受到污染的食物或饮用水就容易感染疾病。

6. 合理用药　抗生素是治疗细菌性感染疾病的有效药物，但是滥用抗生素会使细菌产生耐药，滥用抗生素对人体的危害有：诱发细菌耐药、损害人体器官、破坏体内菌群平衡导致二重感染等。合理用药是：正确的药品、正确的剂量、正确的给药时间、正确的给药途径、给予正确的患者。要提高安全用药的意识，用药时要明确药物的用途、用法与不良反应，服药时，要遵医嘱，不要自己随便选药、停药，预防药物依赖。

生活方式管理主要关注健康个体的生活方式 / 行为可能带来什么健康风险，这些行为和风险将影响他们对医疗保健的需求。因此，生活方式管理要帮助个体做出最佳的健康行为选择，以减少健康风险因素。

第二节　需 求 管 理

一、概述

需求是当人的某一级需要得到最低限度满足后追求高一级的需要，它逐级上升，成为推动继续努力的内在动力。需求是健康管理产生的动力，需求管理是健康管理所采用的另一个常用策略，通过帮助健康消费者维护自身健康和寻求恰当的卫生服务，控制卫生成本，促进卫生服务的合理利用，进而达到合理地使用医疗服务和管理自己健康的目标，包括自我保健服务和人群就诊分流服务。

二、影响需求的主要因素

需求管理是以人群为基础、通过帮助健康消费者维护健康以及寻求适当的医疗保健来控制健康消费的支出和改善对医疗保健服务的利用。需求管理的目标是通过减少昂贵的、临床并非必需的医疗服务，有效改善人群健康状况。需求管理常用的手段包括：寻找手术的替代疗法、帮助患者减少特定的风险因素并采纳健康生活方式、鼓励自我保健、阻断疾病发展等。影响人们医疗消费需求的因素主要有四种：

笔记

1. 患病率 反映了人群中疾病的发生水平，由于健康管理的介入使得相当多疾病的预防成为可能，并因而使得患病率与服务利用率之间的正相关关系发生了不同程度的逆转。

2. 感知到的需要 是个人对疾病重要性的看法，是否需要寻求医疗服务是影响卫生福利利用的最重要的因素。主要包括：个人关于疾病危险和卫生服务益处的知识、个人感知到推荐疗法的疗效、个人评估疾病问题的能力、个人感知到疾病的严重性、个人独立处理疾病问题的能力以及个人对自己处理好疾病问题的信心等。

3. 患者偏好 强调患者在医疗保健决策中的重要作用，医师的职责是帮助患者了解某种治疗的益处和风险并加以实施，患者与医师共同对选择何种治疗方法负责，医师的帮助提高了患者的医疗教育水平，当患者被充分告知了治疗方法的利弊，就会选择那些创伤小、风险低、治疗费用低廉、疗效确切的治疗手段。

4. 健康因素以外的动机 一些健康因素以外的因素，如个人请病假的能力、残疾补贴、疾病补助、保险中的自付比例以及相关社会政治经济因素等，都在不同程度上影响人们寻求医疗保健的决定。

三、需求预测方法与技术

目前已有多种方法和技术用于预测卫生服务的利用者。归纳起来主要有：

1. 以问卷为基础的健康评估 该项评估属于前瞻性的评估，以健康和疾病风险评估为代表，通过综合性的问卷和一定的评估技术，预测在未来的一定时间内个人的患病风险，以及谁将是卫生服务的主要消费者。

2. 以医疗卫生花费为基础的评估 该项评估属于回顾性的评估，通过分析已发生的医疗卫生费用，预测未来将发生的医疗费用。由于医疗花费数据是已经客观存在的，不应出现个人自报数据，以免影响预测结果。

3. 以医疗大数据为基础的评估 大数据是指无法在一定时间内用传统工具和方法，对其内容进行抓取、管理、处理和利用的数据集合。通过大数据挖掘和分析关键技术，可对公共突发事件、流行性疾病暴发、人口流动等领域提供分析和预警，也可提供科学管理和决策的数据基础和信息依据。依托互联网开展大数据应用是健康需求预测的重要方向，如将可穿戴式设备、移动通讯等结合起来，可构建多种新型健康服务模式，包括自我健康管理、疾病危险因素分析和预警、医院感染暴发检测等。

第三节 疾病管理

一、概念

疾病管理是着眼于某种特定疾病，如糖尿病，为患者提供相关医疗保健的服务。它是一个协调医疗保健干预与患者沟通的系统，强调患者自我保健的重要性，在整个医疗服务系统中为患者协调医疗资源。疾病管理是健康管理的主要策略之一，支撑医患关系和保健计划，强调运用循证医学和增强个人能力的策略来预防疾病的恶化，以持续性地改善个体或群体健康为基准来评估临床、人文和经济方面效果。

美国疾病管理协会（Disease Management Association of America，DMAA）指出，

疾病管理内容包含：人群识别，循证医学的指导；医师与服务提供者协调运作；患者自我管理教育；过程与结果的预测和管理；定期的报告和反馈。

二、疾病管理特点

疾病管理跨越很多部门，需要整合多种资源。技术的进步、资料收集与处理能力的发展，逐步提高了疾病管理能力。远程家庭检测、家访服务、网上服务和电话监测等技术是目前常用的技术。包括三方面特点。

1. 目标人群是患有特定疾病的个体　如糖尿病管理项目的管理对象为已确诊的患者，1 型或 2 型糖尿病的患者，高血压管理项目为已确诊高血压患者。重视疾病发生发展的全过程管理，强调预防、保健、医疗等多学科的合作，提倡资源的早利用，减少非必需的医疗花费，提高卫生资源和资金的使用效率。

2. 不以单个病例和（或）某单次就诊事件为中心　关注个体或群体连续性的健康状况与生活质量，而不是独立或单个的事件，这也是疾病管理与传统的单个病例管理的区别。

3. 注重医疗卫生服务及干预措施的综合协调　关注健康状况的持续性改善过程，要求积极、有效地协调来自于多个服务提供者的医疗卫生服务与干预措施。由于卫生服务系统的多样性与复杂性，使得疾病管理的协调尤为重要。

三、疾病管理目的

疾病管理的目的在于：①提高患者的健康状况；②减少不必要的医疗费用。疾病管理重视疾病发生发展的全过程，包括高危患者的管理，患者病后的临床诊治、康复、并发症的预防与治疗等，强调预防、保健、医疗等多学科的合作，减少非必需发病之后的花费，提高卫生资源和资金的使用效率等。适合管理的疾病包括：肥胖、高血压、糖尿病、呼吸性疾病等，这些疾病有患病率较高、医疗费用高等特点，通过健康教育项目和临床项目能提高患者的生活质量和健康水平。疾病管理实施步骤包括：

1. 制订疾病管理的总目标和阶段目标，如：肥胖患者管理的总目标 BMI（体质指数）达到 23 左右，将总目标分解为多个小目标，如健康的 BMI 水平和个人理想的 BMI 值、坚持运动、平衡膳食、改变一个不良的生活方式等。

2. 充分了解针对疾病的保健方法和实践方式，制订执行个体化、有针对性的保健计划，保健计划要从能够具体改变和容易实施的行为开始，并注意与保健队伍的其他人员沟通。

3. 为被管理者提供疾病有关诊疗档案，相关的资料包括相关病史资料、体检报告、实验室检查、服药情况、家族史、生活方式等信息，以便为其下次就医提供详尽的资料。对重要疾病指标需要重点观察和记录，监测、控制疾病的发展。

4. 协调医疗保健服务，如提供就医指导，帮助选择最佳的就诊医院和医师，快速协调安排疾病诊疗、转诊、急诊通道，与全科医师交流等相关事宜。

5. 指导和跟踪治疗的执行情况，提供最新的循证医学证据，纳入健康管理流程。

6. 指导和促进患者自我管理和监测，在平时通过现场、电话、网络等教育方式，教授患者自我管理和自我检测技能，提高患者疾病防范和自我管理能力，提高患者依从性和行为矫正能力。

笔记

四、疾病管理的方法

疾病管理的执行模式有 2 种，即初级疾病管理模式和团体疾病管理模式。初级疾病管理模式，是将一个患者分配给一个管理者的一对一的关系，适于极高危的个体管理，这种模式费用较高，效率不如团体疾病管理模式；团体疾病管理模式，是将多个患者分配给一个疾病管理者，这是常用的一种模式，患者自愿选择进入项目，实施的流程包括：评估分层、制订保健计划、执行保健计划、评价效果。其内容如下：

1. 评估分层　目的有：①确定随访接触强度。②掌握和综合分析患者所有资料。③根据患者的情况将患者分配给合适的疾病管理责任师。④测量疾病恶化程度，尤其注重慢性疾病。以糖尿病为例做三个分层，第三层：上个月的平均血糖>16.7mmol/L（300mg/dl）；糖化血红蛋白>11%；或上半年住过院；或有活动性感染；或有严重的慢性并发症。第二层：没有定期的监测血糖。第一层：除上述外所有其他的糖尿病。分层后，可确定第三层人群要加强干预，或配给有经验的疾病管理责任师，第二层将给予支持和健康教育，第一层可以只寄送一些健康教育资料。

2. 制订保健计划　综合考虑管理的预期结果、可以提供支持的技术条件等制订保健计划。

3. 执行保健计划　通过电话联系、邮寄或网页预读、面谈等方式，提出计划的建议和期望目标，动员、鼓励和指导患者执行保健计划，灌输正面的希望，鼓励改变，教授患者自我管理的技能，提高患者的自我管理能力。

4. 评价效果　一般可从 4 个方面进行。①临床结果：包括并发症、发病、及死亡情况，医师的临床实践水平等；②经费结果：包括医疗费用、住院、急诊和门诊次数、误工天数，生活质量等；③行为结果：患者的依从性、自我管理能力等；④服务质量结果、患者的满意度。

第四节　综合的群体健康管理

综合的群体健康管理是以人的健康需要为中心，通过协调不同的健康管理策略来对个体提供更为全面的健康和福利管理。这些策略都是以人的健康需要为中心而发展起来的实施健康管理的优秀模式。综合群体健康管理常见的有针对个体的个人健康管理方案和针对团体的企业健康管理方案。

一、个人健康管理方案

个人健康管理方案内容主要包括：信息收集、健康与疾病评估、健康处方、危险因素的确定、“医”-“患”体系的建立、跟踪与干预服务。

首先，被评估者向健康评估服务中心提供个人的家族史、健康史、生活方式、膳食结构、体格报告、职业、教育背景以及实验室检查报告等个人相关信息。评估体系根据以上信息应准确有效地评估出被评估者目前的健康状况以及在未来 5 年内相关患慢性病的危险程度、发展趋势及与其相关的危险因素，并确定个人处于“健康”“亚健康”“高危”以及“患病”的状态。基于个人的各种健康状态及发展趋势，提供有针对性的健康指导建议。对于处于“健康”的个人，提供进一步保持健康和影响健康生活方式的各种相关建议。

笔记

对于处于“亚健康”“高危”以及“患病”的个人，分析其个人的健康危险因素，并确定所有可能致病的相关危险因素。在确定危险因素以后，应建立良好的“医”-“患”沟通渠道。当个人出现异样症状时，健康管理服务系统将及时发出预警并实施干预。对于轻度症状，系统将自动警告个人；对于中度症状，系统将同时警告健康管理客户服务中心，健康顾问将主动及时与个人联系，确定下一步处理措施；对于重度症状，系统将同时警告个人指定的医师，确定下一步就医措施。

对于参加“跟踪与干预服务”的个人，将提供跟踪与干预服务，通过短信、电话、互联网以及邮件等方式来跟踪个人执行健康管理计划的状况，并定期进行重复评估，给个人提供最新的改善结果。对于没有执行改善指导的个人，将与个人进行直接沟通与指导，以保证健康管理计划的实施。通过以上全面的健康管理计划，帮助个人改善其不健康生活方式，降低其危险因素，从而有效地控制疾病并改善自己的健康，减少患病几率和降低医疗费用。

二、企业健康管理方案

在现代企业的人力资源管理中，员工的身心健康问题已经引起了管理者越来越多的关注。实践表明员工的压力和挫折会严重降低其工作效率，加大人际冲突，引发工作事故，增加缺勤率，进而导致企业运营成本的增加。因此，在充分地体现“以人为本”的思想下，如何有效地维护和增强员工生理与心理的健康和优势，发挥员工的积极性和创造力，以提高组织和个人效率，降低运营成本，加强组织的内部凝聚力和外部竞争力，已成为新世纪企业管理和发展模式所应着力考虑和解决的问题。

企业健康管理是针对员工的健康需求，进行计划、组织、指挥、协调和控制的过程，即对员工健康进行全面地检测分析、评估、提供健康咨询和指导及对健康危险因素进行干预，从而达到员工身体、精神和社会生活处于完好状态的目的。

企业健康管理要点包括：①建立全员健康体检方案；②根据企业的行业特点及涉及的健康维护目标，选择合适检测项目搭配方案；③以现代信息技术为载体，构建全国绿色就医通道方案；④由营养专家指导构建营养配餐方案；⑤建立个体化的运动方案；⑥建立减压和解决心理问题方案；⑦建立环境改善方案；⑧建立根据健康管理对象特点的健康教育方案；⑨建立企业内部健康管理师培训方案。

一般来说，企业需要对员工进行需求管理，医疗保险机构和医疗服务机构需要开展疾病管理，大型企业需要进行残疾管理，人寿保险公司、雇主和社会福利机构会提供灾难性病伤管理。

学习小结

1. 学习内容

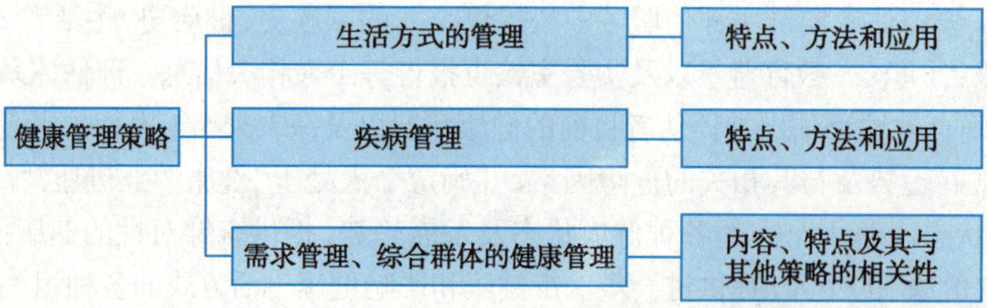

2. **学习方法**　本章应结合流行病的知识收集健康风险评估的资料，利用统计学的方法帮助理解健康风险评估的技术及其应用，以此理解健康风险评估的目的、意义和发展。

复习思考题

1. 叙述生活方式管理的意义和管理方法。
2. 以糖尿病管理为例简述需求管理的内涵和预测方法。
3. 简述疾病管理内涵及常见方法。

（蒋立勤）

笔记

第四章

健康教育与健康促进

学习目的

通过学习健康教育和健康促进的计划执行过程与方法，为健康管理实施提供实用的传播手段。

学习要点

健康教育与健康促进的概念，健康教育与健康促进计划设计与评价，健康传播的方法。

第一节　健康教育与健康促进概述

一、健康教育概念

健康教育（health education）是通过有计划、有组织、有系统的社会和教育活动，全面提高公民的健康素质，促使人们自愿地改变不良的健康行为和影响健康行为的相关因素，消除或减轻影响健康的危险因素，预防疾病，促进健康和提高生活质量。第十三届世界健康教育大会提出：健康教育是一门研究以传播保健知识和技术，影响人体和群体行为，消除危险因素，预防疾病，促进健康的科学。

健康教育的核心是促使个体或群体改变不健康的行为和生活方式，尤其是组织行为改变。许多不良行为或生活方式受社会习俗、文化背景、经济条件、卫生服务等影响，更广泛的行为涉及生活状况，如居住条件、饮食习惯、工作条件、市场供应、社会规范、环境状况等。因此，要改变行为还必须增进有利健康的相关因素，如获得充足的资源、有效的社区领导和社会的支持以及自我帮助的技能等，此外还要采取各种方法帮助群众了解他们自己的健康状况并做出自己的选择以改善他们的健康，而不是强迫他们改变某种行为，所以健康教育必须是有计划、有组织、有系统的教育过程，才能达到预期的目的。

二、健康促进概念

健康促进（health promotion）是健康教育的发展与延伸，其涵义要比健康教育更为广义。没有健康教育也就没有健康促进，但健康促进的概念比健康教育更完整，健

笔记

康促进是健康教育的延伸和发展。健康促进的特征体现在以下几方面：

1. 健康促进对行为改变作用较持久且常带有一定的约束性。

2. 健康促进涉及整个人群和人们社会生活的各个方面。它的目的是全面改善和增进整个国民健康，而不仅限于某一部分人群或仅针对某一疾病的危险因素。

3. 健康促进在疾病三级预防中的作用主要体现在一级预防甚至更早阶段。健康促进不仅要改变人们不利于健康的行为生活方式，而且要帮助人们建立有益于健康的行为生活方式，全面增进健康素质并促进健康。

4. 健康教育是健康促进的先导和基础。健康教育通过信息传播和行为干预的手段帮助人们了解政策及环境的改变，主动改变自身行为。但是健康教育如果不向健康促进发展，它的作用就会受到极大的限制。

5. 健康促进融客观的支持与主观参与于一体。健康促进不仅涵盖了健康教育信息传播和行为干预的内容，还强调行为改变所需的组织支持、政策支持、经济支持等环境改变的各项策略。健康教育和健康促进比起来，在改变行为中，健康教育比较强调自愿，而健康促进则带有约束性。

第二节　健康教育和健康促进的计划设计

一、计划设计概述及原则

任何一项健康促进与教育的活动无论周期长短都必须有科学的、周密的规划设计。每项健康教育与健康促进计划均由设计、实施和评价三个部分组成，三者间是相互制约、密不可分的整体。

计划设计是一个组织机构通过科学的预测和决策，根据实际情况所提出的在未来一定时期内所要达到的目标以及实现这一目标的方法、途径等所有活动的过程。计划设计包括以下六点原则：①目标原则；②整体性原则；③前瞻性原则；④灵活性原则；⑤可行性原则；⑥参与性原则。

二、计划设计的模式

计划设计的模式是指计划设计的框架结构，包括计划设计的基本要素、计划设计的程序。不管是什么设计模式，其设计程序基本上是一样的，都包括 7 个阶段：①评估人群需求；②确定要做什么；③制订要达到的目标；④提出用什么措施进行干预；⑤如何组织执行干预措施；⑥评价计划效果；⑦做出评估报告。在众多模式中，应用较广、更具权威性的首推美国著名健康教育学家劳伦斯•格林（Lawrence W Green）提出的 PRECEDE-PROCEED 模式。该模式的特点是从结果入手，即在制订计划前先问为什么要制订该计划，再用演绎的方式，由果溯因。

三、社区需求评估

在制订社区健康教育与健康促进计划时，重要的不是我们主观上要解决什么问题，而是该社区需要我们解决什么？哪些问题能通过健康教育和健康促进的手段得到解决？目前应该优先解决的健康问题是什么？要解决以上这些问题我们需要进行

笔记

社区诊断和流行病学诊断。

1. 社区诊断（community diagnosis）　又称社区评估，是一个通过客观的科学方法对社区重要健康问题和影响因素，以及与这些问题有关的社区内的组织机构、政策、资源现状进行确定的过程。目的是了解社区的特点，确定社区居民对自己健康需求和生活质量的判断。

社区诊断主要评估社区群众的需求与愿望，以及生活质量。社区需求评估多采用社会学调查方法，如召开知情人座谈会、群众听证会、德尔菲法、专题小组讨论等方法。此外，可以利用卫生部门提供的各种资料，如死亡统计资料、疾病监测数据、妇幼保健记录、医院病案资料和既往在本社区开展的各种专项调查资料。另外，相关的文献回顾和现场调查对社会诊断也同样有价值。

2. 流行病学诊断　流行病学诊断的主要任务是要客观地确定哪些健康问题最严重，哪些行为因素和环境因素引起这些健康问题。

流行病学诊断最终要解决以下问题：①威胁社区人群生命与健康的疾病或健康问题是什么？②对该疾病或健康问题有影响的是哪些危险因素？其中最重要的危险因素是什么？③找出因某健康问题受累的是哪一类人群，他们的性别、年龄、种族、职业有什么特征？④这些疾病或健康问题在地区、季节、持续时间上有什么规律可循？⑤对哪些（或哪个）问题进行干预可能最敏感？预期效果和效益可能最好？⑥提出完善健康促进计划目标的行为与环境问题。

四、优先项目的确定

社区需求往往是多方面、多层次的，而资源有限势必不可能全部满足，因此必须选择确定优先项目。确定优先项目要真实地反映社会存在的、群众最关心的健康问题，反映各种特殊人群存在的特殊健康问题。找到哪些是最重要、最有效的，所用的人力和资金最少却能达到最高效益的项目。

五、计划目标的确定

一个健康教育和健康促进计划必定要有明确的目标，并且是可测量的，否则计划的实施过程及效果都将不能评价，这样的计划也就失去了意义。

计划的总体目标（goal）是指在执行某项健康促进规划后预期应达到的理想影响和效果。它是宏观的，甚至计划者并不能亲自看到这种结果。例如，青少年的控烟计划，其总目标可以提出：“造就不吸烟的新一代。”

计划的具体目标（objective）是为了实现总体目标而要达到的具体结果，要求是明确的、具体的、可测量的指标。具体目标必须回答以下几个问题（4 个 W 和 2 个 H），即 Who——对谁？What——实现什么变化（知识、信念、行为）？When——在多长时间内实现这种变化（1 年、3 年）？Where——在什么范围内实现这种变化？How much——变化程度多大（增加或减少多少）？How to measure——如何测量这种变化（指标或标准）？

除规划的具体目标外，还可有教育的具体目标和行为的具体目标。以青少年控烟教育为例。行为具体目标为：执行该计划 1 年后① 60% 青少年吸烟者戒了烟；② 40% 的青少年能劝阻家人不吸烟。教育具体目标为：执行该计划 1 年后达到以下

笔记

几点好处。

（1）知识方面：① 80% 的青少年能说出 3 项及以上吸烟对健康的危害；② 60% 的青少年能说出吸烟成瘾的主要原因。

（2）信念方面：① 50% 吸烟的青少年相信自己能把烟戒掉；② 70% 的青少年相信不吸烟的行为能得到家长的支持。

（3）态度方面：① 70% 的青少年表示非但现在不吸烟，以后长大工作了也不吸烟；② 80% 的青少年更喜欢与不吸烟的人交朋友。

（4）价值观方面：① 50% 的青少年认为健康最为重要，为了健康应摒弃烟草；② 70% 吸烟的青少年认为，即使戒烟要失去要好的朋友亦在所不惜。

（5）技巧方面：① 50% 的青少年学会如何拒绝第一支烟的技巧；② 90% 不吸烟的青少年掌握在公共场所劝阻他人吸烟的语言技巧。

六、制订干预策略

（一）确定目标人群

根据计划的目标决定应该对谁进行教育，如计划的目标是预防中小学生吸烟，教育的主要对象应是中小学生及其家长、教师、学校及教育系统的领导。确定了正确的教育对象能够使教育计划达到事半功倍的效果。

目标人群可分为 3 类：

一级目标人群：计划希望这些人群将实施所建议的健康行为，目标将最终通过他们的行动实现，他们是项目的直接受益人。

二级目标人群：对一级目标人群有重要影响的人，或能激发教育和加强一级目标人群行为和信念的人。

三级目标人群：决策者、经济资助者及其他对项目的成功有重要影响的人。

（二）确定教育（干预）策略

理想的教育策略包括健康教育策略、社会策略和环境策略 3 个方面。

1．健康教育策略　常用的健康教育策略有：①信息交流类：如人际传播中的讲课、小组讨论、个别咨询；电视讲座、广播讲座、广告以及各种文字资料、健康日历、挂图等；②技能培训类：例如开展的技能培训讲座、组织观摩学习、设计示范家庭和示范学校等；③组织方法类：例如社区开发、社会运动等。

2．社会策略　包括政府制定的各项政策和法规，以及学校、商业机构制定的正式和非正式的规定。如吸烟干预计划的社会策略，包括政府制定公共场所禁止吸烟，禁止商店向未成年人售烟的政策或地方法律，出台学校鼓励禁烟和惩罚吸烟的规定等。

3．环境策略　改变社会环境和物质环境。如一项关于控烟的社区健康促进计划，环境政策可包括公共场所不设立售烟亭，在一定场所设立明显的禁烟区等。

（三）确定干预场所

常见的干预场所包括教育机构、卫生机构、公共场所、工作场所和居民家庭，而任何健康教育和健康促进项目，均可同时选用 5 类场所或根据条件和需要选择其中的几类。

（四）确定教育活动日程

任何健康教育和健康促进计划都要包括以下 4 个方面的日程时间：①项目计划、

笔记

制订监测和评价计划；②项目准备阶段：包括制作健康教育材料和预试验、人员培训、物质资源准备等；③执行（干预）阶段：包括争取领导，各种媒介渠道应用，监测与评价计划的执行等；④总结阶段：包括整理、分析所收集的材料和数据，撰写项目总结评价报告，规划今后工作等。计划一般以年为单位，多使用图或日程表的形式列出该年的行动计划，日程表应该包括活动内容、活动执行时间、各个步骤的负责人和经费等内容。

（五）确定组织网络与执行人员

执行人员可以专业人员为主体，吸收政府各部门、大众传播部门、各级医药卫生部门、中小学校等参加。组织具有多层次、多部门、多渠道特点的网络，确保计划目标的实现。对于执行计划的各类人员要根据工作性质分别给予培训，提高执行计划和评价计划的多种技能。

（六）质量控制

建立健全各级项目执行机构、人员，建立一个严密的、系统的监测与评价系统，对监测与评价的活动、指标、方法、工具、时间、监测人、评价人、负责人做出明确的计划。及时发现计划、材料、策略及实施中的问题并进行调整。

第三节　健康教育与健康促进计划的评价

一、评价的概述

评价是把客观实际与可接受标准进行比较。计划评价是全面检测、控制、保证计划方案设计先进、实施成功，并取得应有效果的关键性措施，贯穿于整个计划实施的始终。是否执行严密的计划评价已成为衡量一项计划是否成功，是否科学的重要标志。评价工作应贯穿于计划设计、执行的全过程，是一项系统工程。

计划评价的主要目的有：确定健康教育计划的先进性与合理性；确定健康教育活动的数量与质量，确定健康教育是否适合目标人群，是否按计划进行，以及资源利用情况；确定健康教育计划达到预期目的的程度及其影响因素；总结健康教育项目的成功经验与不足之处，提出进一步的研究假设；向公众介绍项目结果，扩大健康教育项目影响，改善公共关系，以取得目标人群、社区、投资者的更广泛支持与合作；向项目资金投资者说明项目结果，完成合同的要求。

二、计划评价的类型

（一）形成评价

形成评价（formative evaluation）指在计划执行前或执行早期对计划内容所做的评价。包括为制订干预计划所做的需求评估及为计划设计和执行提供所需的基础资料。

形成评价总目的是通过需求评估以了解所制订的规划目标和干预措施是否合适；通过计划实施前对目标人群的了解，以决定适用于该人群的最佳干预方法。形成评价的具体内容包括：①了解目标人群对干预措施的看法；②选择教育信息并做预实验；③了解教育资料发放系统，包括生产、储存、批发、零售以及免费发放渠道；④通过调查获得有价值的信息（如文盲率、方言、术语用词），为制订评价问卷提供依据；

笔记

⑤问卷的项目通过预调查做修改；⑥提供定性资料为定量资料作解释或补充说明；⑦发现实施早期阶段可能出现的问题。

（二）过程评价

过程评价（process evaluation）测评的是投入、活动和产出的过程。通过过程评价能够发现项目执行过程中存在的问题，以便采取修正行动。过程评价的着重点在于项目日常持续进行的操作运转情况，旨在改善项目及其管理。过程评价目的在于控制规划的质量，因此，又称为质量控制或规划质量保证审查（quality assurance review，QAR）。

过程评价内容包括如下问题：①教育干预是否适合教育对象，并为他们所接受？②教育干预是否按既定程序得以实施（时间、频率）？③干预实施质量如何，是否出现敷衍了事、不负责任的工作作风？④教育材料是否全部发放给目标人群？⑤教育干预的覆盖率多少，是否覆盖全部目标人群？⑥目标人群参与情况如何，是否愿意或有可能参与规划，原因何在？⑦干预方法是否有效，何种方法为佳，针对教育对象，应如何调整干预方法？⑧教育服务利用情况，如设立各类展览、咨询等服务项目，应了解其利用情况、利用率低原因何在？⑨信息反馈系统是否健全，是否建立完整的信息反馈体系，及时有效地反映规划情况，是否建立必要的记录保存制度，记录的完整性和质量如何？

（三）效应评价

效应评价又称近期和中期效果评价，是评估健康教育计划的某方面对目标人群的知识、态度、行为的直接影响。

效应评价内容包括：①评估健康行为的倾向因素；②评估健康行为的促成因素；③评估健康行为的强化因素；④评估健康相关行为改变情况；⑤评估政策、法规制定情况。

（四）结局评价

结局评价又称远期效果评价，指评价健康教育和健康促进计划的最终目标是否实现。结局评价的内容包括：

1. 效果　指计划对目标人群健康状况的影响。其评价指标包括：①生理指标：如身高、体重、体质指数、血压、血红蛋白、胆固醇等；②心理指标：如人格、智力等；③疾病与死亡指标：如疾病发病率、患病率、死亡率、婴儿死亡率、5岁以下儿童死亡率、平均期望寿命、减寿人年数（PYLL）等。

2. 效益　指计划改变人群健康状况所带来的远期社会效益和经济效益。指标主要是生活质量指标。对于生活质量的测量可用以下量表：①生活质量指数（physical quality of life index，PQLI）；②美国社会健康协会指数（American social health association，ASHA 指数）；③日常活动量表（activities of daily life，ADL 量表）；④生活满意度指数量表（life satisfaction index，LSI）。

3. 成本 - 效果　成本 - 效果分析就是通过计算实施健康促进计划所花费的资源与健康收益进行分析比较，目的在于确定以最少的投入产生最大的效果的规划，比较不同计划的成本 - 效果以决定某规划是否有继续实施的必要性。

（五）总结评价

是指综合形成评价、过程评价、效果评价以及各方面资料做出总结性的概括。综

笔记

合性指标更能全面地反映规划的成败。总结评价从规划的成本 - 效果，各项活动的完成情况做出判断，以期做出该规划是否有必要重复或扩大或终止的决定。

三、影响评价结果的因素

（一）时间因素

在健康教育计划执行或评价期间，发生了除干预之外的重大的、可能导致目标人群产生某些可能对结局有影响的变化。如某些有自愈倾向的疾病，从发生、发展、痊愈有其自然趋势，此时如给予药物治疗，可能把自愈的结果误认为是药物的效果。可通过设立对照组和过程追踪排除这些因素的影响。

（二）测试或观察因素

1. 调查者因素

（1）暗示效应：调查者或评价者的言谈、态度、行为等使目标人群受到暗示，并按照调查者的希望进行表现的现象称为暗示效应。如教育者认为家庭条件差的学生不讲究卫生、学习成绩差，这种态度可能形成这些学生个人卫生习惯不良、学习成绩不佳。这种结果虽是客观实际，但是由于教育者的态度而引起。这种偏倚可通过对调查人员加强技术培训来排除。

（2）项目工作者的成熟性：随着项目的进展，项目工作者能越来越熟练地运用有关知识和技能，表现为即使是用同样的工具测量同样的内容，在早期的测试结果不同于后期的测试结果。这种偏倚可通过设立对照，加强培训，由同一批工作人员进行干预前后的调查等方式尽可能减少。

（3）评定错误：无论健康教育者或是评价者，主观上都希望健康教育计划达到预期目标。这就导致在评价中有意无意放松对干预组的标准，而依原标准评价对照组，使评价结果偏离真实情况。可通过盲法来消除这种偏倚。

2. 测量工具因素　测量工具包括问卷、仪器、药品、试剂等，其有效性和准确性也直接影响评价结果的真实性。可通过计划评价开始前对测量工具可靠性和准确性的评估和预实验，发现问题及时改进来提高测量工具的质量。

3. 测量对象因素

（1）测量对象成熟性：在项目进行过程中，目标人群也在不断成熟，更加了解并关注项目内容，这可能使测量结果项目干预的真实结果更好。

（2）霍桑效应：人们被选择作为干预或评价对象时，由于感觉到正在被研究或评价，所表现出的行为异乎寻常的现象称为霍桑效应。

（三）回归因素

指由于偶然因素，个别被测试对象的某特征水平过高或过低，在以后的测量中又恢复到原有的实际水平的现象。可采用对照组、重复测量的方法来减少回归因素对项目效果的影响。

（四）选择因素

干预组和对照组选择不均衡可引起观察结果的偏倚。可以通过随机化或配对设计来防止或减少此类偏倚。

（五）失访

指在健康教育与健康促进计划执行或评价过程中，目标人群由于各种原因不能

笔记

被干预或评价。当目标人群失访比例高（超过10%）或是非随机失访（即只是其中有某种特征的人失访）时，会导致评价结果的偏倚。因此应努力减少失访，或采用独立随机样本；或对应答者和失访者的各项特征分析以估计失访引起的偏倚及偏倚的程度。

第四节　健康信息的传播

一、传播概述

传播（communication）又可译为交流、交往、通讯，它是一种社会性传递信息的行为，是个人之间和集体之间以及集体与个人之间交换和传递新闻、事实、意见的信息过程。

健康传播（health communication）是指以“人人健康”为出发点，运用各种传播媒介渠道和方法，为维护和促进人类健康的目的而制作、传递、分散、分享健康信息的过程。健康传播是健康教育与健康促进的重要手段和策略。

根据传播的特征，人类传播行为可以分为自我传播、人际传播、组织传播和大众传播四类，其中人际传播的效果较好。

二、人际传播基本技巧

人际传播，也称人际交流，是指人们面对面地进行直接的信息沟通的交流活动。这种交流主要通过语言来完成，也可以通过动作、手势、表情等非语言的形式完成。在交流过程中，交流双方或多方都在不断地交流着自己的传授角色，不断地接受信息和发生信息。由于反馈及时，交流充分，交流的双方可以即时了解对方对信息的接受程度和传播效果并可以根据受传者的接受情况及接受者的反应来随时调整传播策略，充分运用和发挥传播技巧。

听、说、看、问、答、表情、动作等都是构成人际交流的基本方式，交流方式技巧运用的好坏直接影响到传播的效果。作为健康教育工作者，首先要掌握以下几点基本技巧：①讲话速度适中，不要过快，也不要过慢；②尽量少用专业词汇，语言简单明了，通俗易懂；③对方讲话时要仔细倾听，不要轻易打断对方的说话，不要四处观望；④用表情和动作支持对方，鼓励对方把不清楚的问题提出来，把真实的思想、认识说出来；⑤注意观察对方的表情和周围的环境；⑥用举例的方法来说明问题；⑦使用手头的材料、器具帮助说明问题；⑧注意问话技巧，选择好的提问方式；⑨回答问题时，先要搞清楚问题的核心，还要注意对方提问的意图，不要过于简单地回答问题，也不能给对方似是而非的答案。

1. 谈话技巧　包括：①尊重对方；②力求讲普通话；③适当重复重要的和不易被理解的概念，使听者印象更深；④语言通俗易懂；⑤谈话的内容简单明确；⑥及时取得反馈；⑦使用辅助材料：例如图画、模型等。

2. 非语言传播技巧　非语言传播是指除语言外，还可以通过动作、体态等非语言形式传递信息的过程，这些非语言信息运用得当，会给人际交往带来很大的帮助，反之则会妨碍双方的沟通和交流。常用的非语言传播技巧有：

笔记

（1）动态体语：通过无声的动作来传达思想和感情。如恰当地运用手势，兴奋时鼓掌、愤怒时握拳等；正确的握手姿势和力度；恰当的眼神与注视方向；和蔼可亲、平易近人的态度。

（2）静态体语：主要通过体态、姿势、仪表服饰等非语言形式传递信息。如整洁的着装、稳重的站姿和坐姿。

（3）有声的类语言：指说话时声音的音量、速度、语调、节奏以及鼻音等。如惊讶声、惊喜声、感叹声、懊恼声、口哨声等。

（4）时空语：在人际交往中利用由时间、环境、设施和交往气氛所产生的语义来传递信息。如准时赴约，比肩而坐。

3. 倾听技巧　这里所讲的“倾听”，不是指生理功能的“听力”，而是一种心理功能，是对接收到的信息所做的积极能动的心理反应。有效地听取对方讲话是人际交往的基本技能之一。倾听的意义在于首先调动自身的知识储备来完善讲话者的内容，从而使自己获得最大的信息量。

4. 提问技巧　问的目的在于开启话题，获取信息，便于进一步沟通。一个问题如何问常比问什么更重要。同样一个问题，善于提问，则可清晰完整地获取所需要的信息；反之，则可能一无所获。提问的时候要注意以下几点：

（1）不要一个问题接着一个问题问，要给对方以间隙。

（2）注意提问的语气，不要把提问变成质问。

（3）根据不同情况及提问目的采取不同类型的提问方式：

1）封闭式问题：要求对方给予简短而准确的、肯定或否定的答复。例如：“你喝酒吗？”

2）开放式提问：给对方以思考、判断和发挥的余地，问者可从对方的回答中获得较多的信息。例如：“你中午饭吃了哪些菜呢？”

3）探索式提问：为进一步了解对方存在某种认识、信念、行为现象的缘由而提问，以寻求更深层次的信息。例如：“你为什么不喜欢运动呢？”

4）倾向性提问：也叫诱导性提问。这种提问往往加入了提问者的倾向意识，提问者实际上已表明了自己的立场，诱导对方按自己的思路回答问题，有暗示作用。例如：“你今天感觉好点了吧？”“你会戒烟吧？”

5）复合式提问：在所提的问题中包含有前四种问题中的 2 种或 2 种以上类型的问题即为复合型问题。例如：“你抽烟吗？”如果回答“抽烟”，再问：“为什么要抽？”

5. 反馈技巧　反馈指受者接受信息后所产生的反应又回到信息发出者的现象和过程。在健康传播过程中，传播者及时取得反馈，使健康教育者得以及时了解健康教育对象的知识、态度及行为状况等；以便对教学进行有针对性的调整。同时，适当地给予反馈，则使受传者可获得必要的激励和指导。

在人际传播中，常用的反馈方式有 2 种：①语言反馈，即用语言表达反馈信息；②体语反馈，即交谈双方用动作、表情等身体语言来反馈信息。

在健康传播活动中，应注意运用以下一些反馈技巧：

（1）积极性反馈：对教育对象的言行表示理解、赞同或支持。

（2）消极性反馈：对教育对象的言行表示不赞同或反对。

（3）模糊性反馈：对教育对象的言行没有表示出明确的态度和立场。

笔记

(4) 鞭策性反馈：教育传播者在充分理解对方所表达的意思后，分析其存在的问题及需要提高的方向。激励健康传播对象树立更高层次的目标，促使其知、信、行达到更完善、更健康的境界。

(5) 情感性反馈：对对方的感情流露作出恰当的反应，表示对对方的理解，这对于建立良好的人际关系是至关重要的。

6. 组织小组讨论技巧　小组讨论又称小组传播，是人际传播的一个重要类型，即小组成员之间相互沟通，共享信息的传播行为，在讨论的过程中，大家各抒己见、畅所欲言，在轻松愉快的气氛中获得知信行的提高。组织讨论技巧有：

(1) 热情接待：主持人应提前到达活动场所，对前来参加讨论的小组成员表示欢迎。在开始讨论之前大家相互之间可就一些轻松话题进行交谈以建立良好的人际关系。

(2) 打破僵局：讨论之前开始时往往会出现僵局，主持人可利用“开场白”或介绍大家相互相识来打破僵局。

(3) 使用引子：主持人利用某些文章、幻灯片、录像片等作引子，有针对性地提出问题，为人们提供生动形象的讨论情景和主题。

(4) 头脑风暴法：首先由主持人提出一个开放性的问题，大家集思广益、畅所欲言，然后组织大家将各种意见分门别类，分析各意见的优缺点，最后做出总结，得出必要的结论。

(5) 轮流发言：即小组成员依次发言，人人参与，机会均等。但要注意在发言过程中不干扰、不打断发言；在全体人员发言结束前不作任何评论和总结；允许不想发言的人不参加讨论，不可强迫发言。该方法用于会议开始和结束时或需获取信息反馈时。

(6) 分散讨论法：即化整为零，2～4 人组成一个小组，先各小组充分讨论，然后集中起来由每一小组派一名代表汇报。

(7) 无记名提案法：即让每个人在纸上写下自己的意见，将所有意见集中放入一个纸箱中混匀，然后让每个人随机抽取一张纸，当众读出纸上所写的内容，再根据发现的问题进行讨论。这种方法适用于对敏感性问题的讨论。

三、健康传播效果

健康传播的效果按照可达到的难度由低到高，可以分为以下 4 个层次：

1. 知晓健康信息　这是健康传播效果中的最低层次，只要受众或受者感知这些信息就行。

2. 健康信念认同　指受者接受所传播的健康信息，认同信息中倡导的健康信念，自觉或不自觉地依照这样的信念对自我在健康方面的态度、行为和客观环境进行分析判断。

3. 态度向有利于健康转变　健康传播者通过健康信息的传播，使受者获得健康知识，促使其态度向有利于健康的方向转变。

4. 采纳健康的行为　是传播效果的最高层次。受者接受健康信息后，在知识增加、信念认同、态度转变的基础上，改变其原有的不利于健康的行为和生活方式，采纳有利于健康的行为和生活方式，这是健康传播的最终目标。

笔记

第五节 不同人群的健康教育

一、健康人群

世界卫生组织在1948年成立的宣言中就明确指出:“健康是指身体上、心理上和社会上的完美状态,而不仅是没有疾病和虚弱的现象。”1989年联合国世界卫生组织(WHO)对健康作了新的定义,即“健康不仅是没有疾病,而且包括躯体健康、心理健康、社会适应良好和道德健康”。通过有计划、有组织、有系统的健康教育,使个体或群体改变不健康的行为和生活方式,帮助群众了解他们自己的健康状况并做出自己的选择以改善他们的健康。

健康人群的健康教育主要目的是发动和引导他们树立健康意识,关心自身、家庭、社区和社会的健康问题,养成良好的行为习惯和健康生活方式,以提高自我保健能力。健康教育与健康促进的形式可以采取信息传播、行为干预和组织活动等,开展社区卫生墙报橱窗、小型卫生科普展览、科普讲座、科普知识竞赛、全民健身活动、发放卫生科学资料及座谈会等活动,对健康人群进行健康教育。

二、亚健康人群

亚健康状态是一种人体生命活力和功能的异常状态,不仅表现在生理功能或代谢功能的异常,也包含了心理状态的不适应和社会适应能力的异常,其最大的特点就是尚无确切的病变客观指征,但却有明显的临床症状。这种处于健康和疾病之间的状态,20世纪80年代被前苏联学者布赫曼教授称为“第三状态”,国内学者将其称为“亚健康状态”。所谓亚健康是指人体介于健康与疾病的边缘状态即非病非健康状态,没有器质性病变,但有功能性改变。此时人们尚未患病,但已有不同程度的各种患病危险因素,具有发生某些疾病的高危倾向。

亚健康不同于一般的疾病,受认知水平、知识结构、文化程度、经济条件等因素的影响,应根据亚健康及其相关学科的知识,对亚健康人群加大宣传力度,通过以下方式有的放矢地将健康教育贯穿到各个环节,使其了解亚健康相关知识及发生机制,以达到维护健康,提高自我认识,防治亚健康的目标。

1. 加强社会健康教育　定期开办宣传栏和举办卫生知识讲座,建立亚健康人群俱乐部,定期开展健康教育讲座,各新闻媒体开辟卫生知识宣传栏目。

2. 落实医院健康措施　举办健康教育板报或印发宣传手册,定期召开亚健康人群或家属座谈会,传授防治、康复、保健知识和技能,对门诊接诊亚健康人群采取咨询交谈、讨论的方式随时进行健康教育,发放针对不同病种的健康教育处方,以医嘱的方式对他们的行为、生活方式给予指导。

三、疾病人群

慢性非传染性疾病(简称慢性病)是一类起病隐匿、病程长且病情迁延不愈,缺乏确切的传染性生物病因证据,病因复杂,且有些尚未完全被确认的疾病的概括性总称。心血管疾病、肿瘤、慢性呼吸系统疾病和糖尿病是主要的慢性病类型。近年来,

笔记

随着中国社会经济的快速发展，城乡居民生活方式的转变以及人口老龄化的加剧，慢性病的死亡率呈不断上升趋势。采用以健康教育为主导措施、以降低慢性病危险因素为目标的干预策略，已成为国内外公认的一项低投入、高效益的战略决策。近年来，慢性病患者的健康教育已发展为医院内外一体化的健康教育，出现了不同类型的模式，如“全程健康教育模式”“俱乐部教育模式”“个体化健康教育”等。这些模式使医院内外医护服务以综合资源的形式最大程度地满足患者的需求。慢性病健康教育的内容针对性要强，应结合慢性病患者的实际需要开展健康教育，其内容可以包括饮食指导、用药指导、生活方式指导、家庭护理技术操作、心理指导、功能锻炼及安全行为指导等。

健康—亚健康—疾病三种状态是可以互相转换的，健康教育最重要的是把健康知识告知大众，只有从患病前期即“亚健康状态期”开始全程预防才能有效遏止慢性病。真正掌握自己的健康状况，避免亚健康向疾病转化而努力将亚健康转化为健康状态。

学习小结

1. 学习内容

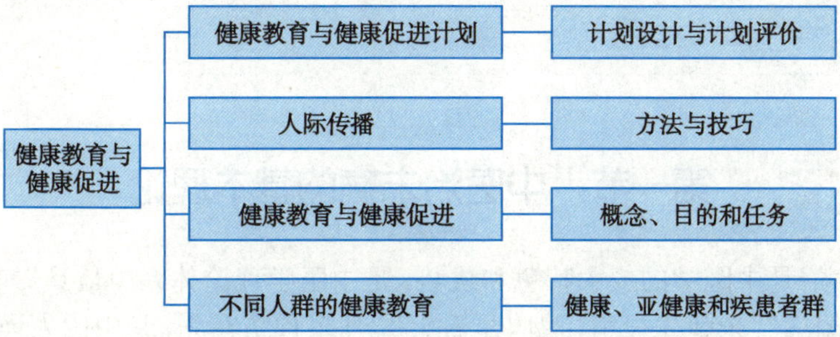

2. 学习方法　本章要结合实例掌握健康教育与健康促进计划的设计、实施及效果评价。包括如何制订完善的健康教育与健康促进计划，需要把握的原则及注意事项，实施计划过程中用到的人际传播的方法与技巧，计划完成后对计划实施效果的评价方法及指标，可能影响计划实施效果的因素等。

复习思考题

1. 请尝试制订健康促进计划：“提高产前保健以促进儿童良好生长发育、提高产妇和婴儿生存质量”的目标规划。

2. 练习制作一幅预防艾滋病的宣传画。

（阎丽娟）

第五章 健康管理与中医治未病

学习目的

通过学习中医治未病的相关知识，掌握中医治未病在健康干预手段和方法上的优势，为更好地掌握健康管理的方法奠定基础。

学习要点

中医治未病的基本概念、理论基础；中医九种体质及其调理；中医治未病在健康管理中的应用。

第一节 中医治未病的基本理论

“治未病”是中医学的一大特色和优势，是中医学理论体系中最具影响的理论之一。“未雨绸缪”“未晚先投宿，鸡鸣早看天”，凡事预防在先，是中国人谨遵的古训。中医治未病理念的形成，正是根植于中国文化的“肥沃土壤”。中医治未病理念发展到今天，趋于成熟，意寓时刻掌握健康的“主动权”，具体内容包括未病养生，防病于先；欲病就萌，防微杜渐；已病早治，防其传变；瘥后调摄，防其复发。尤其是当今大力弘扬中医学“治未病”的特色和优势，对于预防疾病发生，体现“以人为本”的理念，提高国民健康素质，完善具有中国特色的医疗卫生保健体系具有战略意义。

一、中医治未病的基本概念

（一）未病

中医“未病”一词由来已久，源于《黄帝内经》。《素问·四气调神大论》说：“圣人不治已病治未病，不治已乱治未乱，此之谓也。夫病已成而后药之，乱已成而后治之，譬犹渴而穿井，斗而铸锥，不亦晚乎！”汉代张仲景所著的《金匮要略·脏腑经络先后病脉证》则对什么是治未病作出了进一步的阐释：“上工治未病，何也？治未病者，见肝之病，知肝传脾，当先实脾。”所谓“未病”，是指身体健康，没有疾病。随着中医学的发展，其范围也有所扩充。

从字义来看，“未病”即“疾病未成”，定义应该是“体内已有病因存在但尚未致病的人体状态”，即疾病前期。但随着中医理论的发展，结合临床实际，未病的概念不

笔记

断扩展，已经包括了健康未病态、潜病欲病态、既病未变态、愈后防复态，这些都称为“未病”状态。也就是说，“未病”是一个相对的概念，“未病”，并不全是没有病，如“见肝之病，知肝传脾”，则表明此时人体处于既病防变期，肝已病，而脾尚处于未病状态。

1. 健康未病态　即人体完全健康的状态，此时机体尚未产生任何病理信息，也无任何不适的症状表现，表现为躯体无异常，心理活动正常，且能适应外界环境。其本质是和谐，即人与自然和谐、身与心和谐、气与血和谐。此时应防止体内病因发生或外邪入侵的未病先防，身体健康时的养生防护，或传染性疾病的预防。

2. 潜病欲病态　即在外表上虽然有不适的症状表现，仅仅是“苦似不如平常”，全身不适，勉强坚持工作，到医院检查各项指标又都未见异常，医师不足以诊断为某一种疾病。欲病之病，实质是人体处于未病与已病之间的一种状态。当然，欲病之时，五脏没有虚损，六腑尚未衰败，气血运行还未紊乱，神气犹未涣散，病势处于轻浅阶段，及时服药调理，每能痊愈。

3. 既病未变态　即机体已出现病变，但是疾病有由浅入深、由轻变重的过程。虽然，机体的某些脏腑已有病变，或机体有气血紊乱，但其他脏器仍然是健康的。因此，针对疾病传变的普遍规律，中医将这个时期称为特殊的“未病”。如当疾病在太阳经时，就要考虑到向其他经发展的可能；当疾病在表时，就要考虑到向里发展的可能，这种“可能”也是属于“未病”之病的范畴，尽管没有出现或到达其他经，影响到深层，但应采取措施对可能受邪的靶位进行保护。

4. 愈后防复态　即病后初愈，体弱易复，愈而或复，也是“未病”之病。这是因为病后正气的恢复是一个渐进的过程，要由初愈达到病前的正常水平，需要有一个时间段，在这个阶段的时差内，初愈者虽然处在病前的正常生活、环境下，但因其适应力较正常水平差，容易导致疾病重新发作，这就是中医常说的“病复”，最早在《素问·热论》中就提到“病热少愈，食肉则复”。

综上所述，“未病”包含无病状态、病而未发、病而未传、愈后未复等几层含义，包括了从无病到已病，从未形成到已形成。从非器质性病变到转化成器质性病变有一个阶段和过程。中医虽然把病分为“未病”和“已病”两个层次，但谈“未病”并不把它和“已病”截然分开，只是认为“未病”是“已病”的基础，“已病”是“未病”由量变到质变，由隐变到显变的结果，两者密不可分。

（二）中医治未病

“治”，有治疗、管理、调理、调养、条达、调顺、安定之意。“未病”状态，分无病、欲病、既病未变、愈后防复四个层次。中医治未病可分为四个阶段：平素养生，防病于先；防微杜渐，欲病救萌；已病早治，防其传变；病后调摄，防其复发。因此，中医治未病——是指在中医基础理论指导下，遵循道法自然、平衡阴阳、增强正气、规避邪气、早期诊治、防病传变的基本原则，采取无病先防、欲病早治、已病防变、病后防复的措施，防止疾病的发生与发展的一种养生理论体系。

1. 平素养生，防病于先　即人体处于健康状态时，应防止体内病因发生或外邪入侵的未病先防，身体健康时的养生防护，或传染性疾病的预防。《素问·四气调神大论》曰：“是故圣人不治已病治未病，不治已乱治未乱，此之谓也。夫病已成而后药之，乱已成而后治之，譬犹渴而穿井，斗而铸锥，不亦晚乎！”从正反两方面强调了治未病的重要性，告诫医师和患者，应重视未病先防。这包括顺应四时，所谓“顺四时而适寒

笔记

暑”“春夏养阳，秋冬养阴，以从其根”；形神共养，即“法于阴阳，和于术数，食饮有节，起居有常，不妄作劳，故能形与神俱而尽终其天年，度百岁乃去。”

2. 防微杜渐，欲病救萌　即人体处于潜病未病态时，外表上虽然有不适的症状表现，到医院检查各项指标又都未见异常，医师不足以诊断为某一种疾病。欲病之病，实质是人体处于未病与已病之间的一种状态。此时五脏没有虚损，六腑尚未衰败，气血运行还未紊乱，神气犹未涣散，病势处于轻浅阶段，应当及时调理，消兆于未患之时。《素问·刺热》云：“肝热病者左颊先赤，心热病者颜先赤，脾热病者鼻先赤，肺热病者右颊先赤，肾热病者颐先赤，病虽未发，见赤色者刺之，名曰治未病。”就是说，疾病初发，苗头初露，就要及时采取措施，积极治疗。

3. 已病早治，防其传变　即人体处于既病未变态时，机体的某些脏腑已有病变，或机体有气血紊乱，但其他脏器仍然是健康的。此时应对已病部位进行早期治疗，同时采取措施对可能受邪的靶位进行保护，以防止疾病由表及里、由浅到深、由一脏传向另一脏。《素问·玉机真脏论》指出：“五脏有病，则各传其所胜。”《难经·七十七难》曰：“经言上工治未病，中工治已病者，何谓也？然所谓治未病者，见肝之病，则知肝当传之于脾，故先实其脾气，无令得受肝之邪，故曰治未病焉。中工者，见肝之病，不晓相传，但一心治肝，故曰治已病也。”

4. 病后调摄，防其复发　即人体处于愈后防复态，此时病后初愈，虽然症状消失，但此时邪气未尽，正气未复，气血未定，阴阳未平，此时体弱易复，愈而或复，应采取各种措施，防止疾病的复发。也就是在病愈后，可适当用药物巩固疗效，同时配合饮食调养，注意劳逸得当，生活起居有规律，以期早日康复。如伤寒新愈，若起居作劳，或饮食不节，就会发生劳复、食复之变，从而示人疾病初愈，应慎起居、节饮食、勿作劳，做好疾病后期的善后治疗与调理，方能巩固疗效，防止疾病复作，以收全功。所以，病后调摄，以防疾病复作，亦不失为治未病内容的延伸。

二、中医治未病的理论基础

中医学中许多基本理论，如阴阳学说、精气学说、五行学说等都源于古代哲学思想。“治未病”作为中医学的一大特色和优势，是中医学理论体系中最具影响的理论之一，其形成同样离不开中国传统哲学理论。

（一）防患于未然的朴素预防观

《商书·说命》曰：“唯事事，乃其有备，有备无患。”说明当时人们已认识到预防的重要性。春秋战国时期，“有备无患”的思想进一步得到发展，如《左传·襄公十一年》中说：“书曰：‘居安思危’。思则有备，有备无患。”这种避祸防患的观念既而影响到医学界，开始有医家意识到疾病应早发现、早治疗。《史记·扁鹊仓公列传》载扁鹊对齐桓公望色诊病，“君有疾在腠理，不治将深”“君有疾在血脉，不治恐深”“君有疾在肠胃间，不治将深”等。强调了疾病早期治疗，防止传变的重要性。这些朴素而原始的防患于未然的思想，虽未形成系统的医学理论，然观其主旨，实为“治未病”概念之滥觞。

这一时期，对“治未病”概念形成影响较大的，当属《易经》《道德经》《庄子》《孙子兵法》《淮南子》等各思想流派。这些流派都蕴藏着朴素的预防观，为治未病思想的形成奠定了基础。

（二）强调统一和谐的整体观

整体观念，是在中国古代朴素唯物主义和辩证法影响下形成的中医学独特的思想方法，即认为事物是一个整体，事物内部的各个部分是互相联系不可分割的；事物与事物之间也有密切的联系，整个宇宙也是一个大的整体。在中医学中，整体观念是关于人体自身及人与环境、社会之间统一性、联系性的认识，是中医“治未病”的根本立足点和出发点。

1. 形神合一　中医认为人体是一个以心为主宰，五脏为中心，通过经络、精、气、血、津液、神的作用联系脏腑、体、华、窍等形体组织的有机整体。另外，躯体状况和精神活动密切相关，各系统、各器官之间生理功能上互相联系，病理状态下相互影响。在这一有机整体中，中医特别强调“形神合一”，认为人的精神活动与人的形体密不可分，互相依存。

现代社会的诱惑、压力、竞争等导致心身功能紊乱已成为普遍现象。这些功能紊乱可以说是众多现代常见病的先导，也是形成“未病”状态的主导因素，积极防范，纠治这类心身功能紊乱，在“治未病”中显得尤为重要。《素问•宝命全形论》就曾指出：“一曰治神，二曰知养身，三曰知毒药为真，四曰制砭石大小，五曰知腑脏血气之诊。五法俱立，各有所先。”强调了形神并治，方可祛病的重要思想，使“治未病”的手段不仅仅局限于针药等躯体疗法，同时也包含了心理治疗，即通过调节生理机制而达到调节心理，或通过调节心理而达到治身之目的。

2. 天人合一　《素问•宝命全形论》曰：“人以天地之气生，四时之法成。”《素问•六节脏象论》云：“天食人以五气，地食人以五味。”这些都说明人体要靠天地之气提供的物质条件而获得生存，同时人体五脏的生理活动，必须适应四时阴阳的变化，才能与外界环境保持协调平衡。因此，人体要保持健康无病，必须维持人与自然规律的协调统一。人也应根据这一规律，安排生活作息，调摄精神活动，以适应不同的改变。所谓“和于阴阳，调于四时”，“从之则苛疾不起”，健康长寿；“逆之则灾害生”，轻则为病，重则危及生命。另外，人是社会的组成部分，人与社会之间亦相互联系和影响。社会环境可以通过社会发展带来的各种不利因素引起躯体变化，也可以通过影响精神活动进一步影响躯体状况。

“未病”状态的发生与不良的生活方式、行为习惯以及社会环境等息息相关。从中医角度理解，这是人与自然、社会的协调出现紊乱，而导致自身阴阳、气血、脏腑的失衡状态。从这一认识出发，“治未病”总的指导原则是以整体观念为指导，调整这种失衡状态。

（三）中医动态的辨证观

辨证论治是中医诊断和治疗疾病的主要手段之一，同样是中医“治未病”的理论基础之一。对于“治未病”而言，不管“未病”状态的西医学诊断能否成立，中医总能将四诊（望、闻、问、切）所收集的资料、症状和体征，通过分析、综合，进行辨证，然后根据辨证的结果，采取相应的调治方法。因此，中医能动态地研究“未病”状态的各个不同阶段，作出诊断并“对症下药”。

在“治未病”过程中，强调辨人之体质、气质，辨证之部位、属性，辨病之异同，辨病证之异同而实施防治，这一特点应贯穿于“治未病”的整个阶段。具体又分为两种：一种是“同病异治”，在同一“未病”状态中，由于“未病”发展的不同阶段，病理变化不同，所属证候不同，则防治方法不同，如同为鼓胀，属肝病传肾，当治肝防其传肾；属

笔记

脾病传肾，当治脾防其传肾。另一种是"异病同治"，在不同的"未病"状态，有时可能出现相同或相近似的病理变化，因此可采取相同的方法来防治，如多种热性病恢复期，都可能有热灼津液致阴津不足之证，均可滋养阴津，以防病势复发。

（四）中医学发病观

中医发病学理论认为，机体在致病因子作用下，疾病发生发展的最根本原因是正邪交争、正不胜邪、阴阳失调，邪气是发病的重要条件，正气是决定疾病是否发生发展的关键，因而在防治学理念上注重固护正气，保持机体正气充盛，是中医预防疾病的重要原则，也是防病保健的内在依据，因此中医学的发病观也是中医治未病的理论基础之一。

此外，《黄帝内经》《难经》《金匮要略》《伤寒杂病论》这中医四大经典中均蕴含了深刻的治未病思想，尤其是《黄帝内经》中首先提出了"治未病"的概念，张仲景在《金匮要略》中更是丰富了中医治未病的内涵，实现了对"既病防变"思想的具体应用。

第二节　中医治未病与中医体质

西医学认为，体质是指人体生命过程中，在先天禀赋和后天获得的基础上所形成的形态结构、生理功能和心理状态方面综合的、相对稳定的固有状态。这种状态决定着它对致病因子的易感性及其所产生病变类型的倾向性。中医体质学认为，不同体质类型的人，体内阴阳气血盛衰不同，对致病因素的反应及发病的阈值也各不相同。因此，在受到某种致病因素的刺激后，是否形成亚健康状态，形成后能否发病，或是能够自行向愈，很大程度上取决于体质类型。从健康到亚健康再到疾病，体质因素的影响不可忽视，各种体质偏颇是疾病发生的内在依据；同时，正是由于体质的不同，导致机体疾病的发生与转归也不尽相同。因此，通过体质辨识，实现个性化的、针对性的健康管理是中医治未病的前提。

一、九种体质

中医学认为，阴阳、气血、津液是生命的物质基础，而体质现象即是阴阳、气血、津液盛衰变化的反应状态，因而能从中医体质学角度进行分类，以王琦教授为主的《中医体质分类与判定》编写组对中医体质进行了九分法的分类，主要分为平和质、气虚质、阳虚质、阴虚质、血瘀质、痰湿质、湿热质、气郁质和特禀质9种体质类型。

（一）平和质

1. 基本概念　平和质者乃完全健康者，由于先天禀赋良好，或后天调养得当，体内阴阳平衡，阴平阳秘，身体处于和谐平衡状态。其神、色、形、态、局部特征等方面表现良好，性格随和开朗，平素患病极少，对外界环境适应能力较强。

2. 体质特征　体形匀称健壮，肤色润泽，发密有光泽，目光有神，嗅觉通利，味觉正常，精力充沛，耐受寒热，睡眠安和，胃纳良好，二便正常。性格开朗，舌色淡红，苔薄白，脉和有力。

（二）气虚质

1. 基本概念　气虚质指由于先天不足，后天失养，表现为人体的生理功能不良，体力与精力明显缺乏，稍微工作和活动后就觉疲劳不适的一种状态。本体质者常因一身之气不足而易受外邪侵入，体质形成与脾、心、肺、肝四脏密切相关。处于此种

笔记

体质状态的人群，卫表不固易患感冒；或病后抗病能力弱，易迁延不愈；易患内脏下垂、虚劳等病。不耐受寒邪、风邪、暑邪。

2. 体质特征　体型偏虚胖或胖瘦均有，肌肉松软。平素气短懒言，精神不振，肢体疲劳易汗，舌淡红，舌体胖大，边有齿痕，脉象虚缓。面色萎黄或淡白，目光少神，口淡，唇色少华，毛发不泽，头晕，健忘，大便正常，或虽有便秘但不结硬，或大便不成形，便后仍觉未尽，小便正常或偏多。

偏于肺气虚者易喷嚏，流清涕，舌质淡，脉细弱，常自汗，易患感冒、哮喘、眩晕或兼有体质过敏。

偏于脾气虚者多见胃口欠佳，疲倦乏力等症。

偏于心气虚者多见失眠等症。

（三）阳虚质

1. 基本概念　阳虚体质是指由于机体阳气不足，失于温煦，以形寒肢冷等虚寒现象为主要特征的体质状态。其不适表现为阳虚症状，且以肾阳虚为主，兼及心脾。处于此种体质状态的人形体多白胖，肌肉不健壮，性格多沉静、内向，喜暖怕凉，不耐受寒邪，耐夏不耐冬。一般阳虚体质者易感寒湿邪为病，比其他体质的人更容易患痰饮、肿胀、泻泄、阳痿、惊悸等病。

2. 体质特征　形体白胖或面色淡白无华、平素怕寒喜暖、四肢倦怠；小便清长或夜尿频多、大便时稀或常腹泻；或口唇青淡、口不易渴或喜热饮；或易自汗出、精神不振、睡眠偏多；或阳痿滑精、宫寒不孕；脉沉迟而弱、舌淡胖。或见腰脊冷痛、下利清谷；或咳清稀的泡沫样痰，常吐清水。

（四）阴虚质

1. 基本概念　阴虚质是指由于先天遗传或后天失养，导致体内阴液（如血液、津液、阴精）虚少的一种体质状态。其不适表现为阴虚症状，且以肾阴虚为主，兼及肝、心、肺、胃。处于此种体质状态的人群，性情急躁，耐冬不耐夏，易感温热暑邪为病。肺阴不足者，难耐秋令燥气，易致肺燥咳嗽，一旦感受温燥之邪，常迅速入里化热，伤及肝肾之阴，喜进甘寒之品。易出现痤疮、黄褐斑、失眠、黑眼圈、便秘、口臭、咽痛等症状。

2. 体质特征　形体消瘦，皮肤弹性差，毛发枯焦。或口干舌燥，口渴咽干，眩晕耳鸣，大便秘结，小便短赤，或五心烦热，盗汗，腰膝酸软，性格急躁，情绪亢奋。或男子遗精，女子经少，甚则出现鼻衄、倒经等症。舌质红，苔少，脉细。或见胁痛眼涩，视物模糊；或见心悸健忘，失眠多梦；或见干咳少痰，咽痛音哑；或见饥不欲食。

（五）血瘀质

1. 基本概念　血瘀质是体内有血液运行不畅的潜在倾向或瘀血内阻的病理基础，从而引起脏腑、组织的血液循环障碍，并表现出一系列的外在征象的一种体质状态。处于这种体质状态者，怕风，畏寒，易伤于七情或劳逸，多见于妇女产后、失血者和老年人。瘀血质发病以心、肝、女子胞为主，兼及诸脏及身体各部。易出现肥胖、黄褐斑、痤疮、月经不调、黑眼圈等，易患出血、中风、冠心病、抑郁症等病症。

2. 体质特征　形体以瘦居多，往往性格内郁，易心情不快甚至烦躁健忘，平素面色晦暗，皮肤干燥，偏暗或色素沉着，易出现瘀斑。女性多见痛经、闭经，或经血中多凝血块，或紫黑有块、崩漏，或有出血倾向，舌质紫黯，有瘀点或片状瘀斑，舌下静脉可有曲张。

（六）痰湿质

1. 基本概念 痰湿质是由于津液运化失司，而痰湿凝聚，以黏滞重浊为主要特征的一种体质状态。痰湿体质是一种常见的中医体质类型，该体质者性格偏温和稳重恭谦、和达，多善于忍耐，对梅雨季节及潮湿环境适应能力差，与糖尿病、高血压、冠心病、肥胖、中风等疾病的发生有密切关系。

2. 体质特征 形体肥胖、腹部肥满松软。面部皮肤油脂较多，多汗且黏，胸闷，痰多。或面色淡黄而黯，眼胞微浮，容易困倦，或舌体胖大，舌苔白腻，口黏腻或甜，身重不爽，脉滑，或喜食肥甘甜黏，大便正常或不实，小便不多或微混。

（七）湿热质

1. 基本概念 湿热质是由于先天遗传或后天失养，湿热内蕴为主要特征的一种体质状态。处于这种体质状态者易心烦急躁，面部和鼻尖多油光发亮，脸上易生粉刺；常感到口苦、口臭，易患疮疖等火热病症，对夏末秋初湿热气候，湿重或气温偏高环境较难适应。

2. 体质特征 形体中等或偏胖。面垢油光，易生痤疮，口苦、口干，身重困倦，大便黏滞不畅或燥结，小便短黄，皮肤易瘙痒，表现为男性易阴囊潮湿，女性易带下增多，舌质偏红，苔黄腻，脉滑数。

（八）气郁质

1. 基本概念 气郁质是由于长期情志不畅、气机郁滞而形成的以性格内向不稳定、忧郁脆弱、敏感多疑为主要表现的体质状态。处于这种体质状态者，多见于中青年，以女性多见，性格多孤僻内向，易多愁善感，气量较狭小。气郁质者的发病以肝为主，兼及心、胃、大肠、小肠。易伤情志及饮食，易产生气机不畅，如郁病、失眠、梅核气、惊恐等病症。

2. 体质特征 形体无特殊，面色晦暗或黄，对精神刺激适应能力差，平时容易忧郁寡欢，喜叹息，易于激动，多烦闷不乐。或有胸胁胀满，或胸腹部走窜疼痛。食量偏少，食后常感胀满不适，多呃逆，睡眠较差，大便多干且无规律，妇女常有月经不调和痛经，经前乳胀，舌质偏黯，苔薄白，脉弦。

（九）特禀质

1. 基本概念 特禀质是在禀赋遗传基础上形成的一种特异体质，以先天失常、生理缺陷、过敏反应等为主要特征。在外在因子的作用下，生理功能和自我调适力低下，反应性增强，其敏感倾向表现为对不同过敏原的亲和性和反应性呈现个体体质的差异性和家族聚集的倾向性。这种体质的人易对药物过敏，适应能力差，易引发宿疾。

2. 体质特征 形体一般无特殊；先天禀赋异常者或有畸形，或有生理缺陷。若为过敏体质者，常表现为对季节气候适应能力差，皮肤易出现划痕，易形成风团、瘾疹等，易患花粉症、哮喘等，并易引发宿疾及药物过敏；患遗传性疾病者有垂直遗传、先天性、家族性特征；患胎传性疾病具母体影响胎儿个体生长发育及相关疾病的特征。

二、体质调养

体质既是“相对稳定的固有状态”，又是可调的。也就是说体质既具有稳定性，又具有可变性，通过干预可以使人的体质偏颇失衡状态得到改善与调整，从而恢复健康。因此，在“治未病”过程中，我们应从具体的人出发，权衡干预措施，体现以人为

笔记

本，因人制宜的思想。根据不同人群的体质类型以及人在婴儿、儿童、青少年、成年、中老年等阶段的体质差异，制订防治原则，选择相应的治疗、预防方法，从而进行“因人制宜”的干预。未病先防者，可针对其体质类型通过导引、养生之术预防疾病的发生；将病未发者，针对其体质类型进行治疗，防止疾病的形成；既病防变者，即结合其体质类型对已发之病及早治疗；病后防复者，视体质类型进行饮食、生活调护，以防疾病再次复发。

《中医体质分类与判定》编写组同时还公布了《九种体质人群的调体保健方案》，对不同体质人群的调体保健措施提出了较为详细的建议，现将相关内容摘引如下：

（一）平和质调养

平和质是正常的体质。这类人体形匀称健壮，面色、肤色润泽，头发稠密有光泽，目光有神，唇色红润，不容易疲劳，精力充沛，睡眠、食欲良好，大小便正常，性格随和开朗，平时患病较少，对自然环境和社会环境适应能力较强。

1. 饮食有节　饮食应有节制，不要过饥过饱，不要常吃过冷过热或不干净的食物，粗细粮食要合理搭配，多吃五谷杂粮、蔬菜瓜果，少食过于油腻及辛辣之物。

2. 劳逸结合　生活应有规律，不要过度劳累。不宜食后即睡。作息应有规律，应劳逸结合，保持充足的睡眠时间。

3. 适量运动　根据年龄和性别，参加适度的运动，如年轻人可适当跑步、打球，老年人可适当散步、打太极拳等。

4. 精神调摄　遇到相应的精神刺激和情志变化，及时调摄不良情绪即可。包括节制法、疏泄法、转移法、移情易性法、运动移情法等。

（二）气虚质调养

气虚质的人，肌肉松软。和别人爬同样层数的楼，气虚的人就气喘吁吁。这种类型的人，讲话的声音低弱，老是感到自己上气不接下气，气不够用，容易出汗，只要体力劳动的强度大就容易累，防御能力下降，所以容易感冒。

1. 食宜益气健脾　多食用具有益气健脾作用的食物，如黄豆、白扁豆、鸡肉、香菇、大枣、桂圆、蜂蜜等。少食具有耗气作用的食物，如空心菜、生萝卜等。

2. 药膳指导

（1）黄芪童子鸡：取童子鸡1只洗净，用纱布袋包好生黄芪9g，取一根细线，一端扎紧纱布袋口，置于锅内，另一端则绑在锅柄上。在锅中加姜、葱及适量水煮汤，待童子鸡煮熟后，拿出黄芪包。加入盐、黄酒调味，即可食用。可益气补虚。

（2）山药粥：将山药30g和粳米180g一起入锅加清水适量煮粥，煮熟即成。此粥可在每日晚饭时食用，具有补中益气、益肺固精、强身健体的作用。

3. 起居宜有常　注意保暖，不要劳汗当风，防止外邪侵袭。可微动四肢，以流通气血，促进脾胃运化，改善体质。尤其注意不可过于劳作，以免更伤正气。

4. 运动宜柔缓　可做一些柔缓的运动，如散步、打太极拳、做操等，并持之以恒。不宜做大负荷运动和出大汗的运动，忌用猛力或做长久憋气的动作。

5. 精神调摄　培养豁达乐观的生活态度，不过度劳神，避免过度紧张，保持稳定平和的心态。且不宜过度思考、悲伤。

（三）阳虚质调养

阳虚质的人，肌肉不健壮，常常感到手脚发凉，胃脘部、背部或腰膝部怕冷，衣服

笔记

比别人穿得多，夏天不喜欢吹空调，喜欢安静，吃或喝凉的东西总会感到不舒服，容易大便稀溏，小便颜色清而量多。性格多沉静、内向。

1. 食宜温阳　平时可多食牛肉、羊肉、韭菜、生姜等温阳之品，少食梨、西瓜、荸荠等生冷寒凉食物，少饮绿茶。

2. 药膳指导

（1）当归生姜羊肉汤：当归 20g，生姜 30g，冲洗干净，用清水浸软，切片备用。羊肉 500g 剔去筋膜，放入开水锅中略烫，除去血水后捞出，切片备用。当归、生姜、羊肉放入沙锅中，加清水、料酒、食盐，旺火烧沸后撇去浮沫，再改用小火炖至羊肉熟烂即成。本品为汉代张仲景名方，温中补血，祛寒止痛，特别适合冬日食用。

（2）韭菜炒胡桃仁：胡桃仁 50g，开水浸泡去皮，沥干备用；韭菜 200g，摘洗干净，切成寸段备用；麻油倒入炒锅，烧至七成热时，加入胡桃仁，炸至焦黄，再加入韭菜、食盐，翻炒至熟。本品有补肾助阳，温暖腰膝的作用，适用于肾阳不足，腰膝冷痛。

3. 起居要保暖　居住环境应空气流通，秋冬注意保暖，夏季避免长时间待在空调房间，平时注意足下、背部及下腹部丹田部位的防寒保暖。防止出汗过多，在阳光充足的情况下适当进行户外活动。

4. 运动避风寒　适当参加体力劳动，因为“动则生阳”，如尽量以步行代替乘车、多爬楼梯等。但尽量避免大运动量的工作，以免“大汗伤阳”。可做一些舒缓柔和的运动，如慢跑、散步、打太极拳、做广播操。夏天不宜做过分剧烈的运动，冬天避免在大风、大寒、大雾、大雪及空气污染的环境中锻炼。

5. 精神调摄　善于调节自我情绪，消除不良情绪的影响。

（四）阴虚质调养

阴虚质的人体形多瘦长，经常感到手脚心发热，面颊潮红或偏红，耐受不了夏天的暑热，常感到眼睛干涩，口干咽燥，总想喝水，皮肤干燥，经常大便干结，容易失眠，性情急躁，外向好动，舌质偏红，苔少。

1. 食宜滋阴　多食瘦猪肉、鸭肉、绿豆、冬瓜等甘凉滋润之品，少食羊肉、韭菜、辣椒、葵花子等性温燥烈之品。

2. 药膳指导

（1）莲子百合煲瘦肉：用莲子 20g（去心），百合 20g，猪瘦肉 100g，加水适量同煲，肉熟烂后用盐调味食用，每日 1 次。有清心润肺、益气安神之功效。适于阴虚质见干咳、失眠、心烦、心悸等症者食用。

（2）蜂蜜蒸百合：将百合 120g，蜂蜜 30g，拌和均匀，蒸令其熟软。时含数片，后嚼食。本药膳能补肺、润燥、清热，适用于肺热烦闷，或燥热咳嗽、咽喉干痛等症。

3. 起居忌熬夜　起居应有规律，居住环境宜安静，避免熬夜、剧烈运动和在高温酷暑下工作。

4. 运动勿大汗　适合做有氧运动，可选择太极拳、太极剑、气功等动静结合的传统健身项目。锻炼时要控制出汗量，及时补充水分，不宜洗桑拿。

5. 精神调摄　修身养性，学习调节自我情绪，避免心情抑郁，保持心绪平稳。

（五）血瘀质调养

血瘀质的人，面色偏黯，嘴唇颜色偏黯，舌下的静脉瘀紫。皮肤比较粗糙，有时在不知不觉中会出现皮肤瘀青。眼睛里的红丝很多，刷牙时牙龈容易出血，容易烦

笔记

躁、健忘，性情急躁。

1. 食宜行气活血　多食山楂、醋、玫瑰花、金橘等具有活血、散结、行气、疏肝解郁作用的食物，少食肥肉等滋腻之品。

2. 药膳指导

（1）山楂红糖汤：山楂10枚，冲洗干净，去核打碎，放入锅中，加清水煮约20分钟，调以红糖进食。可活血散瘀。

（2）黑豆川芎粥：川芎10g用纱布包裹，和黑豆25g，粳米50g一起水煎煮熟，加适量红糖。分次温服，可活血祛瘀、行气止痛。

3. 起居勿安逸　作息时间宜有规律，保持足够的睡眠，可早睡早起多锻炼，不可过于安逸，以免气机郁滞而致血行不畅。

4. 运动促血行　可进行一些有助于促进气血运行的运动项目，如各种舞蹈、步行健身法、徒手健身操等。血瘀质的人在运动时如出现胸闷、呼吸困难、脉搏显著加快等不适症状，应停止运动，去医院进一步检查。

5. 精神调养　要培养乐观的情绪，精神愉快则气血和畅，营卫流通，有利于血瘀体质的改善。反之，苦闷、忧郁则可加重血瘀倾向。故应保持心情舒畅，做到虚怀若谷，切莫患得患失、曲运神机。

（六）痰湿质调养

痰湿质的人，体形肥胖，腹部肥满而松软。容易出汗，且多黏腻。经常感到肢体酸困沉重，不轻松，经常感觉脸上有一层油，嘴里常有黏黏的或甜腻的感觉，咽部常有痰，舌苔较厚，性格比较温和。

1. 食宜清淡　饮食应以清淡为主，少食肥肉及甜、黏、油腻的食物。可多食海带、冬瓜等。

2. 药膳指导

（1）山药冬瓜汤：山药50g，冬瓜150g至锅中慢火煲30分钟，调味后即可饮用。本品可健脾、益气、利湿。

（2）赤豆鲤鱼汤：将活鲤鱼1尾（约800g）去鳞、鳃、内脏；将赤小豆50g，陈皮10g，辣椒6g，草果6g填入鱼腹，放入盆内，加适量料酒、生姜、葱段、胡椒、食盐少许，上笼蒸熟即成。本品健脾除湿化痰，用于痰湿体质症见疲乏、食欲不振、腹胀腹泻、胸闷眩晕者。

3. 起居忌潮湿　居住环境宜干燥而不宜潮湿，平时多进行户外活动。衣着应透气散湿，经常晒太阳或进行日光浴。在湿冷的气候条件下，应减少户外活动，避免受寒淋雨，不要过于安逸。

4. 运动宜渐进　因形体肥胖，易于困倦，故应根据自己的具体情况循序渐进，长期坚持运动锻炼，如散步、慢跑、打乒乓球、羽毛球、网球、游泳、练武术以及适合自己的各种舞蹈。

（七）湿热质调养

湿热质的人面部和鼻尖总是油光发亮，脸上容易生粉刺，皮肤容易瘙痒，常感到口苦、口臭或嘴里有异味，大便黏滞不爽，小便有发热感，尿色发黄，女性常带下色黄，男性阴囊总是潮湿多汗，脾气比较急躁。

1. 食忌滋腻　饮食以清淡为主，可多食赤小豆、绿豆、芹菜、黄瓜、藕等甘寒、甘

笔记

平的食物。少食羊肉、韭菜、生姜、辣椒、胡椒、花椒等甘温滋腻，及火锅、烹炸、烧烤等辛温助热的食物。

2. 药膳指导

(1) 泥鳅炖豆腐：泥鳅500g，去鳃及内脏，冲洗干净，放入锅中，加清水，煮至半熟，再加豆腐250g，食盐适量，炖至熟烂即成。可清热利湿。

(2) 绿豆藕：粗壮肥藕1节，去皮，冲洗干净备用；绿豆50g，用清水浸泡后取出，装入藕孔内，放入锅中，加清水炖至熟透，调以食盐进食，可清热解毒，明目止渴。

3. 起居避暑湿　避免居住在低洼潮湿的地方，居住环境宜干燥、通风。不要熬夜、过于劳累。盛夏暑湿较重的季节，减少户外活动的时间。保持充足而有规律的睡眠。

4. 运动强度宜大　适合做大强度、大运动量的锻炼，如中长跑、游泳、爬山、各种球类、武术等。夏天由于气温高、湿度大，最好选择在清晨或傍晚较凉爽时锻炼。

(八) 气郁质调养

气郁质的人，体形偏瘦的较多，常感到闷闷不乐、情绪低沉，容易紧张、焦虑不安，多愁善感，感情脆弱，容易感到害怕或容易受惊吓，常感到乳房及两胁部胀痛，常有胸闷的感觉，经常无缘无故地叹气，咽喉部经常有堵塞感或异物感，容易失眠。

1. 调畅精神　气郁质的人群，一般属有余之体。平时应始终把心理保健放在头等重要的位置上。根据《黄帝内经》"喜胜忧"的原则，应主动寻求快乐，多接触不同人群，广交朋友，尤其是多与一些性格开朗、情绪乐观、心理健康的朋友交往，形成性格互补，逐渐使心胸开阔。同时保持精神心理上安详宁静，不要被身外的各种欲望杂念所困惑，清心寡欲，情绪宁静，以静制躁，逐渐使性情变为温和，神情内藏，清心温静。

2. 食宜疏肝理气　多食黄花菜、海带、山楂、玫瑰花等具有行气、解郁、消食、醒神作用的食物。

3. 药膳指导

(1) 橘皮粥：橘皮50g，研细末备用；粳米100g，淘洗干净，放入锅内，加清水，煮至粥将成时，加入橘皮，再煮10分钟即成。本品理气运脾，用于脘腹胀满，不思饮食。

(2) 菊花鸡肝汤：银耳15g洗净撕成小片，清水浸泡待用；菊花10g、茉莉花24朵温水洗净；鸡肝100g洗净切薄片备用；将水烧沸，先入料酒、姜汁、食盐，随即下入银耳及鸡肝，烧沸，打去浮沫，待鸡肝熟，调味，再入菊花、茉莉花稍沸即可。佐餐食用可疏肝清热，健脾宁心。

4. 起居宜动不宜静　居住环境应安静，防止嘈杂及环境影响心情；保持有规律的睡眠，睡前避免饮茶、咖啡和可可等具有提神醒脑作用的饮料。

5. 运动宜加强　不要总待在家里，应尽量增加户外活动，如跑步、登山、游泳、武术等。

(九) 特禀质调养

特禀质就是一类体质特殊的人群。其中，过敏体质的人，有的即使不感冒也经常鼻塞、打喷嚏、流鼻涕，容易患哮喘，容易对药物、食物、气味、花粉、季节过敏，有的皮肤容易起荨麻疹，皮肤常因过敏出现紫红色瘀点、瘀斑，皮肤常一抓就红，并出现抓痕。

1. 食宜益气固表　饮食宜清淡、均衡，粗细搭配适当，荤素配伍合理。多食益气固表的食物，少食荞麦（含致敏物质荞质荧光素）、蚕豆、白扁豆、牛肉、鹅肉、鲤鱼、虾、蟹、茄子、酒、辣椒、浓茶、咖啡等辛辣之品、腥膻发物及含致敏物质的食物。

2. 药膳指导

(1) 固表粥：乌梅 15g，黄芪 20g，当归 12g 放砂锅中加水煎开，再用小火慢煎成浓汁，取出药汁后，再加水煎开后取汁，用汁煮粳米 100g 成粥，加冰糖趁热食用。可养血消风，扶正固表。

(2) 葱白红枣鸡肉粥：粳米 100g，红枣 10 枚（去核）、连骨鸡肉 100g 分别洗净；姜切片；香菜、葱切末。锅内加水适量，放入鸡肉、姜片大火煮开，然后放入粳米、红枣熬 45 分钟左右，最后加入葱末、香菜，调味服用。可用于过敏性鼻炎见鼻塞、喷嚏、流清涕。

3. 起居避免过敏原　居室宜通风良好，保持室内清洁，被褥、床单要经常洗晒，可防止对尘螨过敏。室内装修后不宜立即搬进居住，应打开窗户，让油漆、甲醛等化学物质气味挥发干净后再搬进新居。春季室外花粉较多时，要减少室外活动时间，可防止对花粉过敏。不宜养宠物，以免对动物皮毛过敏。起居应有规律，保持充足的睡眠时间。

4. 加强体育锻炼　积极参加各种体育锻炼，增强体质。天气寒冷时锻炼要注意防寒保暖，防止感冒。

第三节　中医治未病与健康管理

中医学发展数千年，是中华民族在长期的生产与生活实践中认识生命、维护健康、战胜疾病的宝贵经验总结，是中国传统文化的结晶。“防微杜渐”的思想最初由政权斗争中防患于未然的意思渗透到中医学领域，体现了中医学防病养生的思想是中医传统文化的淬炼。“治未病”以“防”字为核心，充分体现了预防为主的先进理念，强调疾病的早发现、早诊断及早治疗，其不但体现健康管理理念，也可为健康管理提供成熟的理论与应用技术支撑。总而言之，将中医治未病思想融入健康管理之中，能够预防疾病，控制其发生发展，从而很大程度上提高人民健康水平。

一、中医治未病在健康管理中的应用

（一）健康信息采集

通过中医体质辨识来收集健康信息，是中医治未病在健康管理中的一大应用。目前体质辨识主要依据北京中医药大学王琦教授提出的“中医体质分类判定标准”。具体筛选办法是先在西医体检后，填写中医体质和健康状况调查问卷表，突出西医检查看指标、中医调查看症状，将西医检查指标不正常的个体或中医问卷有不适症状者纳入需要进行体质辨识的人群。再由经验丰富的中医师进行诊断，同时结合量表分析进行综合评估，最终判定其体质类型。这样使某些体检指标虽然正常，但已失衡体质状态的个体能够进行早期干预；同时避免指标异常却无明显症状者忽视健康干预或自行盲目调养的情况。另外，对于不同体质通过体质辨识，可以实现个性化的、针对性的健康管理。

（二）健康干预

健康干预是健康管理的关键所在，与西医只针对病因相比，在健康干预的手段和方法上，中医治未病更具优势。中医通过体质辨识，并根据体质类型建立辨体防治方

笔记

案和针对性的健康调养。具体干预方法上，中医治疗对机体整体功能状态的调理更为擅长，同时在对器质性病变、功能性病变、心因性病变等方面的治疗干预上也独具特色。因此，中医治未病在健康管理中主要应用于健康干预方面，下面从饮食干预、运动干预、心理干预等方面进行举例阐述。

1. 饮食干预　“饮食者，人之命脉也。”合理的膳食结构，会给健康带来极大的裨益。《黄帝内经》中指出我国传统的饮食结构为“五谷为养，五果为助，五畜为益，五菜为充”。这种完全膳食的观点与现代营养学所提倡的平衡膳食在科学性上也是相一致的。

然而，随着快餐文化迅速流行，传统的谷物类食物摄入量在减少，蔬菜水果摄入量偏低，高胆固醇、高脂肪的食物摄入量大增，导致罹患各种慢性疾病的几率持续攀升。因此我们亟需回归科学的膳食结构，回归健康的生活方式。饮食干预简称食疗，其不仅仅是调整饮食结构，同时中医认为，药食同源，食疗之所以有效，在于它发挥了食物和药物的双重作用，不仅可以营养机体，补益脏腑，而且可以调和阴阳，益寿防老，因此是常用的中医治未病的自然调理方法之一。

2. 运动干预　适量运动是健康的四大基石之一。而中医认为强健的身体有助于预防疾病，运动疗法是中医治未病的自然疗法之一，是适合大多数人的锻炼，同时对某些慢性疾病也大有裨益。古语云“流水不腐，户枢不蠹，动也。”意即运动过程中能够抵抗其他生物或者微生物的侵蚀，人也是如此。中国很多传统的体育项目能够产生强身健体的目的，因此在健康管理中应该鼓励管理对象经常运动，锻炼身体。通过五禽戏、八段锦、太极拳、气功等运动，辅之以调息和调神，可实现动静互涵、形神共养的强身健体目的。

3. 心理干预　现代社会的诱惑、压力、竞争等导致心身功能紊乱已成为普遍现象。这些功能紊乱可以说是众多现代常见病的先导，也是形成“未病”状态的主导因素，积极管理防范，纠治这类心身功能紊乱，在“治未病”中显得尤为重要。而中医历来重视情志因素的影响，强调“先治其心，而后医其身”。同时倡导道德修养的提高和性情的陶冶，提倡恬愉乐俗，正确对待外界因素的刺激，以保持身心健康。具体调神养生主要包括安心养神、四时调神、动形怡神、以心治神、节制情感、移情易性六个方面。

此外，还有药物干预、保健干预等中医治未病干预手段。总而言之，中医治未病理论指导下的健康管理，能够提供更为个性化的调理方案以及更为丰富的干预手段。

二、中医治未病健康管理的实施方案

中医健康管理是根据中医学基本理论，运用中医“整体观念”“治未病”思想，结合健康管理学理念，为社会个体或群体的健康状态进行系统的信息采集、评估、调理以及跟踪服务，从而提高人口健康素质的动态服务过程。将中医治未病思想应用于指导健康管理的实施，通常要从以下几个环节入手：中医健康状态信息采集、中医健康状态评估、中医健康状态调理、中医健康状态跟踪服务。

（一）中医健康状态信息采集

中医健康状态信息采集是在中医学理论指导下，通过望、闻、问、切采集受检者临床信息，从而为健康状态评估、健康状态调理提供依据的方法和过程。可以在社会

笔记

范围内建立中医特色健康状态信息库，形成“治未病”信息服务网络。

（二）中医健康状态评估

中医健康状态评估是在健康状态信息采集的基础上，对健康状态进行分类判定的过程，是中医健康管理的重要组成部分。以社区卫生服务中心为主体开展体质辨识服务项目，针对不同人群的体质状况做出健康评估，并提供个性化的健康指导方案，同时加强信息化建设，建立社区居民的“健康状态信息库”。

（三）中医健康状态调理

中医健康状态调理是在健康状态评估的基础上，充分发挥中医药的优势，运用多种中医药干预手段对健康状态进行调理，从而提高人口健康素质的过程。可以按照健康状态将人群分为一般人群、重点人群、亚健康人群及慢性疾患者群，运用起居调理、情志调理、饮食药膳调理、运动调理、传统特色技术调理等进行相应干预，具有普适性。应用“治未病”理念，开展中医药预防疾病工作，使不同人群都能够享受到中医特色的预防保健服务。

（四）中医健康状态跟踪服务

中医健康状态跟踪服务，是在中医学理论指导下，建立健康状态档案，并通过对健康状态的动态监测、健康教育和指导，从而提升公民健康素养，减少亚健康人群，促进疾病康复的动态服务过程。加强健康教育力度，普及中医药预防保健知识与技术方法。

学习小结

1. 学习内容

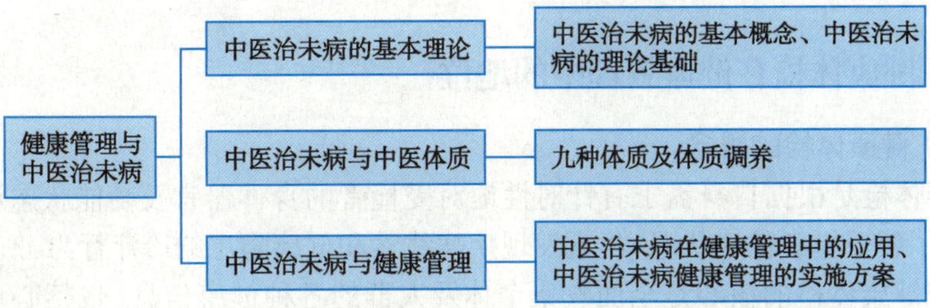

2. 学习方法　本章应从中医治未病的基本理论入手，熟悉中医九种体质及其调养，在涉及健康管理的中医治未病特色干预手段范畴内了解其优势；理解中医治未病在健康管理中的应用、中医治未病健康管理的实施方案。

复习思考题

1. 未病分为哪四态？中医治未病分为哪四个层次？
2. 中医体质分为哪几种？各有何调养特点？
3. 通过对本章节的学习，您认为与健康管理密切相关的中医治未病干预手段主要包括哪些？并简要阐述中医治未病对健康管理的意义。您认为，健康管理的干预方法尚需从哪些方面予以完善？

（孙贵香）

第六章

健康体检在健康管理中的应用

学习目的

通过学习健康体检的概念及意义，明确健康体检在健康管理中的重要性。初步掌握健康体检项目的制订、体检报告的解读。

学习要点

健康体检的概念；健康体检前注意事项；健康体检项目的制订；健康体检报告的编制与解读。

第一节 健康体检与健康管理

一、健康体检在健康管理中的地位

（一）健康体检的概念

健康体检是根据自身需求有针对性地对受检者的身体器官及功能状态进行全面检查，是了解受检者健康状况、早期发现疾病线索和健康隐患的诊疗行为。

实施健康体检的核心是全面收集个体及人群的各种健康信息，包括心理健康测试、健康体检、生活方式测试、亚健康测试、个人既往史、家族健康情况等，对其中影响健康的危险因素进行科学分析、评估、预测，然后针对这些危险因素，给出相应的改善方案，促使人们建立新的行为和生活方式，从而达到促进个体和人群健康水平的目的。

1908 年美国政府开始对士兵进行旨在衡量健康素质的体检，1947 年美国医药协会提出了最早的“健康体检”概念，并建议每个 35 岁以上的健康人每年做一次全面的身体检查。1961 年日本成立了 Hoken Dohjin 医学中心，并将“健康体检”从一般医疗机构中分离出来，由专门的医务人员为健康体检者提供专业服务。健康体检作为一种医学服务模式应用于社会，在国外已有百余年的发展历史。许多国家，已经将“健康体检”检查的内容、方式、方法、间隔时间以及执业人员资质和行业机构的建设标准等事宜以法律的形式固定下来。

我国健康体检的应用从辛亥革命时期出现职业岗位体检开始萌芽，中华人民共和国成立后，建立了特殊职业人群的健康体检制度并不断完善。改革开放近 30 年，

笔记

开始作为正式行业在全社会展开。我国的健康体检最初多指干部保健或政府部门规定的指令性体检。指令性体检目的是检查体检者身体状况是否达标，或能否胜任某些工作，如招生体检、征兵体检、驾驶员体检、献血人员体检、职业病健康体检等。

近年来，随着社会与经济的发展，医学模式的转变及国家服务保障体制的健全，以“健康查体、健康评估、健康干预和健康促进”为核心的四位一体健康查体中心如雨后春笋般出现，据不完全统计，目前我国公立、民营、合资性质的各类体检机构超过5000家，健康体检作为预防与保健医学中医疗卫生服务的重要内容，已经越来越得到整个社会的重视与普及。

（二）健康体检在健康管理中的地位

健康管理是对健康人群、亚健康、疾病患者的健康危险因素，进行全面监测、分析、评估、提供健康咨询和干预及其他后续服务的过程。

健康管理作为一种前瞻性的卫生服务模式，主要包括了解个体健康状况、进行健康及疾病风险评估和健康干预3个基本步骤。其基本服务流程包括健康管理体检、健康评估、个人健康咨询、个人健康管理后续服务、专项的健康及疾病管理服务。

由此可见，健康体检作为健康管理的首要环节，是健康管理全面展开的重要前提，是科学制订健康管理计划，实施有效的个人健康维护的基础。

二、健康体检在健康管理中的重要性

21世纪的医学以“促进健康”为目标，以“生理-心理-社会”为基本模式，健康体检是人体疾病预防的初始阶段和健康促进的主动行为，是预防医学中一级预防的主要内容。通过定期的健康体检、检查和发现影响健康的有关因素，是自我保健、促进身心健康的重要手段。

我国的健康管理以健康体检为主要手段，健康体检对医疗卫生事业的发展起着重要的推动作用。

1. 是了解和掌握身体状态有效途径　对社会人群进行定期健康体检使受检人员在没有主观症状的情况下，发现身体潜在的疾病，早期发现、早期诊断、早期治疗，从而达到预防保健和养生的目的。

2. 为卫生政策的制定和疾病预防提供重要依据　利用健康体检的大量体检资料数据，通过卫生统计学方法，对健康状况及疾病的发病情况和流行趋势进行统计分析，可以了解不同年龄段、不同性别、不同生活方式导致疾病谱的差异，为健康体检项目合理化制订、规范化研究提供理论基础，为制定卫生政策法规等提供科学依据。

3. 是控制传染源、切断传播途径的重要措施　对群众或从事出入境、医疗、食品或公共场所等特殊工作的人员进行体检，可以及时发现传染病，控制传染源、切断传播途径，使社会人群免受传染。

4. 为特殊职业岗位健康鉴定提供依据　对因工伤、从事或接触有职业危害因素的人员进行上岗前的职业性和定期性的健康体检。可以早期发现职业病和就业禁忌证，尽快采取有效预防措施，降低或消灭职业病的发生。

5. 预防后代遗传性疾病发生　婚前健康检查能够发现配偶双方中的遗传病、传染病及其他暂缓或放弃婚姻的疾病，是减少和预防后代遗传性疾病发生以及提高人口素质的重要手段。

笔记

第二节　健康体检项目的制订

一、健康体检的意义

早在两千多年前,《黄帝内经》中提出"圣人不治已病治未病",已经体现出预防为主的健康管理观念,与西医学的健康风险评估和控制的思想不谋而合。

随着社会经济和文化的进步及人们思想观念的转变,"有病早治、无病预防"的健康理念逐渐深入人心,健康体检越来越受到人们的关注和重视。健康体检通过对个人或群体的健康监测发现存在的健康问题和影响健康的危险因素,利用预防医学知识结合临床医学,运用疾病的三级预防模式,进行全方位的健康管理,从而达到提高生命质量的目的。健康体检意义在于:

1. 健康体检从各项化验数据的量变中,看出身体质变的信息,有利于疾病的早期发现并及时采取对策。在疾病的早期进行预防和治疗,达到治未病的目标,大大降低了发病率、致残率、死亡率。

2. 通过健康体检,寻找影响健康的不利因素,纠正不良生活方式的影响,更好地提高生活质量和工作效率。

3. 通过定期体检,保持或改变人群的健康状态,有效地降低医疗费用的开支,维持低水平的健康消费,对促进经济发展和社会进步具有十分重要的现实意义。

二、体检的常用技术介绍

根据体检方法和应用技术的不同,体检内容分为常规体格检查、实验室检查、病理学检查、医学影像学检查、超声影像学检查、辅助诊断仪器检查等。中医体检信息采集一直使用传统的四诊方法,近些年中医四诊仪、体质辨识仪等一系列客观化、智能化采集设备的出现,推动了中医现代化的发展。

(一)常规体格检查

医师通过视、触、叩、听、嗅的物理检查方法,以及简便的检查工具(如体温表、血压计、听诊器、叩诊锤等)客观了解人体健康状况,并针对其健康状况进行评估,提供个性化的指导建议。

一般检查包括身高、体重、脉搏、心率、血压、呼吸以及胸围、腹围、臀围、发育、营养,及既往身体状况、生活方式(职业特点、饮食、吸烟、饮酒、婚育等)、疾病家族史等。内科检查主要包括心肺听诊、腹部触诊、神经反射等,外科检查主要包括皮肤、淋巴结、脊柱、四肢、肛门等。妇科、眼科、耳鼻喉科、口腔科等专科检查也属于常规体格检查范围。

(二)实验室检查

实验室检查是通过试剂和仪器对送检的血液、尿液、粪便、分泌物、痰液等进行检测,根据检验值定性或定量地判断身体的某些功能是否正常或为诊断某种疾病提供依据。实验室检查主要包括:

1. 常规检查　血常规、尿常规、粪便常规检查。

2. 生化学检查　代谢指标酶学、肾功检查等。

3. 免疫学检查　常见肝炎病毒免疫学检查、风湿免疫疾病、肿瘤标志物检查等。

笔记

4. 内分泌激素测定 甲状腺、性腺激素、胰岛素测定等。

（三）病理学检查

病理学检查是用以检查机体器官、组织或细胞中的病理改变的病理形态学方法，因通过直接观察病变的宏观和微观特征作出诊断，常比分析症状、体征、影像检查和化验分析更为准确，被视为临床诊断的“金标准”。

病理学检查主要包括：

1. 脱落细胞学检查 常用的有阴道分泌物涂片检查子宫颈癌，痰涂片检查肺癌，胸、腹水离心后作涂片检查胸腔或腹腔的原发或转移癌和尿液离心后涂片检查泌尿道肿瘤等。

2. 活体组织检查 即从患者身体的病变部位取出小块组织或手术切除标本制成病理切片，观察细胞和组织的形态结构变化，以确定病变性质，作出病理诊断，称为活体组织检查，简称活检。

3. 免疫组织化学检查 免疫组化是最近10多年来迅速发展起来的一门新兴技术，已被广泛运用于肿瘤研究和诊断。主要判断肿瘤的来源和分化程度，协助肿瘤的病理诊断和鉴别诊断。

4. 电子显微镜检查 电子显微镜检查迄今尚未发现可据以诊断肿瘤和恶性肿瘤的特异性的超微结构改变。

5. 流式细胞术 流式细胞术是近年来发展起来的一种快速定量分析细胞的新技术，目前已广泛用于肿瘤研究，特别是应用于瘤细胞DNA含量的检测。

（四）医学影像检查

医学影像检查包括普通X线检查、数字X线成像（DR）检查、CT检查、磁共振成像、核医学检查等。

1. X线检查 X线诊断是应用X线的穿透性、荧光性和感光性作用，利用人体器官的密度差异在荧光屏或X线胶片上显影情况，根据解剖学、病理学、生理学、生物化学等基础医学并结合临床进行诊断，其对于早期发现疾病和明确疾病诊断，及为某些疾病提供治疗手段具有重要意义。

2. CT检查 CT是一种功能齐全的病情探测仪器，简称电子计算机X线断层扫描技术。CT扫描将传统的成像技术提高到了新的水平，与仅仅显示骨骼和器官的轮廓不同，CT扫描可以构建完整的人体内部三维计算机模型。CT检查一般包括平扫CT、增强CT和脑池造影CT。

3. 磁共振成像 磁共振成像（简称MRI），是继CT后医学影像学的又一巨大进步。MRI是利用人体内所含质子在磁场内发生的磁共振现象，收集MR信号，再通过空间编码技术构成图像，供医师诊断。MRI对软组织的反差大，具有高分辨力，能对人体内的水肿、感染、炎症、变性等进行早期或超早期诊断，这是X线、CT、B超等影像技术不可比拟的。对人体没有任何放射性损害，可多部位或多次复查。

4. 核医学检查 核医学是采用核技术来诊断、治疗和研究疾病的一门新兴学科。核医学显像是显示放射性核素标记的放射性药物在体内的分布图。放射性药物根据自己的代谢和生物学特性，特异性地分布于体内特定的器官或病变组织，并参与新陈代谢，故核医学显像主要显示器官及病变组织代谢及功能。核医学检查具有灵敏、简便、安全、无损伤等优点。

笔记

（五）超声影像学检查

超声影像学是现代科技（电子技术、计算机科学等）与声学原理相结合应用于临床医学的产物。超声波产生的基本条件，一是产生超声波的振动源，二是传播超声波的介质。超声检查可以提供脏器切面的形态结构、某些生理功能和血流动力学信息，有助于了解器官组织的血流灌注情况。超声影像学检查发展日新月异，应用领域广泛，无放射性，无创伤，方便快捷，是体格检查的重要组成部分。

超声影像学检查主要分为B型超声波检查及彩色多普勒超声波检查。

1. B型超声波检查　可以清晰地显示各脏器及周围器官的各种断面像，由于图像富于实体感，接近于解剖的真实结构，所以可以早期明确诊断。价格便宜，无不良反应，可反复检查。

2. 彩色多普勒超声波检查　通常具有B超、M型、脉冲多普勒、连续多普勒、彩色多普勒血流成像法五种超声诊断方法。因此，其图像分辨力优于黑白B超，适用于全身各部位脏器超声检查尤其适用于心脏、肢体血管和浅表器官以及腹部、妇产等检查诊断。

（六）辅助诊断仪器检查

1. 心电图检查　心电图主要反映心脏激动的电学活动，通过心电描记器从体表引出多种形式的电位变化图形，记录心脏在每个心动周期中，由起搏点、心房、心室相继兴奋的过程。心电图是心脏兴奋的发生、传播及恢复过程的客观指标，是冠心病诊断中最早、最常用和最基本的诊断方法，对各种心律失常和传导阻滞的诊断分析具有肯定价值。常用的心电图检查有常规心电图、动态心电图、心电图运动负荷试验。

2. 脑电图检查　脑电图是通过精密的电子仪器，从头皮上将脑部的自发性生物电位加以放大记录而获得的图形，是通过电极记录下来的脑细胞群的自发性、节律性电活动。常用的脑电图检查有常规脑电图、脑电地形图。

3. 胃镜检查　胃镜又称上消化道内窥镜检查，是从口内插入胃内一根柔软细管，胃镜上装有摄像机，通过拍照或摄像准确观察食管、胃、十二指肠球部甚至降部的黏膜状态，并可以进行活体的病理学和细胞学检查。胃镜有助于诊断溃疡、息肉、肿瘤以及发炎区域或胃内出血的位置。

4. 肠镜检查　肠镜检查是经肛门将肠镜循腔插至回盲部，从黏膜侧观察结肠病变的检查方法。肠镜是将电子摄像头安装于探头前端，从而观察大肠黏膜状态，并将图像传输于电子计算机处理中心。肠镜检查是目前诊断大肠黏膜病变的最佳选择。

（七）中医体检技术

中医学运用"四诊"检查，可判定人体脏腑的气血、阴阳的生理与病理状态。传统中医诊法主要是通过医师的目测观察、语言描述、经验辨析来判断病证，但其诊断结果缺乏客观评价标准，使得状态辨析的精确性和重复性难以满足临床需要。

近年来，通过融合现代多学科技术，中医信息采集客观化、标准化研究取得了一定的成绩，形成了一系列推向市场的中医四诊仪及中医体质辨识仪等新型仪器，丰富了中医临床诊断手段，推动了中医现代化进程。

1. 中医四诊仪　中医四诊仪（图6-1）通过借鉴众多中医专家的临床经验并结合大量现代科技成果，将中医舌诊、面诊、脉诊、问诊整合在一起，可提供中医诊断信息客观采集与分析、定性与定量相结合的健康状态辨识、健康状态干预调整建议、疗效评估、慢病管理等覆盖中医医疗与预防保健体系各层面的技术服务。

中医四诊仪由舌面模块、面诊模块、脉象模块、问诊（体质辨识）模块、数据管理模块、传感器、内置数据处理工作站等组成。中医四诊仪的出现使中医独特诊查指标更加客观化、科学化、实用化，促进了中医自身疗效评估体系的发展。

2. 中医体质辨识仪（图 6-1）　依据中华中医药学会颁布的《中医体质分类与判定》标准，以调查问卷的形式对 9 种体质进行辨识，得出测量者的体质类型、体质特征、环境适应力等信息。

一般体质辨识仪有问诊和养生调理两套系统。问诊系统运用现代计算机技术和标准化技术，按照中医“十问”顺序，完整、全面地采集问诊的相关信息。养生调理系统通过体质辨识，给出个性化的养生调理方案，包括饮食调理、药物调理、运动调理及食疗食谱等。功能方面可实现体质判定、健康档案管理、体质保健指导、体质个性化健康管理指导、统计、分析、保存等。

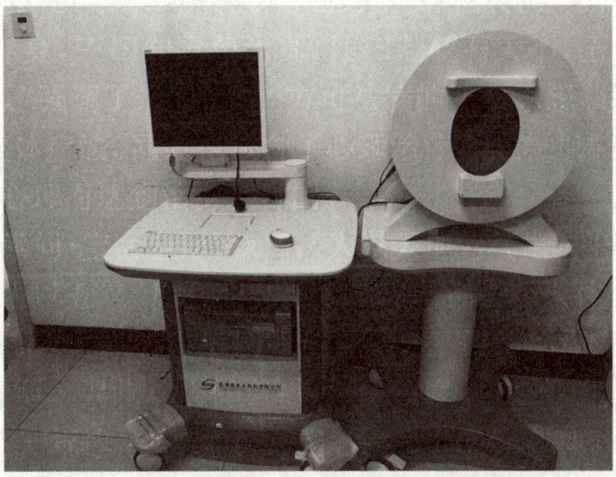

图 6-1　中医四诊仪和中医体质辨识仪一体机

三、体检前的注意事项

为得到真实可信的体检数据，保证体检质量，体检前应做好相应的准备工作。

1. 检查前 2 周应尽量保持平时的饮食习惯，饮食清淡，不要进食过于油腻或高脂肪、高蛋白的食物，不宜大量饮酒，谨防感冒，避免长期过度劳累，以免影响化验结果。

2. 抽血检查应做早晨空腹的准备。体检前极少量饮水，不影响化验及超声检查结果。

3. 女性尿液检查应在月经结束 3 天后进行，采集尿液时应取中段尿，以避免前段尿液受尿道前段及女性会阴部异物的影响。

4. 超声男性膀胱、前列腺，女性子宫、附件应注意憋尿，这是保证仪器显像清晰及检查质量的前提。

5. 采血前最好停用药物，高血压、糖尿病等不宜停药的疾病，最好选择体检当日检查完毕后再服用药物，以保证检验结果的真实准确。

6. 体检前应注意休息，避免剧烈运动和情绪激动，保证充足的睡眠。

7. 体检当日不应佩戴金属饰品及有金属框架的文胸，以防影响辅助科室的仪器检查，不佩戴隐形眼镜以方便眼科专科检查。

笔记

第三节　健康体检报告的编制与解读

一、健康体检报告的编制

综合2014年《健康体检基本项目专家共识》及其他体检共识，健康体检报告主要包括体检报告首页、健康体检问卷、基本检查项目、可选检查项目、体检结论及指导五部分。

（一）健康体检报告首页

根据国家卫生信息标准化要求，参照电子病历首页和居民健康档案首页的设置格式，依据现行健康体检基本项目目录和健康体检自测问卷的主要内容而形成体检信息摘要。健康体检报告首页内容除基本信息外，应包括健康自测问卷结果以及发现的主要健康危险因素、健康体检基本项目结果摘要、已明确诊断的主要疾病、风险评估与风险分层等。

（二）健康体检问卷

健康体检问卷的内容除基本信息采集外，主要包括健康史、躯体症状、生活方式和环境、心理健康与精神压力、睡眠健康、健康素养。

（三）基本检查项目

主要包括三大类：

1. 体格检查　包括一般检查和物理检查两个部分。一般检查包括身高、体重、腰围、臀围、血压、脉搏等。物理检查包括内科、外科、眼科检查、耳鼻咽喉科、口腔科等。

2. 实验室检查　包括常规检查、生化检查、细胞学检查三个部分。常规检查包括血常规、尿常规、粪便常规+潜血；生化检查包括肝功能、肾功能、血脂、血糖、尿酸等。

3. 辅助检查　包括X线检查、超声检查、心电图检查等。

（四）可选检查项目

可选检查项目主要是一些慢性病早期风险筛查项目，包括：心脑血管疾病、高血压病、脑卒中、外周血管病、糖尿病、慢性阻塞性肺疾病（COPD）、慢性肾脏疾病、部分恶性肿瘤（食管癌、胃癌、直结肠癌、肺癌、乳腺癌、宫颈癌、前列腺癌）等。

（五）体检结论及健康指导

体检结论是对该次体检筛选检查项目中的异常结果，做出疾病诊断或疑诊诊断，初步评价疾病诊疗控制效果。诊断明确又不需要立即治疗的疾病，对其检后管理提出建议和意见，对与疾病相关的生活方式问题提出建议意见，列出阳性体征、阳性检查结果及建议，提出生活方式改进建议。

二、健康体检报告的解读

阅读健康体检报告，应当根据报告首页的各类结果结论类内容以及报告最后的体检结论和指导意见，逐项对照查看。

1. 一般情况检查　检查身高、体重、血压、脉搏等项目，评估个人体重和健康状况。

（1）体重指数（BMI）：BMI=体重（kg）/身高（m^2），BMI≥28为肥胖，24≤BMI<28为超重，18.5≤BMI<24为健康体重，BMI<18.5为轻体重。

笔记

（2）血压：收缩压指心脏收缩时内壁的压力，舒张压指心脏舒张时动脉血管弹性回缩产生的压力。正常血压为收缩压<120mmHg 和舒张压<80mmHg，3 次非同日测得收缩压≥140mmHg 和（或）舒张压≥90mmHg，可诊断高血压。

2. 内科检查　通过检查心（心率、心律、心音、心界）、肺、肝、胆、胰、脾、肾等，排除内科疾病或发现内科疾病征兆。

（1）心律：即心跳节奏，正常人由窦房结发出信号刺激心脏跳动，这种来自窦房结信号引起的心脏跳动称为“窦性心律”。

（2）心率：指心脏每分钟跳动次数，健康成人心率 60～100 次 / 分，3 岁以下儿童常在 100 次 / 分以上。心率<60 次 / 分，称为心动过缓，成人超过 100 次 / 分或婴幼儿超过 150 次 / 分，称为窦性心动过速。

3. 外科检查　通过检查皮肤、浅表淋巴结、甲状腺、脊柱、四肢、关节、乳腺等排除外科疾病或发现外科疾病征兆。

4. 耳鼻咽喉科检查　通过检查听力、外耳、外耳道、鼓膜、鼻窦、鼻腔、鼻中隔、咽、喉、扁桃体，筛查中耳炎、鼻窦炎、鼻中隔弯曲等疾病。

5. 口腔科　唇、齿、龈、舌、鄂、腮腺等，排除口腔科疾病或发现口腔科疾病征兆。

6. 眼科检查　检查视力、辨色力、眼睑、结膜、巩膜、角膜、瞳孔、晶状体、玻璃体、眼底，了解眼底、血管是否有病变。

7. 实验室检查

（1）三大常规主要指标解读

1）血常规

白细胞计数：增多见于炎性感染、出血、中毒、白血病等。减少见于流感、麻疹等病毒性传染病及严重败血症等。

红细胞与血红蛋白：增多见于脱水所致的血液浓缩或慢性组织缺氧，减少见于各种贫血。

血小板计数：原发性血小板增多见于骨髓增生性疾病，如慢性粒细胞白血病，真性红细胞增多症，原发性血小板增多症等。反应性血小板增多见于急慢性炎症，缺铁性贫血及癌症患者。血小板减少见于血小板生成障碍，如再生障碍性贫血、急性白血病等；血小板破坏增多，如原发性血小板减少性紫癜、脾功能亢进等。

2）尿常规：尿比重增高见于高热、糖尿病。尿比重降低见于慢性肾炎及肾功能严重损害等。尿蛋白见于肾炎、心衰、发热性疾病和泌尿道感染等。尿糖阳性怀疑糖尿病时，应结合血糖检测及相关检查结果明确诊断。

3）便常规：观察颜色、性状，显微镜下检查有无红细胞、白细胞、吞噬细胞、虫卵等。

（2）生化检查主要指标解读

1）肝功能检查

谷丙转氨酶：升高提示肝功能受损。

谷草转氨酶：升高提示肝功能受损，谷草 / 谷丙>1，提示肝细胞损伤严重。

碱性磷酸酶：主要用于阻塞性黄疸、原发性肝癌、胆汁淤积性肝炎等的检查与鉴别。

谷氨酰转移酶：增高见于胆道阻塞性疾病、急慢性病毒性肝炎、肝硬化等。

白蛋白、球蛋白、白 / 球比：白蛋白多，提示人体健康。球蛋白与人体免疫力有关。慢性肝炎、肝硬化常使白 / 球比倒置。

笔记

总胆红素、直接胆红素、间接胆红素：总胆红素增高见于黄疸。直接胆红素增高见于原发性胆汁型肝硬化、胆道梗阻等。间接胆红素增高见于溶血性病、新生儿黄疸等。肝炎与肝硬化患者直接胆红素、间接胆红素均升高。

2）肾功能检查

尿素氮：增高时见于各种肾脏疾病引起的肾功能不全、心衰、休克、消化道出血、严重肝病等。

肌酐：对尿毒症的预后判断很有价值，肌酐越高，说明肾功能损害越严重，预后不良。

尿酸：增高见于早期肾功能不全、痛风、结缔组织病等。

3）血糖检查：空腹血糖偏低见于胰岛β细胞瘤、β细胞增生或增长过快的肿瘤。空腹血糖介于正常糖代谢和糖尿病之间应进一步进行葡萄糖耐量试验以判断是否为糖尿病。检查2次结果均为空腹血糖≥7.0mmol/L或餐后血糖≥11.1mmol/L，可确诊糖尿病。

4）血脂检查

总胆固醇：增高见于家族性低密度脂蛋白受体缺乏、混合性高脂蛋白血症、肾病综合征、甲状腺功能减退、妊娠、糖尿病等。降低见于甲状腺功能亢进、营养不良、慢性消耗性疾病等。

甘油三酯：增高见于各种高脂蛋白血症、糖尿病、痛风、梗阻性黄疸等，降低见于低脂蛋白血症、营养不良、甲状腺功能亢进、过度饥饿等。

高密度脂蛋白胆固醇：降低见于脑血管粥样硬化、冠心病。急慢性肝病、心肌梗死、外科手术、糖尿病、慢性贫血等。

低密度脂蛋白胆固醇将脂类由肝脏向外周转运，增高会引起血浆总胆固醇和甘油三酯增高，形成高脂血症。

8. X线检查　发现心肺、骨骼病变。

9. B超　发现各脏器微小病变。

10. 心电图　诊断冠心病、心律失常、心肌炎等。

第四节　检后服务

一、健康咨询

（一）健康咨询的含义

健康体检及健康评估后，对体检者提出的有关健康或疾病的问题进行解答和医学指导。健康咨询包括：解释个人健康信息、评估健康检查结果、提供健康指导意见、制订个人健康管理计划及随访方案等。

（二）健康咨询的流程与方法

体检者完成体检报告后，由体检医师逐项列出本次检查中发现的问题，并在体检报告中给予书面详细指导，体检者可采用多种形式进行健康咨询。

1. 门诊咨询　体检者可以面对面与专业的医师进行交流，了解自身健康状况，得到准确的健康状况评估和科学的健康管理方案。

2. 电话咨询　拨打咨询热线快捷方便，也是体检者获得咨询帮助的有效途径。

3. 网络咨询　随着信息化的迅猛发展，网络咨询成为人们健康咨询的重要平台。很多医疗机构设有网络健康咨询服务，节省了体检者劳顿奔波和排队等候的时间和精力。

（三）提供针对性的健康咨询

体检机构作为专业医疗服务单位，应对不同人群提供有针对性的全面、细致、专业的健康咨询。

1. 高度怀疑罹患肿瘤患者　由体检机构联系患者单位或家属，婉转告知情况，建议进一步检查以明确诊断，及时进行治疗。指导过程中，出于对患者隐私的保护和对患者心理承受能力的保护，重点做好对患者资料的保密工作，帮助客户接受身体情况。

2. 慢性非传染性疾病患者　主要有高血压、高血脂、冠心病、糖尿病、脂肪肝、胆囊结石、肾结石、痛风等。慢性非传染性疾病的产生多与不良生活方式有关，所以，健康咨询应着重两个方面：一是给予相应专科诊疗意见，控制疾病进一步发展。二是通过讲解疾病的起因、发生发展及防治措施，帮助改变高营养、缺乏运动、吸烟等不良的致病行为模式，建立良好的饮食习惯和生活方式。

3. 亚健康体检者　亚健康人群是针对处于疾病与健康之间的一种生理功能低下的状态人群。亚健康体检注重对人体长时间健康状况的评估，判断个体目前是否存在健康隐患，评估个体现在的生活方式以及生活习惯是否会对长期的健康产生不良影响，进而及时改变不良生活方式，阻断疾病的发展步伐。对亚健康群体实施一系列的健康管理对策，实施以预防为主的干预手段，促使亚健康状态向健康状态转化。

二、健康宣教

（一）健康宣教的含义

健康宣教是通过有计划、有组织、系统的社会教育活动，帮助人们自觉地采纳有益于健康的行为和生活方式，消除或减轻影响健康的危险因素，预防疾病，促进健康，提高生活质量。

（二）健康宣教的必要性

通过健康宣教，增强人们的健康理念和自我保健能力，预防非正常死亡、疾病和残疾的发生，有助于文明、健康、科学的生活方式的养成。

1. 社会进步的需要　随着人们保健意识的增强，人们对健康教育和医疗服务的需求提出更高的要求，越来越多的人需要系统性、有针对性的医疗健康教育。

2. 医疗服务的需要　做好健康宣教工作，运用全方位的医疗服务理念，为人们提供主动优化服务，能够提高人们对医院的满意度和信誉度。

3. 患者心理的需求　患者良好的心态是顺利治疗的关键保障，健康宣教也是心理护理的一种有效方式，有效的健康宣教可以解除患者的疑惑，缓解患者的焦虑，对疾病的预防和治疗起到积极作用。

（三）健康宣教的形式

1. 门诊健康宣教　由门诊医师实行面对面的咨询宣教，有利于患者充分了解病情知识，随时解答体检者提出的问题，不断提高其自我保健意识和能力。

2. 设置健康教育专栏　在科室的醒目位置设置宣传栏，采用通俗易懂的语言，对保健知识、流行病的防治等采用宣传手册和手抄报等方式宣传。

3. 发放宣传资料　发放如高血压、糖尿病等常见病、多发病的宣传手册，普及常

笔记

见病的病因、主要症状、治疗及如何预防控制等健康知识。

4. 播放宣传片　通过医院大屏幕和电视录像播放健康教育宣传片，播放健康保健知识。

5. 媒体报道宣传　媒体影响范围广、影响力大，可以通过媒体播放健康教育知识或者播报健康宣教典型病例，扩大健康宣教的影响力。

6. 利用医院网站　体检机构网站上设置健康教育专栏，介绍常见病、多发病的预防保健知识，如何选择合适的体检项目、套餐等，并及时更新健康保健知识。

三、疾病自我管理方案

疾病管理是健康管理的又一个主要策略，历史发展悠久。美国疾病管理协会（Disease Management Association of America，DMAA）对疾病管理的定义是："疾病管理是一个协调医疗保健干预和与患者沟通的系统，它强调患者自我保健的重要性。疾病管理支撑医患关系和保健计划，强调运用循证医学和增强个人能力的策略来预防疾病的恶化，它以持续性地改善个体或全体健康为基准来评估临床、人文和经济方面的效果"。疾病管理作为一个协调医疗保健干预和与患者沟通的系统，它强调患者自我保健的重要性。

疾病自我管理指的是采用自我管理的方式来提高疾病的控制效果，自我管理通过以临床和非临床相结合的干预方式，通过长期、连续的积极影响，实现良好的管理效果。

疾病管理的具体方法请见第三章第三节。

常见慢性病疾病自我管理方案请见第十一章第三节。

学习小结

1. 学习内容

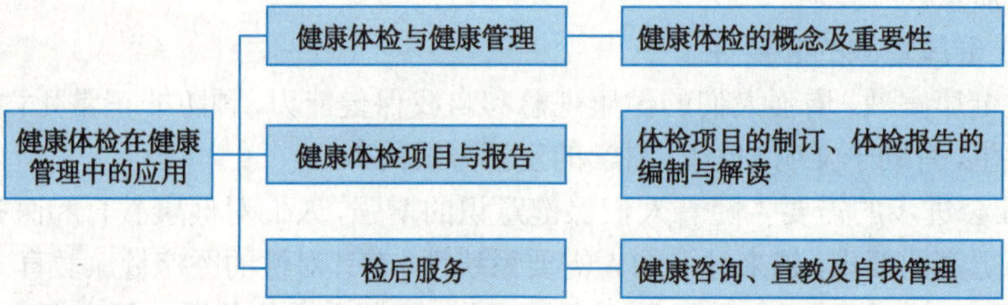

2. 学习方法　健康体检作为健康管理的首要环节，是健康管理全面展开的重要前提，是科学制订健康管理计划，实施有效的个人健康维护的基础。明确健康体检的必要性和重要性，结合常用体检技术，全面收集个体或人群的健康信息，并通过解读体检报告，评估健康状况，提供个性化的指导建议。学习时着重从宏观中把握微观，注重知识点的联系。

复习思考题

如何根据不同年龄、性别、职业或特定人群、家族遗传病人群等制订有针对性的健康体检项目？

（商庆新　李　檬）

第七章

健康管理的信息化

学习目的

通过学习健康信息的采集与分析，居民健康档案的建立，为掌握健康管理的方法奠定基础。

学习要点

掌握健康信息的采集、分析及利用；熟悉居民健康档案建立的意义、原则；熟悉居民健康档案的建立与管理。

第一节 健康管理的信息化概述

信息化是指培养、发展以计算机为主的智能化工具为代表的新生产力，并使之造福于社会的历史进程。智能化工具又称信息化的生产工具，它一般必须具备信息获取、信息传递、信息处理、信息再生、信息利用的功能。运用现代化信息技术进行健康信息管理，实现健康信息的采集、存储、检索、整理、利用、分析等智能化管理，对个体而言，可以及时地更新个人健康服务信息；对群体而言，可以及时进行信息的汇总分析，了解群体的健康状况，提高健康信息的管理质量和效率。

一、健康信息和数据

（一）健康信息

信息是客观事物状态和运动特征的一种普遍形式，是事物及其属性标识的集合。信息一般有 4 种形态：数据、文本、声音、图像。这 4 种形态可以相互转化，例如，照片被传送到计算机，就把图像转化成了数字。信息是可以交流的，信息还可以被储存和利用。

健康信息是指与人的健康相关的各类信息，包括人口学特征、健康体检、生活行为方式和医疗卫生服务等信息，是与健康管理相关的各种数据、指令和知识的总称。

（二）数据

1. 数据的含义　数据（data）是载荷或记录信息的按一定规则排列组合的物理符号。数据是对客观事物的真实反映，它没有掺杂任何主观性的因素，可以是数字、文字、图像，也可以是计算机代码。

笔记

2. 数据处理　围绕着数据所做的工作均称为数据处理，它是指对数据的收集、组织、整理、加工、存储和传播等一系列过程的总称。数据处理可分为三类：

（1）数据管理：收集信息、将信息用数据表示并按类别组织保存，在需要的时候能够提取数据。

（2）数据加工：对数据进行变换、抽取和运算，通过数据加工会得到更有用的数据，以指导或控制人的行为或事物的发展趋势。

（3）数据传播：在空间或时间上以各种形式传播信息，而不改变数据的结构、性质和内容，使更多的人得到信息。

3. 数据库　国际标准化组织（International Organization for Standardization，ISO）制定的关于文献与信息工作术语的标准 DIS5127 将数据库（database，DB）定义为："至少由一种文档构成，并能满足某一特定数据处理系统需要的一种数据集合。"通俗地说，数据库就是按一定方式存储在计算机存储设备上，并能由计算机识别和处理的相互关联的数据的集合，它是计算机技术与信息检索技术相结合的产物，在计算机信息检索系统中处于核心地位。

二、常用医药信息系统

（一）医院信息系统

医院信息系统（hospital information system，HIS）是由计算机及相关设备、设施构成的，按照一定的应用目的和规划对医院各类信息进行收集、加工、存储、传输、检索和输出等处理的人机环境。医院信息系统与医院的放射信息系统（radiology information system，RIS）和医学影像归档和通信系统（picture archiving and communication system，PACS）结合，并进一步引入智能化管理方法，将构成面向 21 世纪的现代化医院信息系统。

（二）临床信息系统

临床信息系统（clinical information system，CIS）是整个医院信息系统中非常重要的一个部分，是以患者信息的采集、存储、展现、处理为中心，为临床医护人员和医技科室的医疗工作者提供临床咨询、辅助诊断、辅助临床决策的信息系统。临床信息系统主要包括：医师工作站系统、护理信息系统、检验信息系统（laboratory information system，LIS）、放射信息系统（RIS）、手术麻醉信息系统、重症监护系统、医学影像管理系统（PACS）等。

（三）医学影像归档和通信系统

医学影像归档和通信系统（PACS）是医院用于管理医疗设备如 CT、MRI、DR、DSA、CR、RET 等产生的医学影像的信息系统。PACS 主要解决医学影像的采集和数字化、图像的存储和管理、医学影像的高速传输、影像的数字化处理和重现、图像信息与其他信息的集成五个主要问题。

（四）放射信息系统

放射信息系统（RIS）是优化医院放射科工作流程管理的软件系统，一个典型的 RIS 流程包括登记预约、就诊、产生影像、出片、报告、审核、发布等环节。RIS 系统内含 PACS 系统。

（五）医院临床检验信息系统

医院临床检验信息系统（LIS）是一个能实现临床检验信息化、检验信息管理自动

笔记

化的网络系统。其主要功能是将检验的实验仪器传出的检验数据经分析后，自动生成打印报告、通过网络存储在数据库中，使医师能够通过医师工作站方便、及时地看到患者的检验结果。

第二节　健康信息的内容、采集方法与分析

一、健康信息的内容

健康信息一般可以分为两类。一是健康管理服务的环境和资源信息。二是实施健康管理服务中采集利用的信息。其中个人健康信息主要包括：遗传因素（如种族、年龄、性别、身高、体重等）；生活行为方式（如饮食、睡眠、运动、吸烟、饮酒等）；社会环境因素（如职业、经济状况、家庭、居住地等）；心理因素（如性格、情绪、压力承受力等），以及目前健康状况、现病史、既往病史、过敏史、家族疾病史、预防接种史、生长发育史、婚育孕产史、健康体检资料和可疑疾病信息。

二、健康信息采集的原则

健康信息采集是指对健康信息通过一定的渠道，按照一定的程序，采用科学的方法，对真实、实用、有价值的健康信息进行有组织、有计划、有目的的采集的全过程。在健康信息采集过程中，应力求信息的：

1. 真实性　健康信息的真实、可靠、准确是信息采集的基本要求，因此要求收集者应对收集到的信息反复核实、检验，保证信息的真实性、可靠性和准确性。

2. 时效性　人体的健康信息在不停地变化中。健康信息的使用价值取决于该信息是否能迅速地反映人体的最新动态，因此在收集健康信息时要注意信息的时效性，将信息及时、准确地提供给它的使用者，发挥它最大的作用。

3. 计划性　根据实际要求，在收集健康信息时，做到有计划、有目的、按步骤地进行。

三、健康信息的来源与收集方法

（一）健康信息的来源

健康信息主要来源于以下三个方面：一是卫生服务过程中的各种服务记录；二是健康体检记录；三是专题健康或疾病调查的记录。另外，还可以通过保险及劳动保障部门的理赔及伤残数据，收集个人健康及疾病信息（图 7-1）。

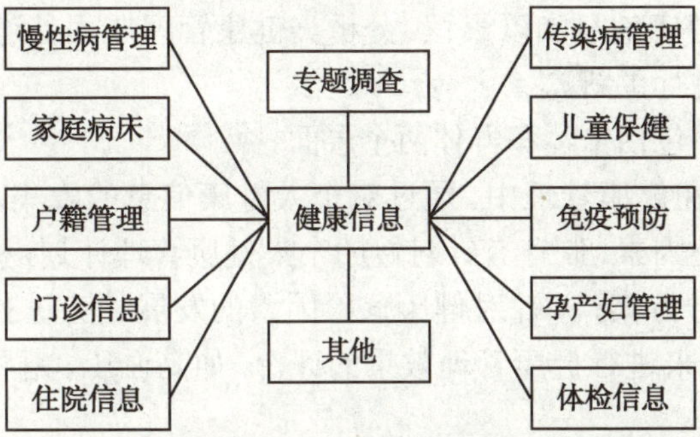

图 7-1　健康信息来源

（二）健康信息的收集方法

相关健康信息可以通过收集健康体检记录、常规资料，以及问卷法、实地观察法、访谈法等方法采集获得。

1. 健康体检记录　健康体检是实施健康管理的基础和先行，是健康信息采集过程中不可缺少的重要环节。

体检套餐的设定是决定体检信息量的一个重要因素，除常规体检项目外，应根据受检者的年龄、性别、职业、生活方式、相关危险因素、既往健康状况、家族遗传史以及受检者的支付能力等科学、合理地设置有针对性的、个性化的体检套餐，再逐一完成信息的采集。

体检报告是体检中心体检后出具的汇总报告，包含本次体检的各类信息及总检报告。通过体检尽可能早地收集身体疾病信息和可疑疾病信息，全面了解身体健康状况，对检查出的边缘性指标及相关风险因素，进行健康风险评估与预测，给予疾病前的干预，做到未病先防；对异常指标或疾病，及时安排跟踪、保健指导、最终纳入健康管理服务流程。体检中心应具有健全的体检信息管理系统。

2. 收集常规资料　常规资料是指医疗、保健、防疫、卫生部门日常工作记录、报告卡和有目的的统计报表，包括医院门诊病历、住院报告、慢性病检测资料等，收集和使用此类报告时要特别注意资料的完整性和正确性。

3. 访谈法　访谈法是以访谈为主要方式来了解某人、某事或行为、态度的一种调查方法，可以通过走访、信件或现代通讯工具与被调查者口头交谈，从而获得信息。访谈法也是健康管理者与客户取得双方信赖的最佳方式。

4. 实地观察法　实地观察法是由调查员到现场对观察对象进行直接观察、检查、测量等而取得资料。如生长发育调查中，调查员实地测量儿童身高、体重；医师为被检查者实施的体格检查。实地观察法获得的资料较为真实、可靠，但所需人力、物力、财力较多，实际调查中，访谈法与实地观察法常结合使用，互相补充。

5. 问卷法　问卷法是调查者运用事先设计好的问卷向被调查者了解情况或征询意见的一种书面调查方式。问卷调查是专题调查的主要方式之一，主要用于了解研究对象的基本情况、行为方式、人们对某些事件的态度以及其他辅助性情况。

四、健康信息的更新与利用

人的主要健康信息和疾病问题通常是在接受相关卫生服务（如：预防、保健、医疗、康复等）过程中被发现和记录的，健康管理信息更新，本质上就是将存于各类卫生服务记录中的有关健康信息加以累积、分析。健康管理过程是连续的，因此，健康管理信息需要不断地进行更新。

健康信息的利用包括个体和群体两个层面。

1. 个体层面　在健康管理中，通过对个人健康信息的收集，用以分析和评价其健康状况和健康危险因素，制订有针对性的个人健康管理计划，提出具体的健康改善目标和健康管理指导方案，并针对健康危险因素的发展趋势进行相应的生活行为方式干预指导，还可用来进行健康管理效果的评价，如高血压、糖尿病等慢性病管理有效程度的量化评价。

2. 群体层面　通过收集管理群体健康信息的必要资料，科学、客观的分析、汇总

笔记

和评估，做出社区诊断，分析主要健康问题、主要危险因素、主要目标人群，为制订干预计划提供依据，为企业、机关、团体提供群体健康的指导建议和相关的健康需求参与资料。通过健康教育、个别重点对象的针对性指导、服务等方式，切实落实有效的干预措施，达到最大的防治疾病和健康改善的效果。同时，群体健康信息还可以提供基础数据和结果数据，评价人群健康管理效果，如行为因素流行率，患病率等，以促进健康管理工作的完善和发展。

第三节 居民健康档案的建立与管理

一、建立居民健康档案的意义及要求

健康档案（health records）是记录一个人一生的生命体征的变化以及自身所从事过的与健康相关的一切行为与事件，它主要包括每个人的生活习惯、既往病史、诊断治疗情况、家族病史、历次体检结果等。

建立居民健康档案的目的和意义在于：通过建立完整、真实的健康档案，有助于促进社区卫生服务的规范化，提高社区卫生服务的质量，有利于社区卫生服务工作者了解居民对社区卫生服务的需求，从而能够提供优质、综合、连续的社区卫生服务，提高社区居民的健康水平，改善社区卫生状况。同时，有助于提高社区卫生服务的管理效率，有助于社区卫生资源的合理利用，准确、完整、规范、真实的健康档案可以作为卫生规划的资料来源，是全科医师全面掌握居民健康状况的基本工具，是全科医疗教学的重要参考资料，也是宝贵的科研资料，还是司法工作的重要参考资料。

所以，建立健康档案的基本要求有：

1. 真实性 健康档案是由各种原始资料组成的，它们是能真实地反映患者当时的病情变化、治疗经过、康复状况等的详尽资料，在记录时，对于某些不确切的情况，一定要通过调查，获取真实的结果，绝不能想当然地加以描述，已经记录在案的资料绝不能出于某种需要而任意改动。健康档案除了具有医学效应还具有法律效应，这就需要保证资料的真实可靠。

2. 科学性 居民健康档案作为医学信息资料，应按照医学科学的通用规范进行记录，各种图表制作、文字描述、计量单位的使用都要符合有关规定，做到准确无误。

3. 完整性 社区医疗中使用的居民健康档案，在记录方式上虽然比较简洁，但记录的内容必须完整。这种完整性一是体现在各种资料必须齐全，一份完整的健康档案应该包括个人基本信息和一个人从出生到死亡的整个过程中其健康状况的发展变化情况，及其所接受的各项卫生服务记录；二是所记录的内容必须完整，包括患者的就医背景、病情变化、评价结果、处理计划等，并能从生物、心理、社会各个层面去记录。

4. 连续性 社区医疗中所采用的以问题为导向的病例记录方式及其使用的一些表格都充分体现了连续性照顾这一基本特色，这是与传统的以疾病为导向的病例记录方式的显著区别。

5. 可用性 社区医疗是以门诊为主体的基层医疗，健康档案的使用频率很高，因此，一份理想的健康档案应是保管简便，查找方便，能充分体现其使用价值的“活”资料，这就需要我们对健康档案的设计要科学、合理，记录格式要简洁、明了，文句描述要条理清晰，善于使用关键词、关键句。

此外，居民健康档案信息涉及个人隐私，社区卫生服务中心应建立健康档案信息使用审核登记制度，做好信息保密工作。居民健康档案信息不得用于商业。

二、健康档案的建立与管理

（一）居民健康档案的内容

居民健康档案内容包括个人基本信息、健康体检、重点人群健康管理记录和其他医疗卫生服务记录。

1. 个人基本情况 包括姓名、性别、既往史、家族史等基本健康信息。

2. 健康体检 包括一般健康检查、生活方式、健康状况及其疾病用药情况、健康评价等。

3. 重点人群健康管理记录 包括国家基本公共卫生服务项目要求的0～6岁儿童、孕产妇、老年人、慢性病、严重精神障碍和肺结核患者等各类重点人群的健康管理记录。

4. 其他医疗卫生服务记录 包括上述记录之外的其他接诊、转诊、会诊记录等。

（二）居民健康档案的建立

1. 辖区居民到乡镇卫生院、村卫生室、社区卫生服务中心（站）接受服务时，由医务人员负责为其建立居民健康档案，并根据其主要健康问题和服务提供情况填写相应记录。同时为服务对象填写并发放居民健康档案信息卡。

2. 通过入户服务（调查）、疾病筛查、健康体检等多种方式，由乡镇卫生院、村卫生室、社区卫生服务中心（站）组织医务人员为居民建立健康档案，并根据其主要健康问题和服务提供情况填写相应记录。

3. 已建立居民电子健康档案信息系统的地区应由乡镇卫生院、村卫生室、社区卫生服务中心（站）通过上述方式为个人建立居民电子健康档案，并发放国家统一标准的医疗保健卡。

4. 将医疗卫生服务过程中填写的健康档案相关记录表单，装入居民健康档案袋统一存放。农村地区可以家庭为单位集中存放保管。居民电子健康档案的数据存放在电子健康档案数据中心（图7-2）。

（三）居民健康档案的使用

1. 已建档居民到乡镇卫生院、村卫生室、社区卫生服务中心（站）复诊时，应持居民健康档案信息卡（或医疗保健卡），在调取其健康档案后，由接诊医师根据复诊情况，及时更新、补充相应记录内容。

2. 入户开展医疗卫生服务时，应事先查阅服务对象的健康档案并携带相应表单，在服务过程中记录、补充相应内容。已建立电子健康档案信息系统的机构应同时更新电子健康档案。

3. 对于需要转诊、会诊的服务对象，由接诊医师填写转诊、会诊记录。

4. 所有的服务记录由责任医务人员或档案管理人员统一汇总、及时归档。

笔记

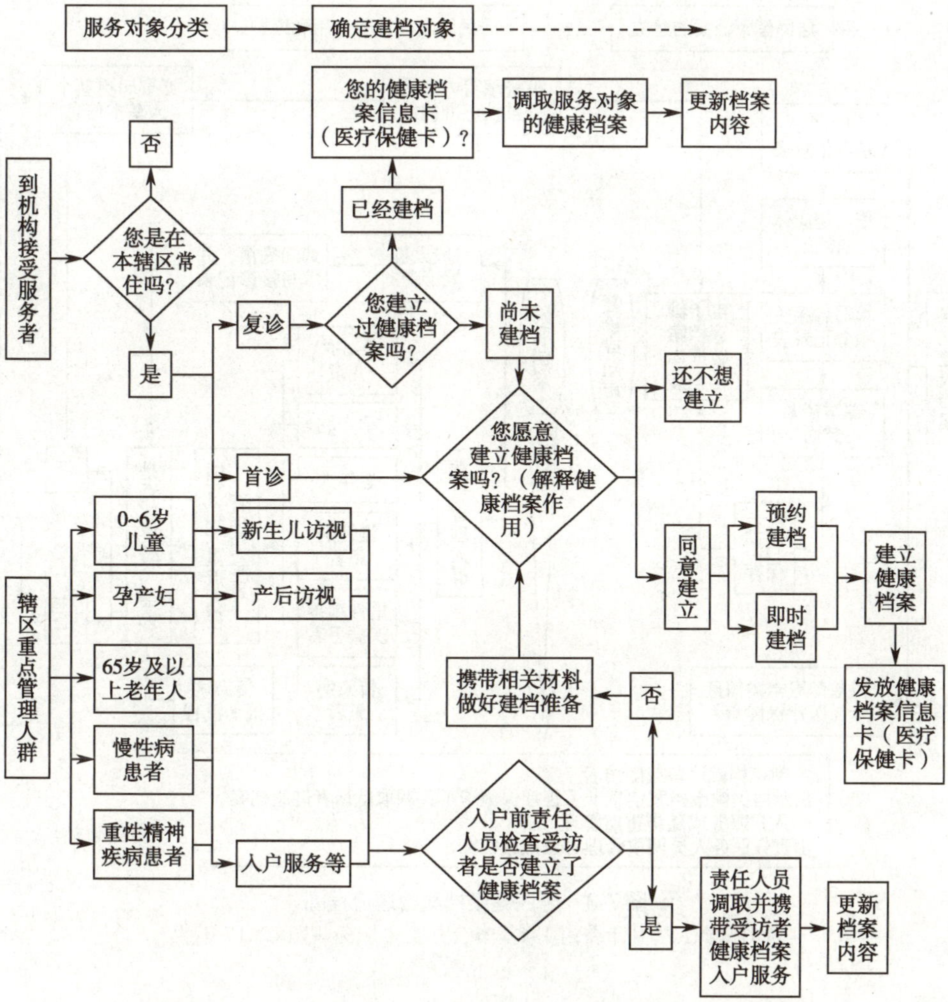

图7-2 居民健康档案服务流程图

资料来源：原卫计委：国家基本公共卫生服务规范（2017年版）

（四）健康档案的管理

居民健康档案记载了居民一生中有关健康问题的全部，应集中存放，专人负责，建立健全制度，健康档案要统一编号、集中存放在社区卫生服务中心（站）（或全科医疗门诊部），由专人负责保管。居民每次就诊时凭就诊卡向档案室调取个人健康档案，就诊完后迅速将档案归还档案室，换回就诊卡，并应逐步发展微机化管理（图7-3）。

（五）健康信息的共享与发展

健康信息实现区域内互通、共享，有利于社区卫生服务工作的开展，建立完整、规范、准确的居民健康档案，将为我国健康信息的共享奠定良好的基础：

1．健康档案建立后，用流行病学和统计学方法可分析居民健康状况指标，如患病率、死亡率等，以及影响其发生的社会生活环境或条件及生活方式和行为等暴露因素。健康档案是分析社区卫生问题存在原因的主要依据，同时也可预测卫生问题的发展趋势及可能发生的卫生问题，有助于卫生行政决策部门确定卫生工作重点及制定卫生策略。

笔记

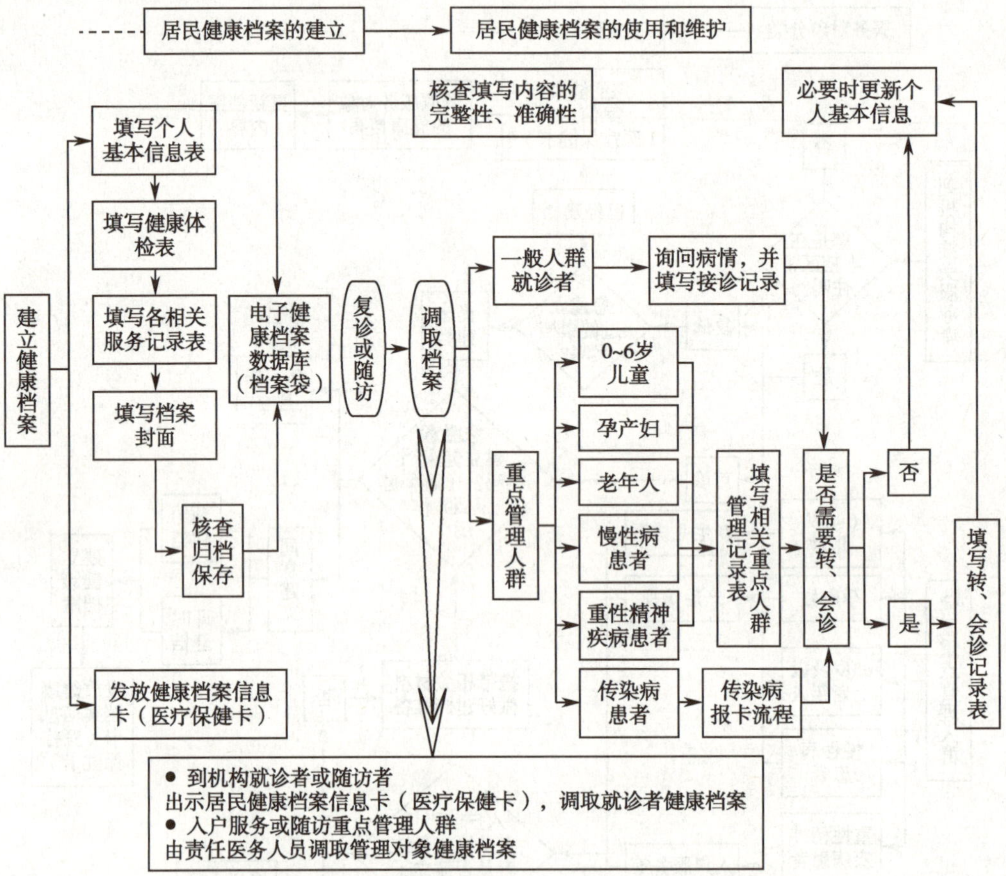

图 7-3 居民健康档案管理流程图

资料来源：原卫计委：国家基本公共卫生服务规范（2017 年版）

2. 可以更好地研究社区特殊人群，即妇女、儿童、青少年及老人的生理特点及健康防病的需求并提供连续性、周全性的卫生服务；跟踪慢性病患者疾病的发展情况，分析干预的效果和效益；早期发现并跟踪各种心脑血管疾病、糖尿病等严重危害人群健康的慢性病的易感者，并分析干预的效果；降低此类慢性病的发病率，为寻找合适的干预措施做深入地研究。

3. 连续完整的居民健康档案易于估计社区居民卫生服务需求量、合理利用现有卫生资源，控制医药费用过快增长，可以给卫生计划决定提供便利的依据，如人员设备的投入，基本药物的确定等。

三、健康档案的信息化管理

电子健康档案（electronic health record，EHR）是以电子化方式管理的有关全人全程健康状态和医疗保健行为的信息档案，包括个人从生命孕育开始的健康体检结果，计划免疫记录、既往病史、健康保健措施、各种检验检查和治疗记录、药物过敏史等。为了让居民健康档案得以充分利用，信息化管理是一条重要路径。

健康档案的信息化管理是健康档案规范管理在技术手段上的一大突破，也是将来健康档案实现无纸化管理的重要载体。实现健康档案信息化管理为方便群众就医，提高医务人员的工作效率，信息网络平台的建立也为及时更新档案信息，实现健康信息资源共享提供了必要的条件。

学习小结

1. 学习内容

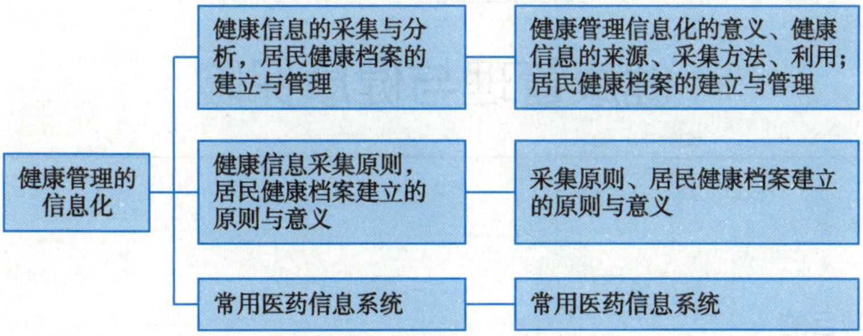

2. 学习方法　本章应结合流行病学、信息管理的方法，学习健康信息的采集与管理，居民健康档案的建立与管理，理解健康管理信息化的意义。

复习思考题

1. 采集健康信息的方法有哪些？
2. 居民健康档案的建立与信息化管理有何意义？

（叶　然）

第八章

健康管理与健康保险

学习目的

通过学习健康保险的概念、类型以及对健康管理的需求，为后续的健康管理服务营销与人际关系的学习提供了更广的思路。

学习要点

健康保险的概念、性质及类型；社会医疗保险特征及原则；补充医疗保险形式和医疗保险制度；商业健康保险特征；健康保险对健康管理的需求与应用。

第一节　健康保险概述

一、健康保险发展简史

健康保险最早起源于19世纪英国，迄今已有160多年历史。欧洲是商业健康保险的发源地。健康保险的形式最初是从伤害保险开始的，1848年英国铁路运输部门第一次对铁路运输意外伤害提供保险。早期的健康保险形式主要是疾病保险，第一份疾病保单是在19世纪中叶的美国签发，大约是与第一份意外保险保单同时签发的。1886年，瑞士一家保险公司开始对以急性传染病为主的重大疾病进行承保，为后来南非首创的现代重大疾病保险奠定了雏形。1900年，美国纽约州的优良意外保险公司把建立在年金基础上的意外伤害和疾病保险引进英国，并很快普及开来。到1915年英国伤害保险给付已经包括了住院、内外科治疗和看护费用，1920年开始出现团体伤害和疾病保险。

19世纪末至20世纪初，西方各主要国家先后建立了包括疾病、残废、老年等社会保险制度。1883年德国颁布了世界上第一部社会保险法《医疗保险法》，这项法令批准由国家建立健康保险计划。随后，奥地利等欧洲各国家相继出台了单项社会保险立法，社会医疗保险在欧洲逐渐以各种形式推广。1924年，医疗保险模式开始扩展到广大发展中国家，南美洲的智利第一个采取不同于欧洲向私人医师交费的做法，而是为投保人建立医疗和急救设施，雇佣医师并向他们支付报酬。到19世纪50年代，埃及、利比亚等国家纷纷效仿这一方式。

笔记

虽然健康保险的出现仅有百年历史，但目前世界各地约有100多个国家已普遍采用不同的健康保险方式为国民提供医疗服务。近30多年来，以美国为代表的西方国家，正积极推出并实施管理式医疗保健，1973年颁布的《健康维护组织法案》正式明确了这种形式。由于医疗费用的急剧上涨，以控制医疗费用为主要目的的医疗保险模式日益受到重视，采用这种模式的医疗保险机构大量涌现，保健覆盖内容及管理制度和方法也日臻成熟。

我国健康保险是在改革开放后，随着人身保险业务的恢复而逐渐发展的。1983年“上海市合作社职工健康保险”的实施，是国内恢复保险业务后第一个健康保险业务。随后，各商业保险公司在健康保险业务经营中不断摸索。1985年起在部分地区试办了其他形式的医疗保险。1988年上海市分公司又开办了母婴安康保险、合资企业中国职工健康保险。1990年以后，各保险公司相继推出中小学生平安保险附加医疗保险、节育手术平安保险、母婴安康保险、住院医疗保险、综合医疗保险、防癌保险等健康保险险种。

1994年，在江苏省镇江市和江西省九江市进行了“统账结合”城镇职工医疗保险制度改革试点工作，并在此基础上于1996年将试点工作扩大到全国近40个城市。

1998年12月25日，国务院正式颁布了《关于建立城镇职工基本医疗保险制度的决定》，此项改革为我国商业健康保险的发展带来了良好的发展契机。

2002年修订了《中华人民共和国保险法》，允许财产保险公司经营短期健康保险，许多有着国际背景合资寿险公司全面渗入我国保险市场，健康保险市场的竞争日益加剧。

2004年，中国保险监督管理委员会批准筹建5家专业健康保险公司，标志着市场主体的进一步完善。

2006年9月1日，中国保监会颁布了我国第一部专门规范商业健康保险业务的部门规章——《健康保险管理办法》。

2007年，中国保险行业协会与中国医师协会合作完成了我国首个保险业统一的重大疾病保险的疾病定义的制定工作，推出了我国第一个重大疾病保险的行业规范性指南——《重大疾病保险的疾病定义使用规范》。

2014年11月17日，《国务院办公厅关于加快发展商业健康保险若干意见》正式发布，成为继《国务院关于加快发展现代保险服务业的若干意见》后，保险业的又一重大政策利好。国家为保险业尤其商业健康保险做出了顶层设计，这是我国保险业发展史上具有里程碑意义的大事，商业健康保险即将步入全新的发展时代。

我国已经基本形成以城镇职工基本医疗保险为基础，以各种形式的补充医疗保险和商业保险为补充，以城镇居民的社会医疗救助以及农村合作医疗制度为底线的新型的社会医疗保障制度体系。

二、健康保险的概念

健康保险是人身保险的一种，是以人的身体为保险标的，当被保险人因疾病、生育或意外伤害发生医疗费用支出，以及由此造成的残疾或收入损失而获得补偿的一种保险。

笔记

三、健康保险的性质

健康保险的性质取决于社会生产力发展水平和社会经济、政治制度，同时又与医学科技的发展、卫生服务状况以及卫生事业在国民经济中的地位、作用等因素直接相关。现阶段，我国健康保险具有以下基本属性：

（一）法律属性和商品属性

从存在的自然形态来看，健康保险具有法律和商品双重属性。首先，社会医疗保险是国家通过强制手段对国民收入进行再分配，形成专门的保险基金，当被保人患病或生育时，在物质上给予必要的帮助，这体现了社会保障制度的法制化。商业健康保险是依据《保险法》以合同形式签订的，并明确规定了双方的权利和义务，任何正规合同都具有法律效应。另一方面，在健康保险合同中，被保险人的健康风险被作为一种特殊商品，以小额的保费支出转嫁给了保险人，这种等价交换关系体现了健康保险的商品属性。

（二）共济互助和社会经济属性

从健康保险的内容来看，健康保险是自助和他助相结合的行为。健康保险集合了具有同类健康风险的众多单位和个人的保险费，组成医疗保险基金，当某一被保险人遭遇健康风险、造成损失时，就可获得医疗保险基金的补偿。这充分体现了“一人为众，众人为一”共济互助的社会属性。

健康保险既是一种社会制度，又是一种分配制度，必然具有其社会经济性质。一方面，它在调节社会分配，促进社会公平，防范自然、社会经济的各种风险，以及社会融资和社会稳定方面起到重要作用。另一方面，通过健康保险的事后经济补偿，不仅体现了对人的身体健康和生命价值的珍重，维护了个体的健康，而且减少了个人的疾病经济负担，有利于社会生产和整个国民经济的发展。

（三）社会福利性和公益性

社会医疗保险是由国家和政府直接承办，它体现社会和政府的责任，不以盈利为目的，具有福利性。当劳动者因伤病或生育造成医疗费用支出或经济损失时，社会医疗保险基金会给予补偿和帮助。另外，社会医疗保险是由国家、社会和企事业单位共同参与出资，制度的实施面对全体公民。它不仅使患者本人尽快恢复健康，而且有益于其家庭生活保障，有利于社会劳动力的再生产和社会生产的发展，因而具有公益性。

此外，健康保险还具有储蓄性，如我国社会医疗保险实行的社会统筹与个人账户相结合的模式，个人账户多余资金可用于日后有病或年老医疗服务需求较高时使用。

第二节　健康保险的类型

一、健康保险的分类

从不同的研究角度，依不同的参照标准，健康保险可具有多重形式分类。本节按照保险责任的不同，将健康保险分为疾病保险、医疗保险、失能收入损失保险和护理保险。疾病保险指以疾病的发生为给付条件的保险；医疗保险指以约定医疗的发生为给付条件的保险;失能收入损失保险指以因意外伤害、疾病导致工作能力丧失为给付保险金条件的保险;护理保险指以因意外伤害、疾病失去日常生活能力导致需要看护为给付保险金条件的保险。

二、社会医疗保险制度

社会医疗保险是一个国家医疗保障体系的主要构成部分,它与养老、失业、工伤、生育等保险共同构成社会保障体系。根据保险层次的不同,可分为基本医疗保险和补充医疗保险。

(一)社会基本医疗保险

是由社会医疗保险机构提供个人因病获得符合保险范围的必需的医疗服务而进行医疗费用补偿的一种社会医疗保险制度。社会基本医疗保险是保障人民的基本医疗服务需求,由国家强制实施的医疗保险制度。

1. 社会医疗基本特征　由于疾病风险的特征和医疗保健服务需求与供给的特殊性,与其他社会保险相比,社会医疗保险具有如下特征:

(1) 保障对象普遍性:社会医疗保险覆盖对象广泛,提供的补偿具有普遍性,每个公民都有获得医疗保障的权利。

(2) 涉及面的广泛性和复杂性:医疗保险涉及医、保、患三方,还有用人单位等多方之间的权利义务关系;其实施不仅与国家的医保政策及经济发展水平有关,还受到医疗服务供方和医疗服务过程的影响;政府除了直接参与医疗保险的计划、实施外,还建立复杂的管理和监督机制,以规范和引导社会医疗保险供需双方的行为。

(3) 保障的服务性:当公民非因公受伤或患病需要医疗救治时,保险基金可直接将保险金补偿给医疗机构,使其获得及时的医疗保障。且政府和全社会也可直接利用保险基金来组织并向公民提供必要的医疗服务。

(4) 保费测算和费用控制的复杂性:由于个人遭遇伤病风险的普遍性和伤病本身的复杂性,加上医疗服务提供方的影响,医疗保险的风险预测和费用控制非常困难和复杂。

2. 社会医疗保险基本原则

(1) 强制性原则:社会医疗保险是由国家立法实施的社会保障制度,政府规定享受范围、权利、义务及待遇标准,要求全社会劳动者都要参保,保险机构也必须接受任何单位及其职工参保。

(2) 社会性原则:社会医疗保险是强调社会互助和共济的社会保障制度,国家通过对医疗保险基金的筹集和再分配,分摊了各被保险人的治疗费用,体现了人与人之间的新型社会关系,实现了企业间横向互助,促进社会经济发展。

(3) 基本保障原则:社会医疗保险是以保障劳动者平等的健康权利为目的。其社会目标是保证基本医疗服务,对超过基本医疗服务以外的保障需求,可通过其他医疗保险得以补充。

(4) 公平与效率原则:社会医疗保险参保者不论收入多少都按国家规定的比例缴纳医疗保险费,患病后所享受的基本医疗保险待遇也不受其缴纳保费金额、职业和社会地位等影响。医疗保险还兼顾医疗保险基金筹集和使用的效率,减少了医疗资源的浪费。

笔记

(5) 费用分担原则：社会医疗保险基金由国家、企业和个人三方面共同负担，按照“以支定筹，量入为出，收支平衡，略有结余”的原则筹集；同时，参保人在遇到重大疾病风险时，超额费用也由三方负担。

(6) 合理偿付原则：医疗保险机构一般根据医疗保险基金的经济实力决定偿付标准，专款专用，对医疗服务提供机构所提供的符合医保政策规定的医疗费用给予及时、合理的偿付，以保证医疗保险系统稳定运行。

（二）补充医疗保险

指社会基本医疗保险范围以外的其他形式的医疗保险。补充医疗保险不仅能满足多层次医疗需求，而且可提高医疗费用补偿的能力和基本医疗保险管理能力。由于其具有一定的选择性和自愿性，因而在运作方式上较多地依赖于市场机制，具有商业化特征。相比基本医疗保险体现公平的原则，补充医疗保险更体现效率原则。

补充医疗保险的形式按照保险待遇的不同可分为：

(1) 大额医疗费用保险：指医疗保险机构在基本医疗保险方案的基础上，按照职工工资的一定比例或定额筹集保费，对超过封顶线以上的符合给付范围和标准的大额医疗费用给予补助的一种保险。

(2) 国家公务员医疗补助：指依据国家公务员的工作性质和基本特征，借鉴国际上的通行做法，在参加基本医疗保险的基础上，由财政按当地公务员工资总额的一定比例筹资，解决国家公务员超过基本医疗保险待遇之外医疗费用的一种补充性医疗保险形式。

(3) 企业补充医疗保险：指依据企业经营效益和行业特点，企业在参加城镇基本医疗保险的基础上，依据国家有关鼓励政策，由企业和职工自主缴纳医疗保险基金，解决企业职工基本医疗保险待遇以外医疗费用的一种补充性医疗保险形式。

(4) 职工医疗互助保险：是以工会为主体，职工自愿参加，以职工筹资为主，在国家法定基本医疗保险待遇之外，对参加互助医疗的职工及家属发生疾病、非因工负伤等特殊困难时给予经济帮助的保险。

(5) 医疗救助制度：由国家财政和税收、募捐、慈善机构等提供经费来源，为低收入贫困者、孤儿、孤寡老人、失业者和残疾者提供最低限度的医疗需求。

（三）中国医疗保险制度

目前，我国正在积极推进多层次医疗保障体系的建设。把城镇职工基本医疗保险、城镇居民基本医疗保险和新型农村合作医疗，分别覆盖城乡不同群体；城乡医疗救助和社会慈善捐助对困难群众参保和个人负担给予帮助；补充医疗保险和商业健康保险满足群众更高的、多样化的医疗需求。

三、商业健康保险

（一）商业健康保险分类

目前，国内商业保险公司推出的医疗保险品种繁多。根据承保内容的不同，商业健康保险可分为：疾病保险、医疗保险、失能收入损失保险和护理保险。健康保险还可根据给付方式的不同，划分为定额给付型与津贴给付型、费用补偿型和提供服务方式型保险；根据投保对象不同，划分为个人健康保险和团体健康保险；根据承保标准不同，划分为简易健康保险、老年健康保险、特种风险健康保险、次健体健康保险；根

笔记

据损失产生原因的不同，分为意外伤害健康保险和疾病保险等。

（二）商业健康保险的特征

商业健康保险的经办机构是保险公司，具有盈利性质。经营运行主要靠市场机制，因此，与其他人寿保险比较有自身的特征。

1. 属于补偿性质的保险　其对医疗费用和收入损失进行补偿，给付金额一般是按照实际发生的费用或收入损失而定。

2. 具有严格的承保标准和理赔规定　核保时需仔细审查被保险人体格、现病及既往史等健康因素，必要时还需要进行身体检查；通常还在合同中约定等待期或观察期。

3. 多种方式进行成本分摊　一般采用：①规定免赔额；②规定给付比例；③规定给付限额三种方法进行成本分摊。

4. 保险期限短且续效方式特殊　健康保险以 1 年期或 1 年以内的短期险种居多。保险期限届满后，保险人根据被保人健康状况有权决定是否予以续保。

5. 采用一些特殊条款　如既存状况条款、体检条款、协调给付条款等。

第三节　健康保险对健康管理的需求与应用

一、健康保险对健康管理的需求

健康保险是以经营健康风险为核心内容的金融服务业，其发展需要运用健康管理手段，来体现特色服务、实施风险控制。在健康保险业中，健康管理是指保险管理与经营机构在为被保险人提供医疗保障服务和医疗费用补偿的过程中，利用医疗服务资源或与医疗、保健服务提供者的合作，所进行的健康指导和诊疗干预管理活动。实施健康管理的主要目的：一是提供健康服务。以预防医学为主导，对被保险人开展诸如健康教育、健康咨询和健康维护等健康指导活动，通过降低疾病的发生率来减少医疗赔付风险。二是控制诊疗风险。当参保人员在医疗机构享受诊疗服务时，针对服务选择、服务方式和服务过程等进行建议和管理，引导参保人员的诊疗行为，降低诊疗过程中不合理的医疗费用支出。

（一）对健康管理服务的需求

随着社会经济和医学的快速发展，经营健康保险的保险企业竞争也日益激烈。要想争取客户，占有较大的市场份额，仅靠建立广泛的销售网络及一般性的投保、理赔、保全等服务，已经满足不了客户的需求。因现阶段国内医疗服务体系的不健全以及健康维护方式与手段的缺乏，参保人员在选购健康保险产品时，其内在需求已不仅仅局限于费用保障的范围，而是希望通过保险公司搭建的医疗服务网络与健康服务平台，获得更多、更好地预防保健和诊疗服务。健康保险主要提供疾病及医疗费用的保障，业务的特殊性使其服务内涵已经逐步延伸到与参保人员关系密切、专业性很强的医疗、预防、保健等服务范畴。因此，只有向客户提供诸如健康急难救助、健康指导等全方位的健康服务，才能提高客户的忠诚度和美誉度；才能树立企业服务形象、形成专业品牌、创造差异化竞争优势，使企业获得更大的发展空间。

（二）对健康风险管控的需求

健康风险是世间存在的若干风险中直接作用于人体的、影响人类健康的风险。

笔记

健康保险公司是经营健康风险的单位，因此，对任何不利于保险经营、有损被保人群体健康等潜在的风险因素加以排除或有效控制，是维护保险制度运作公平，实现保险经营安全与获利，确保大众经济利益的保证。健康管理是健康保险的基础，是控制健康风险从而控制成本达到盈利的必不可少的手段和工具。与仅对医疗费用控制的传统健康管理概念不同，健康保险中的健康管理更强调使用健康干预等手段，为参保人群提供适宜的医疗保健服务。使防控举措不仅仅局限在事前预防与事后补救，还能够通过医疗网络服务平台的搭建以及医疗保健服务的提供，有效介入参保人员的诊疗活动过程，充分发挥监测与管理作用，全面促进健康保险公司的业绩提升和利润增长。

二、健康保险与健康管理相结合的意义

（一）对健康保险事业的意义

健康管理已成为健康险生产链中的最重要环节。在健康保险中融入专业化的健康管理服务，从根本上将原来被动地保险给付功能，变为主动地给客户提供健康服务。既体现健康保险在国家保障体系中的作用，又丰富了服务内涵，满足保险消费者全方位的健康保障需求，对传统的健康保险事业的发展具有重要的意义。此外，健康保险将费用保障与健康管理服务有机结合，能改善过去传统经营思想中只注重内部管理，而忽视医疗服务管理；只强调保险人利益而忽视客户、社会和医疗服务提供者利益；只考虑费用节约，而忽视服务品质和服务利用的种种弊病。能够使健康保险在组织结构、运行体系、服务模式创新和风险控制等方面形成统一体系，充分发挥两者密切结合带来的双重效用。

1. 通过健康评价及健康管理技术的应用，可防止或减少保险事故发生，降低保险公司的赔付率　通过承保前对收集的客户资料进行健康风险评估，及早预知风险因素以确定合适的费率，避免逆选择带来的损失。承保后，通过对参保人员健康和诊疗信息的采集和监测，主动为客户提供包含健康促进、预防保健、康复指导、医疗等专业化的多种健康服务，以增强客户的健康意识，使高危人群尽早得到鉴别，并可有的放矢地进行行为干预，减少或降低健康危险因素的影响。对投保人来说，通过预防疾病发生、延缓疾病发展，提高了个人的健康水平；对保险行业，通过降低保险事故的发生率，使医疗费用的支出减少，有效增加了收益。

2. 通过专业化的健康指导和诊疗干预，有利于控制道德风险和医疗资源的过度消费　有效的健康管理，可督促参保人员建立健康的生活方式，加强健康常识的了解，减少不必要的诊疗行为；也可提高医疗服务提供者诊疗的合理性，避免滥用诊疗技术与开大处方，有效规避道德风险的产生，有利于建立一种新型的医患关系。

3. 为客户提供了完善的健康服务，有利于拓展健康保险市场空间　健康保险与健康管理的结合，可以充分利用医疗资源的整合优势，为广大参保人员提供健康保障服务。如通过建立客户健康档案，进行跟踪调查和体检，将治病为中心转为预防保健为中心；通过健康咨询热线对客户进行个性化健康和诊疗咨询；依托合作医院的网络与医师队伍，为参保人员提供就诊指引、专家函诊或住院预约等全程式的诊疗管理等。开展优质的健康咨询与指导服务，不仅能解决参保人员的部分医疗保健需求，提高了生活质量与满意度，为服务的更加全面、合理和有针对性提供有力保障。而且必

笔记

将增强客户的自信心与对保险公司的信任，有利于保险业务的发展。

（二）对健康管理事业的意义

首先，健康保险促进健康管理的理论及技术的发展。随着健康管理的兴起，健康保险行业始终是健康风险评估、人群分类干预和指导、疾病管理项目、康复管理项目等健康管理技术发展的主要促进力量和运用渠道。作为健康管理服务与健康管理技术最主要的购买者与应用者，其成熟的市场营销经验及风险控制技术，不仅要求健康管理要建立一套完善的市场服务质量标准，而且还会对健康管理的医疗成本与健康风险管控效果进行量化评价，这些都有助于加快健康管理业的技术更新与发展。

其次，健康保险促进健康管理的资源配置与整合。目前参与医疗保健服务的主体日益增多，但组织松散是多数国家健康产业面临的问题。由于我国特定的医疗卫生体制，使得医疗保健服务还没形成由初级到高级、由全科到专科的统一运行体系。普通民众在享受医疗保健服务时，不得不耗费大量精力周旋于各个服务主体之间。保险业具有较强的市场化机制及社会管理和资金管理能力，它不仅有能力整合并协调好各种类型的健康诊疗服务，为客户提供便捷、高效的全程服务，而且还能够通过激励机制及所掌握的客户资源，有效合理地配置健康管理资源，促进费用支付体系的健康发展。

再次，健康保险可作为健康管理的战略性市场渠道获得良好认同。健康管理作为服务产品在国内面世不久，它的服务理念、技术原理、内在价值和操作流程对广大民众来说比较陌生，加上服务技术含量较高，使其推广有一定的难度。目前，保险业已经发展成一定规模，并在社会上树立了一定的声誉和市场影响。如果健康管理与健康保险产品有机地融合，不仅可有效地利用保险公司已经建立的市场渠道和营销平台进入健康消费市场，降低销售管理成本，使健康管理机构将更多的精力投入到研发中，而且还可以借助健康保险的良好形象与认同度，更快地被市场接受。这将会对健康管理业的发展起到重要的推动作用。

三、健康管理在健康保险中的应用

（一）国内外应用情况

健康管理在美国及众多欧洲国家的健康保险业中被广泛采用。它是一种将筹建保险资金和提供医疗服务相结合的办法，是对健康服务的成本、对象和质量进行有效控制的实施过程。目前，在西方健康保险发达国家，健康管理不仅是健康保险公司所采用的重要风险控制手段，而且已成为以健康保险为核心的健康产业中不可或缺的组成部分，许多市场主体同时提供健康保险产品、诊疗服务计划和健康管理计划。

近些年来，中国保监委鼓励保险公司与医疗卫生机构合作，并在一些条件成熟地区开展健康保险试点工作，探索建立商业健康保险与医疗服务系统的合作模式，完善健康风险控制体系。健康管理理念已逐步引入到健康保险行业，健康保险机构已采取购买健康管理服务、共同开发服务产品等多种方式与健康管理机构、医疗服务机构合作。并依托合作医院网络、专家医师队伍、咨询信息库、电话热线、网站、电子邮件、短信平台和专题讲座等方式，为参保者提供更加完善的健康保障与健康服务计划。服务内容涉及健康咨询、健康维护、就诊服务和诊疗保障等多个范畴，这些都有效地提升对医疗服务成本的管控能力。

笔记

（二）健康保险的健康管理体系构建

健康管理在健康保险行业中具体应用形式是构建完整的健康管理运行体系。如图 8-1 所示：

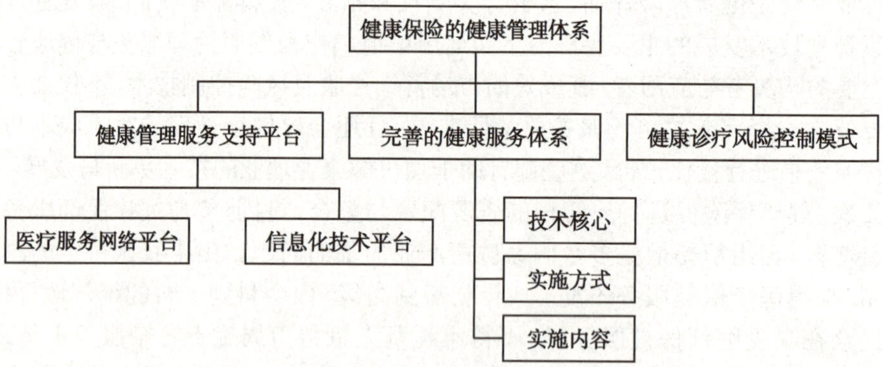

图 8-1　健康管理运行体系

1. 构建健康管理服务支持平台　面对群体健康管理的个性化、规模化服务，健康管理服务必须利用或开发覆盖面较广的医疗网络信息平台的建设，才能确保健康服务与风险管控的顺利实施。

（1）医疗服务网络平台：通常包括各级医疗保健机构、不同层次医师队伍、专业体检和康复中心、各类健康管理机构以及其他卫生组织。这些组织机构对不同层次的需求提供技术支持，进行服务实施和诊疗管理，最终达到维护客户健康的目的。

（2）信息化技术平台：指可以收集、统计、分析客户健康信息和风险分析结果的个人健康档案管理系统。包含医疗、诊疗和卫生资源信息的信息库，可以支持服务实施操作、服务状况监控和服务质量管理的信息系统。

2. 建立完善的健康服务体系　健康保险业中健康管理服务由三个要素构成。一是核心技术，指以预防医学、临床医学和行为医学等基础科学的理论，实施健康监测、健康风险评估与分析、健康指导与健康干预等科学应用技术。它由健康管理业掌握并对保险业中使用者进行培训和说明，以保证服务提供和市场推广工作的顺利进行。二是实施方式，指将健康管理服务通过各种途径传递给服务对象的组织实施方式，如"面对面"的咨询形式等。三是实施内容，重点关注对医疗费用影响较大，能明显降低发病率和减少医疗成本的健康管理项目。建立健康服务体系和选择服务项目应从多个角度出发，全面涵盖各个领域，涉及个体的健康、疾病、诊疗、康复的全过程；将健康管理服务贯穿于健康保险的保前、保中和保险事故发生时和发生后，各个服务项目要有机地结合才能形成完整的服务流程与服务计划。

3. 建立健康诊疗风险控制模式　健康保险公司可通过建立信息完备、技术成熟、应用性强的健康风险控制模型，来量化分析健康管理实施成本与医疗成本控制效果的关系，计算成本效益比。这样，才能有效地与其他保险方案竞争，使利润最大化。如建立客户健康档案，从疾病发生风险、就诊行为风险和诊疗措施风险等方面，进行健康诊疗信息收集、风险分级评估和高危对象筛选，制订健康诊疗干预方案。通过对疾病管理、案例管理、第二诊断意见等手段的选择，有针对性地实施风险防范与干预。在整个风险控制模型中，风险预测与干预模型最终决定医疗成本控制效果。

笔记

（三）健康保险的健康管理运行模式

健康保险的健康管理通常有三种运行模式：

1. 以家庭医师服务团队或初级保健医师服务网络为核心的运行模式　该模式具有良好的投入产出比，服务的及时、便捷更加体现了效率原则。

2. 与各类医疗保健机构协作的模式　包括健康体检机构与家庭医师服务团队协作、专科医院和医疗中心与家庭医师服务团队服务的协作。

3. 管理式医疗保险　即把商业经营管理的机制引入健康保险领域，以市场为导向，把医疗服务的提供与所需资金的供给结合起来加以经营。

我国的健康管理与社会医疗保险和商业医保的对接模式主要体现在，社会医疗保险机构、商业健康保险公司与健康管理机构在健康群体与亚健康群体的管理、在慢性病门诊管理和大病补充医疗保险方面的合作。目前，国家和政府应积极制定相应的政策与法规，鼓励更多的社会力量与资源参与健康管理产业的建设与发展，允许健康保险公司参与投资和管理医疗服务机构、建立新的医疗服务设施，为我国尽快地建立与完善社会医疗保障体系作出更大的贡献。

学习小结

1. 学习内容

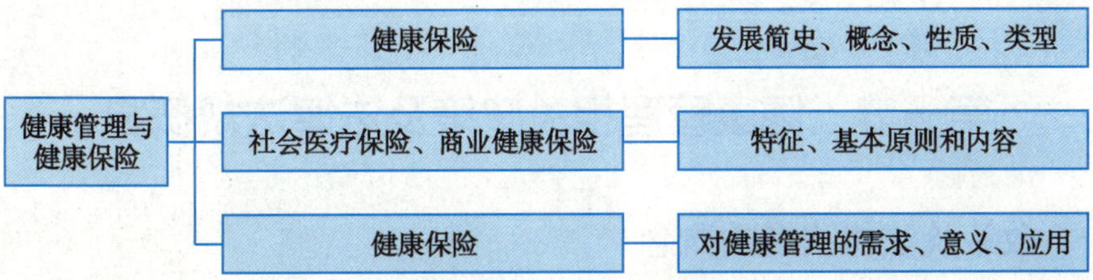

2. 学习方法　本章应结合保险学知识了解健康保险的概念、性质及类型，通过社会医疗保险及商业健康保险各自的特征及原则，认识我国多层次的医疗保险制度，以此理解健康保险与健康管理相结合的意义与具体应用。

复习思考题

1. 何谓健康保险？试对社会医疗保险和商业健康保险作比较分析。
2. 在健康保险中纳入健康管理有何现实意义？
3. 如何构建健康保险的健康管理体系？

（高伟芳）

第九章

健康管理相关政策及法律法规

学习目的

通过学习健康管理目前有关政策及相关法律法规，为进行健康管理提供政策及法律法规指导。

学习要点

健康管理相关政策及法律法规的历史沿革；我国现行的健康管理相关法律法规。

第一节　健康管理相关政策及法律法规概况

一、政策及法律法规的概念

政策，是国家或政党为了实现一定历史时期的路线和任务而制定的国家机关或政党组织的行动准则。即国家政权机关、政党组织和其他社会政治集团为了实现自己所代表的阶级、阶层的利益与意志，以权威形式标准化地规定在一定的历史时期内，应该达到的奋斗目标、遵循的行动原则、完成的明确任务、实行的工作方式、采取的一般步骤和具体措施。法律法规，是中华人民共和国现行有效的法律、行政法规、司法解释、地方法规、地方规章、部门规章及其他规范性文件以及对于这些法律法规的修改和补充。健康管理相关的政策、法律法规伴随健康管理在我国发展而日趋完善。

二、健康管理相关政策、法律法规历史沿革

在人类历史上，运用法律手段保护公共卫生和加强医疗保健，已有数千年历史。公元前3000年左右，古埃及就颁布了如清洁居室、正常饮食、掩埋尸体的规定等有关医药卫生的法令。公元前2000年，古印度制定了《摩奴法典》，其中规定医师出现医疗事故，处以罚金。公元前1750年古巴比伦王国的《汉谟拉比法典》涉及医师职责、医疗活动、食品卫生等多方面，其中，医药卫生方面的条文约占全部法典的1/7。中国在商朝即有健康管理的相关法律条文，如《韩非子·内储记》上就有“刑弃灰于街者”的记载。西周的《周礼》有了世界上最早的病历记录和报告制度，对医师的职责和任

笔记

务作了明确的规定，还规定对医师实行年终考核及奖惩制度，并制定了“死者要埋葬，隔离麻风病人”等预防保健方面的规定。公元前450年颁布的《十二铜表法》《阿基拉法》《科尼利拉法》《得森维尔法》等对预防疾病、妇女的孕期及教育作了明文规定，古罗马人在历史上首先规定了行医许可制度，这为古代社会医疗健康管理奠定了基础。中国封建社会对健康管理有了比较系统的规定，如《秦律》有禁止堕胎、杀婴等；《唐律》中，对医师误伤、调剂误伤等行为均有了刑罚规定；此外，对饮食卫生管理、医师考录等也有了相应规定。12世纪，西西里王罗格尔二世颁布了欧洲历史上最早的禁止未经政府考试的医师行医的法令，严格规定了医师的资格。中国北宋的《市易法》对药品检验制度、供药及庸医的法办作了规定，革除了药品伪滥之流弊。《元典章》中明确规定，禁止贩卖假药、毒药；并对医师考核、医疗纠纷的处理有了相关的规定。14世纪，威尼斯、马赛等地颁布了检疫法，开创了国际卫生检疫的先河。15世纪，英国颁布行医制度及城市公共卫生制度等法律条文，其规定医疗服务对象享有服务权。中国明代的《大明会典》、清代的《大清律》《新清律》对医家行医、庸医处罚等一系列法规奠定了健康管理相关法律法规的基础。

中世纪医学发展受到教会严格的思想禁锢，但是，随着文艺复兴的开始，教会的禁锢逐渐被打破，科学、技术、文化等领域均进入了快速发展的时期。

三、健康管理相关政策、法律法规发展趋势

19世纪以后，健康管理相关法律不断出台，1883年作为卫生法序曲的《清除污染物与预防疾病法》由英国制定出台，1848年制定了《卫生法》。1848年美国国会通过禁止药物掺假的法令，1906年颁布了《纯净食品与药物法》，1878年颁布了《全国检疫法》。法国于1970年制定了《传染病管理法》等。

第二次世界大战以后，许多国家先后制定了关于医院管理的医政法规，规定了医师、药师、医学检验人员的职责范围、惩罚办法及考试措施等。为了给健康管理的对象充分的健康保障，各国相继制定了保健法、福利法、国民健康保险法。

新中国成立以来，先后颁布了《种痘暂行办法》《医师暂行条例》《医院诊所管理条例》《药品管理法》《母婴保健法》《职业病防治法》《医疗事故处理条例》等。这些法律法规的出台推动健康管理的规范化发展，也是健康管理服务的准则。

目前我国健康管理才刚刚起步，相关政策及法律法规还不健全，政府应加强对健康管理服务的引导，尤其是在政策支持、预防保健服务的资金保障和医疗保健体制的改革等方面给予更多的支持。一方面要加强和落实整体的健康管理规划，另一方面要加大投入，以促进健康管理产业的资本积累。同时，也要加强健康管理产业的制度建设，出台并完善健康管理行业相关政策和法律法规。

第二节　健康管理相关法律法规

一、执业医师法

（一）出台背景

医师作为健康管理的主体，在健康管理中起着举足轻重的作用，医师是否合法执

笔记

业，医德医风是否良好，基础理论是否扎实，业务水平是否过硬，直接影响健康管理的质量，与被管理对象的健康息息相关。

1998 年 6 月 26 日，第九届全国人民代表大会常务委员会第三次会议通过了《执业医师法》，1999 年 5 月 1 日起执行。它的贯彻实施，使道德与法律得到衔接，顺应了医疗职业道德建设的需要，在倡导传统医德，加强医务人员的医学伦理学的继续教育中，发挥着不可替代的作用。

（二）相关概念

1. 医师《周礼·天官》述掌医之政令者为医师。当前，我们称受过高等医学教育或长期从事医疗卫生工作的、经国家卫生部门审查合格的高级医务卫生人员为医师。

2. 执业助理医师指具有《医师执业证》及其“级别”为“执业助理医师”且实际从事医疗、预防保健工作的人员，不包括实际从事管理工作的执业助理医师。

3. 执业医师指具有《医师执业证》及其“级别”为“执业医师”且实际从事医疗、预防保健工作的人员，不包括实际从事管理工作的执业医师。执业医师应当具备良好的职业道德和医疗执业水平，发扬人道主义精神，履行防病治病、救死扶伤、保护人民健康的神圣职责。全社会应当尊重医师。医师依法履行职责，受法律保护。

（三）主要内容

《中华人民共和国执业医师法》共分为六章，48 条，对考试和注册、执业规则、考核和培训、法律责任等内容作了规定：

1. 调整对象　依法取得执业医师资格或者执业助理医师资格，经注册在医疗、预防、保健机构中执业的专业医务人员，适用本法。

2. 医师必备的素质　应当具备良好的职业道德和医疗执业水平，发扬人道主义精神，履行防病治病、救死扶伤、保护人民健康的神圣职责。

3. 医师的合法权益　全社会应当尊重医师。医师依法履行职责，受法律保护。

4. 国家实行医师资格考试制度的好处

（1）可以最大限度保证医师队伍的质量；

（2）有利于正确引导医学院校办学方向，不断促进办学质量，培养出适合我国国情和跟上西医学科学技术水平发展的医学人才；

（3）实行医师执业资格统一考试，可以杜绝不具有医师执业水平的人员混入医师队伍；

（4）依法确立医师资格考试制度，是适应社会主义市场经济体制的发展和医疗保险制度改革和医疗机构改革的需要；

（5）便于中外医学交流的发展，有利于与国际接轨；

（6）为确保医师质量，保障人民生命健康至关重要。

5. 报考执业（助理）医师资格考试要求　本法第 9～11 条中体现，包括对资历、学历、年限、执业范围等方面的要求。

6. 执业医师注册　本法第 13～20 条中体现，主要阐述了执业医师注册流程、注册要求、变更注册等方面内容。

7. 医师在执业活动中权利及义务　共 7 项权利，5 项义务，即在注册的执业范围内，进行医学诊查、疾病调查、医学处置、出具相应的医学证明文件，选择合理的医疗、预防、保健方案；按照国务院卫生行政部门规定的标准，获得与本人执业活动相

笔记

当的医疗设备基本条件；从事医学研究、学术交流，参加专业学术团体；参加专业培训，接受继续医学教育；在执业活动中，人格尊严、人身安全不受侵犯；获取工资报酬和津贴，享受国家规定的福利待遇。遵守法律、法规，遵守技术操作规范；树立敬业精神，遵守职业道德，履行医师职责，尽职尽责为患者服务；关心、爱护、尊重患者，保护患者的隐私；努力钻研业务，更新知识，提高专业技术水平；宣传卫生保健知识，对患者进行健康教育。

8. 医师的考核与培训　本法第 31～35 条中体现，主要介绍了医师考核内容、考核成绩的奖惩办法及医师培训等方面内容。

9. 法律责任　本法第 36～42 条中体现，主要阐述医师在执业过程中，及患者在就医过程中违法、违规的处理。

二、侵权责任法

（一）出台背景

健康管理的执行者及被管理对象在健康管理过程中都享有自己应有的权利，但当权益受到侵害时，我们应该以什么法律规章去申诉，以合法渠道挽回自己的损失呢？《侵权责任法》是当前我们需要依靠的重要法律武器。

《中华人民共和国侵权责任法》于 2009 年 12 月 26 日在第十一届全国人民代表大会常务委员会第十二次会议上表决通过，对保护公民民事权益做了全方位、多层次、立体化的规定，内容涉及百姓生活的诸多方面，与公众利益息息相关。是保障公民、法人的生命健康、人身自由、名誉权、隐私权、物权、知识产权等民事权益，维护经济秩序，构建和谐社会的基本规范。其作用主要为保护被侵权人，减少侵权行为。该法突出了对人的生命健康的法律关怀，对保护健康管理对象及执行者合法权益、预防并制裁侵权行为、促进社会的和谐稳定具有重要的意义。

（二）相关概念

1. 合法权益　符合法律规定的权利和利益。在我国，公民的合法利益包括宪法和法律所规定的政治权利、民主权利、人身权利、经济权利、教育权利等。

2. 侵权责任　侵权责任是指民事主体因实施侵权行为而应承担的民事法律后果。侵权责任是任何人都对他人承担这样一种义务，即不因为自己的错误（过错）行为而侵害了他人的合法权益，否则即能构成侵权行为，要对受害方承担责任。侵权行为基本上都是违法行为。

（三）主要内容

《中华人民共和国侵权责任法》共 12 章 92 条，从我国的国情和实际出发，明确了承担侵权责任的基本原则和责任方式、不承担责任和减轻责任的情形，列举了 11 种侵权行为类型和准侵权行为类型，不仅对广大群众普遍关注的产品缺陷、交通事故、医疗损害、环境污染、网络侵权等问题作了具体规定，还确定了产品召回制度、精神损害赔偿及未成年人保护制度。大致如下：

1. 适用范围　涉及产品缺陷、交通事故、医疗损害、环境污染、网络侵权、动物致人损害等百姓生活的公民民事权益。

2. 主要亮点

（1）第一次明确规定了精神损害赔偿，首次规定无上限的惩罚赔偿原则。

笔记

（2）确立了“同命同价”赔偿原则，体现了权利平等。

（3）关注患者权利，对解决长期存在的医患纠纷有积极意义。具体体现在以下几方面。

1）规定医务人员在诊疗活动中，不得实施不必要的检查，且享有如下权利及义务：①义务：说明告知义务、诊疗义务、保护患者隐私权的义务、填写妥善保管和提供病历资料义务、合理用药及诊治义务；②权利：医务人员的合法权益受法律保护，干扰正常医疗秩序，妨害医务人员工作、生活当依法承担法律责任。

2）医疗损害侵权行为中，适用过错推定的特殊情形。

3）明确了医疗机构在如下情况可以免责：

其一，患者或其近亲属不配合时，医疗机构及其人员无过错的不承担赔偿责任，有过错的按过错承担相应责任，此规定体现了公平原则。

其二，在抢救生命垂危患者过程中，由于医疗行为以外的不可控制的因素造成患者损害的，医务人员因尽到了诊疗义务而无过错，此事应属于意外事件。

其三，限于当时的医疗水平难以诊治。此项中的“当时医疗水平”应综合考虑各种因素来确定。

4）明确提出医疗机构及医务人员如泄露患者隐私，应承担侵权责任。

现实生活中，医疗机构及医务人员侵犯患者隐私权主要有以下两种情况：①泄露患者隐私。如外散患者有艾滋病的事实；未经患者允许将患者的身体暴露给与诊疗活动无关的人员或组织学生观摩等。②未经患者同意公开其病历资料。

（4）网络侵权首次纳入，强化了对个人隐私权的保护。且首次在我国成文法中列举了隐私权这一概念。隐私权是自然人享有的对其个人的与公共利益无关的个人信息、私人活动和私有领域进行支配的一种人格权。

（5）租借驾车出事，车主不再担责。

（6）缺陷产品的召回制度和惩罚性赔偿。

（7）保姆侵权，雇主承担责任。

（8）动物致人损害责任。

三、消费者权益保护法

（一）出台背景

保护消费者的合法权益，不仅直接关系到健康管理对象的切身利益，而且对规范健康管理市场秩序也有十分重要的意义，虽然健康管理主要涉及医疗行为，而对医疗服务的消费从某种意义上来说是否适用于《消费者权益保护法》，一些法律专家对此持不同意见。但是从实际情况来看，就医疗服务而言，还是基本适用的。如消费者对医疗机构或健康管理者所提供的服务内容、服务形式、服务规范、服务费用等均有充分了解的权利。

1993年，我国相继制定了《食品安全法》《药品管理法》，各省市也制定了相应的地方性法规，从不同的方面规定了消费者权益和对消费者权益造成损害所应承担的民事责任。1993年10月全国人大常委会审议通过《消费者权益保护法》，并于1994年1月正式实施。

（二）相关概念

1. 消费者从法律意义上讲，是指为个人生活消费需要而购买、使用或者接受服

笔记

务的自然人。作为消费者，其消费活动的内容不仅包括为个人和家庭生活需要而购买和使用产品，而且包括为个人和家庭生活需要而接受他人提供的服务。但无论是购买和使用商品还是接受，其目的是满足个人和家庭的需要，而不是生产和经营的需要。

2. 权益指公民受法律保护的权力和利益。

3. 服务指与生活消费有关的有偿提供的可供消费者利用的任何种类服务。

（三）主要内容

《消费者权益保护法》共分8章，55条，对以下内容作了规定：

1. 适用范围　凡是个人为生活消费需要而购买、使用或者接受的服务。

2. 消费者的权利　即消费者的利益在法律上的体现，共9项权利，如安全保障权、消费者的知悉权、获取赔偿权等。

3. 经营者的义务　消费者享有的权利一般就是经营者应当承担的义务，共16项义务，如接受监督义务、保证消费者安全义务、真实信息告知义务等。

4. 争议的解决　共5种，即当事人协商解决；通过消费者协会调解解决；向仲裁机构申请仲裁；向人民法院起诉；向有关部门申诉。

5. 国家对消费者合法权益的保护、关于消费者协会、相关法律责任等。

（四）需具备的条件

1. 消费者应当是公民为生活目的而进行的消费，如果消费的目的是用于生产，则不属于消费者范畴。

2. 消费者应当是商品或服务的受用者。

3. 消费的客体既包括商品，也包括服务。

4. 消费者主要是指个人消费。但是也有例外，单位或集体，只要是用于生活消费的，都属于消费者范畴。

案例分析

消费者的知悉权案例：2008年5月17日至2008年5月30日，王某前往某区妇幼保健院处生产，2008年5月30日王某在该妇幼保健院处行"子宫下段剖宫产术+卵巢囊肿切除术"。同日的《手术检查治疗同意书》显示：需做剖宫产。同意书内容：术中术后可能会发生：①麻醉意外，过敏、呼吸心跳骤停；②术中大出血危及生命；③……术中见右侧卵巢有5cm×5cm×6cm囊肿，行切除手术。2008年5月31日《病理活体组织检验报告书》显示：右卵巢浆液性囊腺瘤、输卵管未见异常。2013年5月14日，王某因身体不适前往广州某区中医院住院治疗，该院黑白超声检查报告单显示：左侧附件囊肿。右侧附件区未见明显肿块。出院诊断显示：右侧后天性输卵管缺如（手术或外伤）、右侧后天性卵巢缺如（手术或外伤）。至此，王某方知妇幼保健院已经切除了其右侧卵巢和输卵管。

分析：妇幼保健院切除原告的卵巢和输卵管事先亦未按照诊疗常规进行相关医学检查，且在手术前、中、后都未对其和家属进行任何形式和内容的告知，更未征得原告和家属同意手术并签署同意意见书，或给予原告任何选择是否手术的权利。妇幼保健院的行为侵害了原告的知情权和选择是否手术的权利。故法院判决被告妇幼保健院应对原告右侧卵巢、输卵管缺失的损失承担赔偿责任。

笔记

四、医疗机构管理条例

（一）出台背景

《医疗机构管理条例》的前身是1951年政务院批准发布的《医院诊所管理暂行条例》，该暂行条例的对象是公私立医院。随着医疗体系的完善和进步，从事疾病诊断、治疗活动的除了医院、诊所以外，门诊部、卫生所（室）以及急救站等机构逐渐出现，为进一步规范管理医疗机构，本管理条例应运而生。条例具体包括：总则、规划布局和设置审批、登记、执业、监督管理、罚则及附件。共计七章五十五条。于1994年2月26日颁布，自1994年9月1日开始实施。

（二）相关概念

1. 医疗机构是指依法定程序设立的从事疾病诊断、治疗活动的卫生机构的总称。这一概念的含义：第一，医疗机构是依法成立的卫生机构。第二，医疗机构是从事疾病诊断、治疗活动的卫生机构。第三，医疗机构是从事疾病诊断、治疗活动的卫生机构的总称。我国的医疗机构是由一系列开展疾病诊断、治疗活动的卫生机构构成的。医院、卫生院是我国医疗机构的主要形式，此外，还有疗养院、门诊部、诊所、卫生所（室）以及急救站等，共同构成了我国的医疗机构。

2. 管理是社会组织中，为了实现预期的目标，以人为中心进行的协调活动。它包括4个含义：①管理是为了实现组织未来目标的活动；②管理的工作本质是协调；③管理工作存在于组织中；④管理工作的重点是对人进行管理。管理就是制定、执行、检查和改进。制定就是制订计划（或制定规定、规范、标准、法规等）；执行就是按照计划去做，即实施；检查就是将执行的过程或结果与计划进行对比，总结出经验，找出差距；改进首先是推广通过检查总结出的经验，将经验转变为长效机制或新的规定，其次是针对检查发现的问题进行纠正，制订纠正、预防措施。

（三）主要内容

1. 目的　加强对医疗机构的管理，促进医疗卫生事业的发展，保障公民健康。

2. 对象　从事疾病诊断、治疗活动的医院、卫生院、疗养院、门诊部、诊所、卫生所（室）以及急救站等医疗机构。

3. 方式　监督管理。执行部门为国务院、地方政府卫生行政部门及中国人民解放军卫生主管部门。

五、医疗事故处理条例

（一）出台背景

为了正确处理医疗事故，保障患者和医务人员的合法权益，维护医疗单位的工作秩序，国务院于1987年6月29日制定《医疗事故处理办法》，从医疗事故认定、赔偿、处罚等不同方面对医疗事故处理进行规范。但由于该办法规定医疗事故的认定由卫生行政管理部门认定，2002年，国务院颁布实施《医疗事故处理条例》，规定医疗事故的认定由社会学术团体（医学会）担任，从而将医疗卫生行政主管部门（卫生局）从纠纷中解脱出来。

（二）相关概念

1. 医疗事故　《医疗事故处理条例》将医疗事故定义为：医疗机构及其医务人员

笔记

在医疗活动中，违反医疗卫生管理法律、行政法规、部门规章和诊疗护理规范、常规，过失造成患者人身损害的事故。

2. 医疗纠纷是指发生在医疗卫生、预防保健、医学美容等具有合法资质的医疗企事业法人或机构中，一方（或多方）当事人认为另一方（或多方）当事人在提供医疗服务或履行法定义务和约定义务时存在过失，造成实际损害后果，应当承担违约责任或侵权责任，但双方（或多方）当事人对所争议事实认识不同、相互争执、各执己见的情形。

（三）主要内容

1. 目的　正确处理医疗事故，保护患者和医疗机构及其医务人员的合法权益，维护医疗秩序，保障医疗安全，促进医学科学的发展。

2. 原则　公开、公平、公正、及时、便民的原则。

3. 对象　医疗机构及其医务人员在医疗活动中，违反医疗卫生管理法律、行政法规、部门规章和诊疗护理规范、常规，过失造成患者人身损害的事故。

4. 医疗事故分级　根据对患者人身造成的损害程度，医疗事故分为四级：

一级医疗事故：造成患者死亡、重度残疾的；

二级医疗事故：造成患者中度残疾、器官组织损伤导致严重功能障碍的；

三级医疗事故：造成患者轻度残疾、器官组织损伤导致一般功能障碍的；

四级医疗事故：造成患者明显人身损害的其他后果的。

5. 方式　由社会学术团体（医学会）担任医疗事故的认定。卫生行政部门应当依照本条例和有关规定，对发生医疗事故的医疗机构和医务人员作出行政处理。

六、合同法

（一）出台背景

在健康管理过程中，健康管理对象及执行者之间同样存在这种契约关系，《合同法》为维护该法律关系的正常运行起到了非同寻常的作用。

我国合同制度的立法，经历了长期的历史发展过程。但是，特别应当指出的是，在改革开放以来，为适应以经济建设为中心的需要，我国陆续颁布、实施了《中华人民共和国经济合同法》《中华人民共和国涉外经济合同法》《中华人民共和国技术合同法》，此外，《中华人民共和国民法通则》也对合同制度作了大量的规定，对促进经济发展发挥了重要作用。我国于1999年颁布和施行了《中华人民共和国合同法》。

（二）相关概念

合同：是当事人或当事双方之间设立、变更、终止民事关系的协议。依法成立的合同，受法律保护。广义合同指所有法律部门中确定权利、义务关系的协议。狭义合同指一切民事合同。还有最狭义合同仅指民事合同中的债权合同。

（三）主要内容

《合同法》由总则、分则和附则三部分组成，共428条，23章，对以下内容作了规定：

1. 调整范围　①合同的主体是平等的自然人、法人、其他组织，包括外国的自然人、法人、其他组织在内。②合同是有关民事权利义务关系，主要是民事财产关系的协议。因此，企业、单位内部的管理关系，婚姻、收养、监护等身份关系的协议都不属于《合同法》的调整范围。

笔记

2. 基本原则 当事人应当依照一定的原则订立和履行合同，合同法规定的基本原则如下：第一，平等自愿；第二，公平、诚实信用；第三，守法。

3. 合同的订立 合同的订立是合同履行的前提。当事人的权利义务要通过订立合同予以确定，在订立合同时考虑周密，有利于维护当事人的合法权益，可减少纠纷的发生。《合同法》对当事人订立合同的主体资格、形式、示范文本，要约和承诺等订立合同的主要规则作了规定。但如当事人在订立合同过程中假借订立合同，恶意进行磋商，故意隐瞒与订立合同有关的重要事实或提供虚假情况，给对方造成损失的，应当承担赔偿责任。

4. 合同的履行 当事人应当按照合同的约定全面履行自己的义务，不得擅自变更或终止履行。当事人在履行合同时应当遵循诚实信用原则，根据合同的性质、目的和交易习惯履行通知、协助、保密等义务。此外，合同法还对当事人变更后债权债务的承担、履行抗辩权、不安抗辩权、代位权、撤销权等制度作了规定，为保护当事人的合法权益，维护社会经济秩序，防范合同欺诈等起到了关键的作用。

5. 违约责任 为促进当事人履行合同，维护市场交易秩序，补偿因违约给对方造成的损失，保护当事人的合法权益，《合同法》进一步完善了违约责任的规定，这是保证当事人履行合同义务的重要制度。《合同法》对违约金、全部赔偿原则、定金、实际履行原则、预期违约制度等违约责任的基本内容作了规定。

6.《合同法》分则 对原有的三部合同法规定的购销、供用电、借款、租赁、运输、技术等合同予以保留，并予以补充。并根据经济贸易和审判实践中出现的新情况，增加了融资租赁、赠与、委托、居间等合同。

七、医闹处理条例

（一）出台背景

近年来，医疗纠纷中，患者及其家属通过雇佣“医闹”向医院方面施加压力，借机闹事的现象成为舆论热点话题。这类活动经常采取毁坏财物、扰乱正常医疗秩序、殴打医务人员或在医疗场所滞留等方式向医院索取高额赔偿。有些人看中其中“商机”，使“医闹”成为一类特殊的“职业”。聚众扰乱社会秩序的行为中，“医疗”是较原先条款新增的领域，这也意味着“医闹”通过此次修正案正式入刑。分析认为，将“医闹”行为明确纳入聚众扰乱社会秩序罪，会对不法分子起到威慑作用。

（二）相关概念

医闹行为指患者、患者亲属及受雇于患者方的群体或个人，以医疗纠纷等为借口，采取威胁、伤害医护人员人身安全、侮辱医护人员人格或现场滋事、扩大事态、制造负面影响等形式严重妨碍医疗秩序的行为。

主要内容

2015年11月1日起，《刑法修正案（九）》——“医闹入刑”正式施行。聚众扰乱社会秩序，情节严重，致使工作、生产、营业和教学、科研、医疗无法进行，造成严重损失的，对首要分子，处三年以上七年以下有期徒刑；对其他积极参加的，处三年以下有期徒刑、拘役、管制或者剥夺政治权利。

1. 目的

（1）坚决打击危害医疗秩序行为。

笔记

（2）明确法律底线，畅通维权渠道。

2. 对象　带头“医闹”的患者家属，以及“医闹”团伙中人，都可能被追究刑事责任，最高要坐7年牢。

3. 方式

（1）要畅通患者维权渠道，在患者遭遇医疗事故、医师医德存在问题时能够及时有效保障自身合法权利。

（2）要健全相应的赔偿和解决机制，应该改革各地处理医患纠纷的第三方机制，提高公信力和权威性，真正能够公平公正解决问题，而不是片面偏袒某一方。

（3）建立完善的医疗保险制度，保护医患双方的合法权利。

学习小结

1. 学习内容

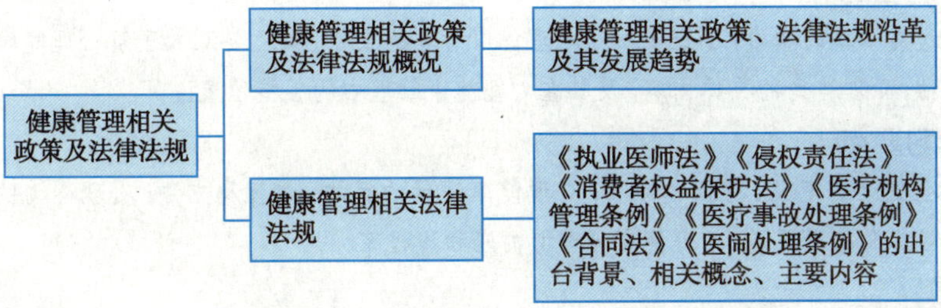

2. 学习方法　本章应从我国现行健康管理相关政策入手，在目前涉及健康管理的法律法规范畴内了解政策；熟悉法律法规；理解健康管理过程中所要遵循的政策、法律法规；规避健康管理过程中的法律风险。

复习思考题

1. 健康管理者在执业活动中享有何种权利及义务？

2. 通过对本章节的学习，您认为与健康管理对象密切相关的政策、法规主要包括哪些？并简要阐述制定该项法律对健康管理的意义。您认为健康管理法律、法规尚需从哪些方面予以完善？

（熊常初）

第十章

心理健康管理

学习目的

通过对本章的学习，不仅要明了心理健康管理的重要性，还要深入了解心理健康、心理健康评估、心理咨询的具体内容，及其在心理健康管理中的独特位置。

学习要点

心理健康的定义、特征和标准；心理健康评估的目的、内容及方法；心理咨询的内涵、形式与目标及基本原则、心理健康管理的内涵和流程等。

第一节 心理健康概述

从广义上讲，心理健康是指一种高效而满意的、持续的心理状态。从狭义上讲，心理健康是指人的基本心理活动的过程，其内容完整、协调一致，即认识、情感、意志、行为、人格完整和协调，能适应社会的发展，与社会保持同步。

一、心理健康的渊源

我们的祖先很早关注到了心理健康问题。《灵枢·本藏》记载："志意和则精神专直，魂魄不散，悔怒不起，五藏不受邪矣。"直接指出了精神心理因素对健康的重要作用，成为现代心理健康管理的重要来源。

（一）心理健康问题的提出

早在中医经典著作《灵枢·本神》中就专门指出调节心理养生的准则："故智者之养生也，必顺四时而适寒暑，和喜怒而安居处"；《灵枢·本神》中就有五脏藏精神的记载，认为"肝藏魂，脾藏意，心藏神，肺藏魄，肾藏志"。进一步指出了调整精神对生理健康的直接作用。

心理健康问题在西方也有历史，美国心理学家艾宾浩斯有一句名言：心理学有一个很长的过去，但却只有很短的历史。心理学自古希腊时期开始，一直延续到19世纪上半叶，是在其他学科尤其是哲学、生物学和生理学的怀抱中孕育和发展的。今天，心理学已经成为一门独立的、应用广泛的学科，心理健康问题也日益受到社会的广泛重视。

笔记

（二）心理因素能够对机体生理活动产生影响

心理因素能够对机体生理活动产生影响已成为不争的事实。现代心理生物学家分别从不同的角度对这些影响、表现及产生机制进行了研究与阐述，其代表人物有沃尔夫、别赫切列夫、巴甫洛夫、坎农-巴德等。

1. 沃尔夫的心理应激理论　美国的沃尔夫（H. G. Wolff）是心理生物学研究的代表人物，他经过三十多年的实验室以及临床观察和研究，观察情绪因素对胃的运动、张力、黏膜血管舒缩和分泌的影响，发现在情绪愉快、愤怒或仇恨时，黏膜血管充盈，分泌增加；而在忧郁、自责时，黏膜苍白，分泌减少，运动也受到抑制。他认为这些生理和病理变化是心身疾病结构性改变的前驱。他支持不同的心理刺激能激发全身性非特异性心理应激反应的理论。

2. 别赫切列夫的反射学理论　别赫切列夫于1885年在喀山建立了俄国第一个心理生理学实验室，针对主观心理学提出“客观心理学”思想。他认为不仅应把心理理解为主观的东西，而且还要理解为客观的东西，理解为脑的物质过程。个人的精神生活可成为主观心理学的研究对象，而涉及其他人的情况，只能研究其在外界作用的影响下发展起来的内部过程的外部表现。

3. 巴甫洛夫的情绪理论　巴甫洛夫认为，人和动物的心理活动，包括人的一切智慧、行为和随意运动，都是在非条件反射基础上形成的条件反射。他把条件反射视为机体与外部世界相互作用的要素，强调一切主观活动都是由客观外界所决定的，坚持机体与环境、心理与生理、主观与客观的辩证统一。

此外，美国著名生理学家坎农提出的情绪丘脑学说、加拿大生理学家塞里提出了应激适应机制学说、美国精神病学家和内科学教授恩格尔提出的心理应激观点也备受关注。

二、心理健康的内容

关于什么是心理健康，国外学者多有表述。英格里士（English. H.B）认为：“心理健康是指一种持续的心理情况，当事者在那种情况下能作良好适应，具有生命的活力，而能充分发展其身心的潜能；这是一种积极的丰富情况，不仅是免于心理疾病而已。”

（一）心理健康的定义

1946年召开的第三届国际心理卫生大会将心理健康定义为：“在身体、智能及情感上与他人的心理健康不相矛盾的范围内，将个人心境发展成最佳的状态。”1946年，世界心理卫生联合会则将心理健康定义为：“身体、智力、情绪十分调和，适应环境，人际关系中彼此能谦让，有幸福感，在工作和职业中，能充分发挥自己的能力，过着有效率的生活”。

综上所述，可将心理健康概念定义为：广义的心理健康是指一种高效而满意的、持续的心理状态。在这种状态下，人能做出良好的反应，具有生命的活力，而且能发挥其心身潜能。狭义的心理健康是指人的心理活动和社会适应良好的一种状态，是人的基本心理活动协调一致的过程，即认识、情感、意志、行为和人格完整协调。

（二）心理健康的特征

我国学者王效道等认为心理健康具有如下特征：智力水平处在正常值范围内，并能正确反映事物；心理与行为特点与生理年龄基本相符；情绪稳定；积极与情境适

笔记

应，心理与行为协调一致；社会适应，主要是人际关系的心理适应协调；行为反应适度，不过敏、不迟钝，与刺激情境相应；不背离社会行为规范，在一定程度上能实现个人动机并使合理要求获得满足；自我意识与自我实际基本相符，“理想我”和“现实我”之间的差距不大。

个体能够适应发展着的环境，具有完善的个性特征；且其认知、情绪反应、意志行为处于积极状态，并能保持正常的调控能力。生活实践中，能够正确认识自我，自觉控制自己，正确对待外界影响，使心理保持平衡协调，就已具备了心理健康的基本特征。

1. 自我评价正确　一个心理健康的人能正确认识自己，能悦纳自我。即对自己的能力、性格和优缺点能做出恰当的、客观的评价。而一个心理不健康的人则缺乏自知之明，并且总是对自己不满意。

2. 人际关系和谐　心理健康的人乐于与人相处，不仅能接受自我，也能接受他人、悦纳他人，能认可别人存在的重要性和作用。同时，他也能为他人所理解，为他人和集体所接受，人际关系和谐。

3. 社会适应良好　心理健康的人能面对现实，接受现实。并能能动地去适应现实，进一步地改造现实，而不是逃避现实；对周围事物和环境能做出客观的认识和评价，既有高于现实的理想，又不会沉湎于不切实际的幻想与奢望；对生活、学习和工作中的各种困难和挑战都能妥善处理。心理不健康的人往往以幻想代替现实，逃避现实，没有足够的勇气去接受现实的挑战；总是抱怨自己“生不逢时”或责备社会环境对自己不公而怨天尤人，无法适应现实环境。

4. 意志品质健全　意志是人在克服困难达到预定目标的行动中表现出来的对客观现实的能动反映，是个性重要的精神支柱。它具有自觉性、果断性、坚韧性和可控性特征。健康的意志应该具有目的性，即能自觉地确定行为的目的。在制订和执行计划时，能集思广益，不轻信盲从；在需要做出决定时，能当机立断、毫不犹豫；意志应具有坚韧性，既能持之以恒，又能知通达变；意志应具有自制性，即为了达到目的而能控制一时的感情冲动和约束自己的言行。

5. 情绪积极稳定　情感是人脑对客观现实与人的主观需要之间关系体验的反映。心理健康者的愉快、开朗、满意等积极情绪总是占优势，虽然也会有悲、忧、愁、怒等消极情绪体验，但一般不会持续太久，自己善于调节和控制情绪，既能适度克制又能合理宣泄，情绪反应和现实环境相适应。

6. 人格和谐完整　人格是个体比较稳定的心理特征的总和。人格完整是指一个人具有健全统一的人格，即个人的所想、所说、所做都是协调一致的。具有正确的自我意识，待人接物能采取恰当灵活的态度和方式，对外界刺激的认识和行为反应合理、适度；能够与社会的步调一致，能与现实保持良好的接触。

7. 心理行为符合年龄特征　不同年龄阶段的人有不同的心理和行为，心理健康者应具有与多数同龄人相符合的心理行为特征，如果严重偏离，就是不健康的表现，如少年儿童圆滑世故、成年人天真幼稚等。此外，人的心理行为也应与其性别特征大致相符，如果男性过于女性化则易造成其社会性别角色的反差和冲突，难以适应社会和群体。因此，心理行为符合年龄及性别特征亦是心理健康的一项基础性指标。

8. 智力正常　智力是人的观察力、注意力、想象力、思维力和实践活动能力等的

笔记

综合。智力正常是人们学习、生活与工作的基本心理条件，也是个体适应周围环境变化所必需的心理保证。

（三）心理健康的标准

心理学家认为，人的心理健康包括以下七个方面：智力正常、情绪健康、意志健全、行为协调、人际关系适应、反应适度、心理特点符合年龄。了解什么是心理健康，对于增强与维护人们的整体健康水平有重要意义。掌握了健康标准，以此对照自己，进行心理健康的自我诊断。发现自己的心理状况某个或某几个方面与心理健康标准有一定距离，就有针对性地加强心理锻炼，以期达到心理健康水平。如果发现自己的心理状态严重地偏离心理健康标准，就要及时求医，以便早期诊断与治疗。

美国心理学家马斯洛和米特尔曼提出的心理健康的十条标准被认为是“最经典的标准”：①充分的安全感；②充分了解自己，并对自己的能力作适当的估价；③生活的目标切合实际；④与现实的环境保持接触；⑤能保持人格的完整与和谐；⑥具有从经验中学习的能力；⑦能保持良好的人际关系；⑧适度的情绪表达与控制；⑨在不违背社会规范的条件下，对个人的基本需要作恰当的满足；⑩在不违背社会规范的条件下，能作有限的个性发挥。

除此之外，也有心理学家把心理健康总结为“六大维度”，即：自我意识正确；人际关系协调；性别角色分化；社会适应良好；情绪积极稳定；人格结构完整。

第二节　心理健康评估

医学模式的转变使人们意识到人有两个层面的属性，一是生理层面，二是心理、社会、文化层面。人的生理健康与其心理、社会功能是密切相关的，这就意味着健康管理评估必须包括另一个方面，即心理、社会和文化方面的评估。伴随着心理健康问题的提出，心理健康管理的发展，心理健康评估也应运而生了。

一、心理评估的目的

作为心理健康管理的重要组成部分，心理评估的主要目的是对受评估者在疾病发展过程中的心理活动进行评估，以了解其在自我概念、认知水平、情绪与情感等方面现存的或潜在的健康问题，及其压力源、压力反应与应对方式，以制订有针对性的健康管理计划。

二、心理健康评估的内容

人的心理活动包括内在的和外在的两个部分。内在的心理活动是人脑对客观现实的反映过程，主要包括认知、情感和意志。认知是人认识、思维、记忆、理解、判断和推理的过程，反映人们的思维能力。人们对所有属于自己的身心和社会状况的认识又构成人的自我概念。人们在认识客观事物和自己的过程中所持的态度，使人们体验到喜悦、悲哀、恐惧等各种情绪与情感。此外，人在与社会及其周围环境相互作用过程中还有许多外在心理活动，如压力与应对。

（一）区分心理健康与否的原则

1. 心理与环境的同一性　心理是客观现实的反映，任何正常的心理活动和行为，

笔记

无论形式或内容均应与客观环境（自然环境与社会环境），特别是社会环境保持一致，即具有同一性。

2. 心理与行为的整体性　一个人的认知、体验、情感、意志、行为在自身应是一个完整和协调一致的统一体。这种整体性是确保个体具有良好社会功能和有效进行活动的心理基础。例如，高兴时应有愉快的情绪体验及相应的愉快表情，并以积极的语言和行为来表达，否则就是异常的心理状态。

3. 人格的相对稳定性　人格是一个人在长期的生活过程中形成的独特的心理特征。这种心理特征形成之后就具有相对的稳定性，并显示出区别于他人的独特性，在没有重大变故的情况下，一般不易改变。

（二）心理健康的评估标准

心理健康评估在不断发展中已经逐步建立了自己的标准，心理学家主要通过如下几个方面来判断个体的心理健康状态。

1. 适应能力　对环境（自然环境、社会环境、个体内环境）的适应能力是人赖以生存的最基本条件。“适者生存”是生物进化的普遍规律。这种适应能力不仅包括被动地适应，还包括主动适应，是判断人的心理健康水平的重要标志。

2. 耐受力　耐受力是指一个人对挫折或压力的承受力、抵抗力。不同个体的耐受力各不相同，对挫折或压力的反应也各不相同。人的耐受力除了受先天素质如神经系统的类型及活动特点的影响以外，更重要的是与个体的人格特征及认知能力有关。心理耐受力的提高，应是在理性思维与信念的指导下，在顺境与逆境反复交替的锤炼中实现的。

3. 控制力　人对自己的情绪、情感、思维等心理活动是可以自觉地、能动地加以控制和调节的。当一个人在任何情况下都能做到思维敏捷、举止得体、表达流畅、情感表达恰如其分，就说明他的自我控制和调节能力处于较高状态。

4. 意识水平　意识水平的高低可以从许多方面来度量。临床上多以注意水平为客观指标。注意力不易集中往往是某种精神疾病的先兆。当人不能专注于某项工作，不能专心思考问题，注意力涣散时，就应引起重视。注意力不集中程度越高，心理健康水平就越低。

5. 社会交往能力　个体心理活动的产生和维持，离不开社会交往。如果一个人与他人不相往来、孤独冷漠、自我中心，或毫无选择地泛泛而交，或过分热情、兴奋都是心理不健康的表现。具有良好社会人际关系的人，心情舒畅、精神振奋，无疑有利于个体的身体健康。

三、心理评估的方法

一般而言，心理评估的方法包含会谈法、观察法、心理测量法等。

（一）会谈法

会谈为发生在健康管理者和服务对象间有目的的沟通过程，分为正式会谈和非正式会谈两种。①正式会谈：是指事先通知对方，按照预定的访谈提纲有目的、有计划、有步骤的交谈。②非正式会谈：为日常生活或工作中个体间的自然交谈。会谈法是心理评估最基本的方法，通过会谈可使交谈双方建立相互合作和信任的关系，以及获得患者对其心理状况和问题的自我描述。

笔记

（二）观察法

观察法是指评估者直接观察和记录患者的行为与表情，从而获得心理健康资料的方法。

1. 自然观察　是指在自然条件下，根据观察目的及观察者的经验对患者心理活动外在表现进行观察。自然观察可观察到的行为范围较广，但需较多的时间与患者接触，同时需具备较为深刻的洞察力。

2. 控制观察　又称为实验观察。是指在特殊实验环境下观察个体对特定刺激的反应，需预先设计并按既定程序进行，每一个体都接受同样的刺激。因实验条件、实验环境和程序中的人为因素，以及受试者意识到正在接受试验，可能会干扰实验结果的客观性。因此，心理评估以自然观察法为宜。

（三）心理测量法

心理测量是心理评估常用的标准化手段之一，所得到的结果亦较为客观和科学。

1. 心理测量法　指在标准情形下，采用统一的测量手段如器材，测试患者对测量项目所做出的行为反应的方法。通过测量可了解患者心理活动的规律和特征。心理测量是心理评估最重要的内容之一。

2. 量表测量法　指用一套预先已标准化的测试项目（量表）来测量某种心理品质。按测试项目的编排方式可将量表分为二择一量表、数字等级量表、描述评定量表、Likert评定量表、检核表、语义量表及视觉类似物量表等7种。量表的基本形式包括自评和他评，自评可较真实地反映患者内心的主观体验；他评则是评定者对被评者心理反应的客观评定。

（四）医学检测法

医学检测法包括对患者进行的体格检查及各类实验室检查，如测量体温、脉搏、呼吸压，测定血肾上腺皮质激素浓度等。检测结果可为心理评估提供客观资料。

（五）问卷法

在许多情况下，为了使调查不至于遗漏重要内容，往往事先设计调查表或问卷，列好等级答案，当面或通过邮寄供被调查者填写，然后收集问卷对其内容逐条进行分析等级记录并进行研究。问卷调查的质量取决于研究者事先对问题的性质、内容、目的和要求的明确程度，也取决于问卷内容设计的技巧性以及被试的合作程度。

四、心理评估的注意事项

1. 重视心理评估在健康评估中的意义　心理评估的资料对于制订个性化的健康管理措施十分重要。如对患者认知水平的评估，有利于指导医师选择合适的健康教育方式；评估患者的情感与情绪，可明确患者是否处于接受护理的良好心理状态等。因此，心理评估应及时、全面和准确，切不可因强调生理评估而被忽略或流于形式。

2. 以患者目前的心理状态为重点，与生理评估同时进行　在心理评估过程中，应着重患者目前的心理状况。心理评估亦不应与生理评估截然分开，评估者可在进行生理评估的同时，通过观察患者的语言和行为，收集其心理活动的资料。

3. 注意主观和客观资料的比较　评估者应通过同时收集主、客观资料并进行比较来推论患者的心理功能。如评估患者有无焦虑时，评估者不能仅依据其“我感到最

笔记

近容易紧张、着急”的主诉即下结论，应综合观察到颤抖、快语、面色潮红等与焦虑有关的生理反应行为进行判断。

4. 避免评估者态度、观念、偏见对评估结果的影响 较之生理评估，心理评估具有较强的主观性，其结果易受到评估者的态度、观念和偏见等的影响。此外，心理评估方法和技巧尚处于探索和发展中，远不如生理评估成熟和易于掌握。因此，在对患者做心理评估时应特别注意所选评估手段的针对性和有效性，充分考虑到被评估者的个体差异，尽量避免评估者自身的偏见，只有这样，才能做出有价值的评估。

第三节 心理咨询和心理健康管理

心理咨询作为一项专业的助人工作，是社会发展的产物。以帮助来访者减轻或减少生活的烦恼，改善其生活状态，解决其所遇到的困扰或危机，提高其解决问题的能力和增进心理健康，促进其人格的成熟和发展为目的，是心理健康管理过程中的重要一环。

一、心理咨询概述及内涵

心理咨询（counseling）最早应用于 20 世纪初，为人们选择职业提出有价值的建议，以后心理咨询广泛应用于各行各业。现代心理咨询，从对正常人的指导和帮助到对心理疾病患者的心理治疗，涉及教育辅导、心理健康咨询、婚姻家庭咨询等各个方面。咨询心理学始终遵循着是教育而不是临床治疗或医学的模式。

（一）心理咨询的定义

“心理咨询”一词既可以表示一门学科，即“咨询心理学”；也可以表示一种工作，即心理咨询服务。

目前，研究者和咨询专家对心理咨询的功能、性质、内容及方法论等认识、看法仍存在不同观点，但一般心理咨询工作具有以下几个特征：心理咨询是建立在一种特殊的人际关系基础上的工作；心理咨询工作是运用心理学知识、方法和技术的一种专门活动；心理咨询工作是通过言语等手段对来访者给予指导、帮助的过程。

（二）心理咨询的内容

从国内外广泛开展的心理咨询来看，心理咨询内容一般包括三方面：①心理障碍咨询：帮助有障碍的来访者挖掘病源，寻找对策，消除痛苦；②心理适应咨询：对来访者在学习、工作、人际关系等方面的适应不良提供帮助；③心理发展咨询：帮助来访者增强认知能力、社会适应能力，挖掘自身潜力，促进全面发展。

（三）心理咨询的对象

心理咨询是由受过专门训练的咨询专家与接受心理援助的来访者构成的特殊人际关系。通过对前文心理咨询定义的认识和理解，可以看出心理咨询的对象是处于“浅灰色”的人群。

二、心理咨询的形式和目标

心理咨询常因时间、地点和对象的不同而采用不同的形式。根据咨询途径为划分标准，可分为门诊咨询、电话咨询、信件咨询、专栏咨询、现场咨询；根据咨询人数

笔记

为划分标准，可分为个体咨询和团体心理咨询；根据咨询的直接程度可分为直接咨询、间接咨询。心理咨询的终极目标和具体目标，都是要促成来访者在心理和行为方面的积极改变，接近心理健康，最终达成自我实现。

（一）心理咨询的形式

1. 以咨询途径为标准划分

（1）门诊咨询：在专门的心理咨询机构或医院的心理咨询门诊进行，心理咨询人员与来访者采取面对面的方式交谈，详细了解、分析来访者的心理问题，门诊咨询能够更深入地为来访者提供有效的帮助，是一种首选的心理咨询方法。

（2）电话咨询：利用电话通话的方式对来访者给予劝告、安慰或鼓励、指导。由于电话咨询的方便性、快捷性，深受来访者的喜爱。这种形式在国外的主要功用是心理危机干预，因此常被称为“希望线”“生命线”。

（3）信件咨询：以通信的方式进行咨询，来访者来信提出自己要求咨询的问题，心理咨询师给予回信答复，其优点是不受居住条件的限制，但咨询效果会受来访者的书面表达能力、理解力和个性特点的影响。

（4）专栏咨询：在报纸、期刊、电台、电视台和网络开辟心理咨询专栏，对读者、听众、观众提出的典型心理问题进行公开解答。优点是受益面广，具有治疗与预防并重的功能；缺点是存在模糊、浅露、泛泛而论的情形。

心理咨询形式还包括便于心理咨询机构的专职人员深入到基层或来访者生活的现场咨询，还有能够真正毫无顾忌地倾诉自己的隐私的网络咨询。

2. 以咨询人数为标准划分

（1）个体咨询：个体心理咨询是心理咨询的主要形式，一般意义上的心理咨询就是指个体心理咨询。一对一的面谈咨询是最常见、最主要的方式。

（2）团体心理咨询：团体心理咨询的产生基于这样一种背景，即实际生活中，人类的许多适应或不适应、心理健康或障碍往往起源于人际关系中，发展于人际关系中，转变于人际关系中。所以，团体心理咨询认为，人的心理发展乃至一切发展都与社会环境有关，人的许多心理问题也是根源于各种人际关系中。从而通过团体人际交互作用的方式，模拟社会生活的情境，来促进个体的自我认识、自我调整、自我发展，是一种有针对性的咨询理论和方法。

此外，按照咨询的直接程度划分可以分为直接咨询和间接咨询。

（二）心理咨询的目标

心理咨询的目标可以分为终极目标和具体目标。

1. 心理咨询的终极目标　终极目标是促进个体的健康成长，通过对具体问题的咨询或辅导，达到增强心理素质、增进身心健康的目的。这里的成长，是心理学意义上的人格成长，它含有心理成熟、增强自主性和自我完善的意思。心理咨询的终极目的是助人自助，帮助来访者认清自己的问题所在，正确处理所面对的问题，解除心理“疙瘩”，并且在以后遇到类似的问题时不再咨询就能独立处理。因此，心理咨询给人带来的是快乐、升华的感觉，能够使人开心、愉悦，使人不断认识自我、开发自我、激励自我，是寻找精神家园、享受人生快乐的过程。

2. 心理咨询的具体目标　在心理诊断的基础上，根据来访者的具体心理问题确定具体咨询目标。特别是人际关系、学习、自我和适应问题。

笔记

（1）了解来访者的咨询目标：由于咨询师和来访者所设定的目标可能不一致，因此咨询师需要了解来访者的期望和目标，探讨与咨询师目标不一致可能的原因。

（2）确定咨询师的目标：心理咨询的本质是帮助来访者从自卑和迷茫中解脱出来。心理咨询不是要替人决策，而是帮人决策；避免依赖他人，增强个人的独立性与自主性；心理咨询不仅帮助人成长，也帮助自己成长。

心理咨询人员要使来访者从挫折中认真反省，总结经验教训，增强生活智慧，以便能够更好地应付日后生活中可能出现的各种不快经历。

三、心理咨询的基本原则

在心理咨询过程中咨询师需要遵循心理咨询的基本原则，这些原则对所有的咨询形式适用，是心理咨询有成效的保证。

（一）保密原则

保密是心理咨询最根本的原则和首要前提。来访者在咨询过程中常常暴露个人隐私，或是对别人的看法，或者是一些人生重大抉择，或者一些不得体、不道德的事情，或者不吻合社会的主流文化或价值观，不希望被众人知晓，或者被某个特定的人知道。保密原则是指对咨询中获得的关于来访者所有资料都是保密的，除了咨询师外，其他人无权了解。即使是来访者最近的亲人或配偶，未经来访者的授权，也不可以泄露。需要经过来访者同意，才可以把资料提供给相应的人或部门。

（二）避免双重关系的原则

咨询关系是一种特殊的、建设性的人际关系。对于来访者来说，咨询应处于一个安全、温暖、可以倾诉心曲的环境，对来访者没有威胁。当咨询师和来访者既是咨询关系，同时在生活中又有其他的关系如同事、亲人、同学等时，咨询师和来访者就具备了双重关系。如果咨询师认识来访者，对来访者已有的喜欢或讨厌的倾向，会使咨询师失去客观公正的立场。这种情况下，两者就不能建立咨询关系，这就是避免双重关系的原则。

（三）促进成长的非指示性原则

咨询师在临床实践中，常常遇到来访者自身不做努力，却要求咨询师给出解决办法。如果事情没有改变，认为咨询师水平不高，这是对心理咨询不恰当的期望。心理咨询的目的是激发和调动来访者改善的动机和潜能，以消除或缓解来访者心理问题与障碍，促进其人格的成熟和发展，促进其内在心理机制的恢复，提升来访者的能量，使来访者有能力解决自己的问题。而达到上述目标的方法是建立一个非指示性的咨询关系，这就是促进成长的非指示性原则。

（四）情感限定原则

当咨询师和来访者建立了咨询关系后，咨询师和来访者不可以在咨询规定的角色、时间和场合以外发生联系。如咨询师不可以接受来访者的礼物，不可以接受到访者的邀请参加私人活动，不可以在规定的时间和场合以外的地方接受咨询，尤其不可以与来访者发生情感联系，以保证咨询关系的质量。

此外，心理咨询还包括咨询时间地点限定原则、为有咨询意愿的人服务原则等。咨询师应遵守一定的时间和地点限制；只有当来访者自己有意愿来咨询时，才可能发生。

四、心理咨询的程序

一般来说，门诊咨询的程序包括：挂号，填写医学心理咨询记录卡与普通门诊卡；咨询开始时，先由来访者陈述要求咨询的主要问题。咨询者要注意把问题性质弄清楚，并进行必要的躯体与心理检查，或作SCL-90等量表评定，做出初步诊断。确定处理原则后，如需要补充，嘱来访者进一步提供材料。如果诊断明确，则可提出咨询意见。问题复杂需进行系统性心理治疗者，则宜分阶段进行。

心理咨询是一个帮助人适应和发展的过程，咨询员在整个咨询过程中应以敏锐的感受性和洞察力深入了解对方。同时还需要对他们尊重、接纳和关注，使他们的潜能得以展现。

个别直接心理咨询的基本过程可以分为四个阶段：准备阶段、探讨反应阶段、行动阶段和发展阶段。

（一）准备阶段

第一阶段是咨询员和来访者建立良好关系的开端。关注和聆听是咨询员在这个阶段的重要工作。除了对于来访者的表情、姿势、神态、举止、动作等身体外表方面的关注之外，也需要关注他们的心理状态，如情绪、语言、思维等。同时还需要十分留意地去聆听来访者的言语表达，包括语音、语调和用词等。鼓励他们用语言和非语言的表达方式来表达他们的心声，表达他们所关心的事物和切实的愿望。

（二）探讨反应阶段

在咨询的第二阶段咨询员应该着重做好两方面的工作，一方面是探讨来访者的反应方式，即在仔细地聆听的基础上和来访者探讨他们所持的反应方式和何为合理的反应方式。另一方面是帮助来访者了解自我，使他们对自己的问题有全面的了解和认识，并能确切地表述和阐明自己切实存在的问题和困难。咨询员在这阶段中所采用的技术不仅是对来访者身心方面的关注，还需要与他们澄清和确认客观存在的矛盾和困扰。如果在此阶段能找到来访者的问题症结，那么就能较顺利地进入第三阶段。

（三）行动阶段

行动阶段是咨询中最重要的阶段，因为来访者正是在此阶段开始转变自己，获得适应和发展。咨询员应该把求得这种改变和发展作为此阶段的工作目标。咨询员可以从以下几方面着手，帮助来访者具体地实施转变：①帮助来访者了解和意识自己的价值观；②改变和矫正功能失调的信念；③设定自己的短期目标和长期目标；④分析和评价现实环境中存在的阻力和动力；⑤做出如何付诸行动的决定；⑥选择能够达到目标的行之有效的途径和方法，并制订行动步骤；⑦激励来访者，从有决心到有实际的行动；⑧通过进度评估，肯定来访者付出的努力和取得的成绩，并检查是否有新的阻力和困难，求得社会各方的支持，适当修正努力的方法和进程。

一般情况下，当第三阶段的会谈结束时应该完成常规的心理咨询工作。如果来访者对自己的成长发展有很高的期望，主动要求咨询员继续指导，力求深度发展，咨询工作就需要进入发展阶段。

（四）发展阶段

发展阶段的目标是使来访者做较大幅度的改变，求得全面的发展和成长。因此

笔记

咨询员的工作重心应放在对来访者进一步评估进度、督导和鼓励支持上。所用的技术是关注聆听、探讨反应和评估激励等。

五、心理健康管理分类及内容

心理健康管理就是应用心理学知识和现代信息技术从多角度来系统地关注和维护管理对象的心理健康的过程，是对特定的个体或人群进行适时动态全面收集心理健康信息，及时有效地分类处理的过程。

（一）心理健康管理的主体

心理健康管理是一个过程，其主体可以是心理咨询师、也可以是从事心理健康管理工作的相关人员。他们能够完成针对整个心理健康管理过程的各个环节的指导。

（二）心理健康管理的分类

由于管理的连续性以及健康管理的对象特点，心理健康管理的内容可以划分为如下两类：

1. 特定人群心理健康管理　健康管理者可以针对群体开展有序的心理健康管理工作。首先，针对特定的人群可以开展心理健康普查，了解人群的心理健康状况，以及特定环境对个体心理的影响。其次，针对特定人群也可以进行开放式心理辅导，包括匿名电话辅导、心理健康知识普及等。

2. 封闭人群实名制心理健康管理　健康管理者也可以针对封闭人群开展实名制心理健康管理，适时动态全面收集心理信息，及时有效地分类处理。

（三）心理健康管理的流程

1. 建立档案，实施监控　通过构建心理健康档案，定期实施压力监控及压力预警，界定心理健康状况。

2. 开展个性化心理健康指导　依据监控的心理状况，在此基础上推荐个性化的教育培训、互动交流、自助调适和心理咨询服务，通过积极参与、主动互动，维护和提高身心健康，这是个人持续发展的保障，也是组织发展的决定推动力。

举例：

2004 年 2 月，云南大学学生马加爵，只因为与同学有一点点积怨，便产生了杀人的念头，挥起可怕的铁锤残暴杀死 4 名同学，之后畏罪潜逃，此事件震惊全国。

2004 年 5 月，江西某学院临床医学专业 2000 级学生薛某，手持水果刀，在 1 小时内连刺 7 人，造成两名女子死亡、5 名男子受伤的恶性犯罪事件。

2006 年 7 月，北京某重点大学拥有双博士学位的蒋某，在加拿大跳桥死亡，原因是不堪承受生命之“重”。

2007 年 2 月 1 日，在清华大学紫荆学生公寓二号楼，一名男子被发现躺在楼下，满身是血。后经证实，该男子为自动化系的本科大四学生。据许多同学反映，每到考试期间他们都非常紧张，因为如果成绩不及格的话，将拿不到学位证。特别是大四的学生，连重修的机会都没有了。事后通过成绩查询，发现这名自杀的学生有几门课不及格，直接影响到他领取学位证。

当你读完以上案例后，你是否为以上大学生断送年轻的生命而感到惋惜？上述案例都透视出大学生内在心理结构方面，包括认知和情绪方面以及行为、个性、人际关系和人生观等方面存在的问题。

笔记

学习小结

1. 学习内容

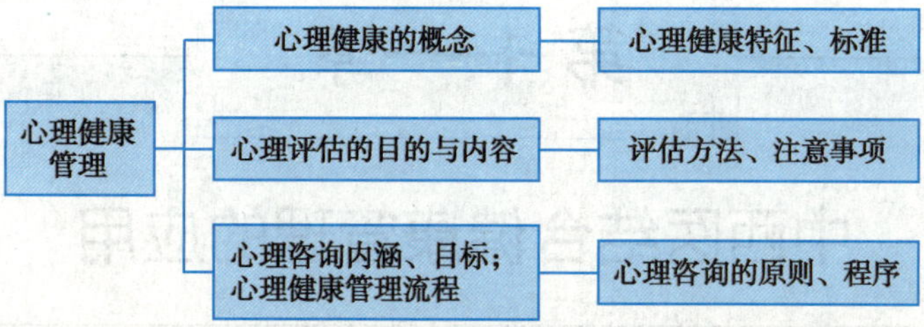

2. 学习方法　本章应结合心理学知识收集心理健康管理的资料，利用心理咨询管理模拟的方法帮助理解心理健康管理的技术及应用，以此理解心理健康管理的意义方法。

复习思考题

1. 简述心理健康的定义、特征和标准。
2. 心理健康评估的方法有哪些？最常用的有哪些？
3. 心理咨询内容包括哪几个方面？心理健康管理流程是什么？

（冯丽娟）

第十一章

中西医结合健康管理的应用

学习目的

通过学习亚健康的健康管理、慢性病危险因素、慢性非传染性疾病与重点人群的健康管理，掌握亚健康及慢性病危险因素的管理，学会整合运用健康管理的原则及方法，为健康管理应用实践奠定基础。

学习要点

亚健康的概念、成因与主要表现、常见人群、诊断和防控；慢性病常见的危险因素；危险因素的健康管理方法；常见慢性非传染性疾病的诊断、治疗目标和管理策略；重点人群的特点和健康管理要点。

第一节　亚健康的健康管理

亚健康状态是20世纪后国际医学界的医学新视角，是人们在身心、情感方面处于健康与疾病之间的健康低质量状态与体验，又称“次健康”“病前状态”“亚临床状态”“第三状态”或“灰色状态”，是非器质性改变或未确诊为某种疾病，但身体出现功能上的变化的状态。处于亚健康状态的人主观、心理上有许多不适的体验，机体上呈现活力降低、各种反应能力和适应能力不同程度的减退状态，但却没有器质性改变。健康、亚健康、疾病这几种状态都是动态发展、互相转化的，不是一成不变的，掌握亚健康的相关内容，减缓或阻止亚健康状态过渡到疾病状态，促进亚健康状态转向健康状态，提高人群亚健康意识和防控已经显得十分重要和迫切。

一、亚健康的概念

亚健康(subhealth)是指人体处于健康和疾病之间的一种状态。处于亚健康状态者，不能达到健康的标准，表现为一定时间内的活力降低、功能和适应能力减退的症状，但不符合西医学有关疾病的临床或亚临床诊断标准。

二、亚健康状态的现状

WHO一项全球性调查表明，处于真正健康状态的人仅占5%，处于疾病状态的人

笔记

占 20%，而 75% 的人处于亚健康状态，处于亚健康疾病状态的人口在许多国家和地区呈上升趋势。

在国际上，自从提出亚健康的概念之后，就开始了对亚健康状态的研究、治疗，目前已经进入了空前活跃的阶段，并被普遍视为“关心人类身心运动”的重要部分，很多国家进行了动态追踪研究。尤其是较早关注亚健康问题的美、日两国，针对亚健康状态中最普遍的慢性疲劳综合征（chronic fatigue syndrome，CFS），率先制订了诊断标准，对 CFS 的研究也走在前列。研究结果显示 CFS 的发生发展与病毒感染、免疫系统功能紊乱、神经内分泌代谢失调等多方面有关。目前美国、澳大利亚、英国、日本等各国在 CFS 诊断标准上都有一定的区别，至今世界上没有统一的诊断标准。由于导致亚健康的原因一直未彻底明确，在确定其治疗方法上缺乏针对性，只能对症治疗，如小剂量药物改善睡眠、增强免疫系统功能和抗疲劳等。目前，对亚健康状态的研究受到预防医学、社会学、心理学等多学科的广泛关注，所使用的研究方法也较丰富。现行亚健康研究领域涉及的方法和技术分为微观和宏观两类，微观的实验研究多数是围绕人体整体或脏器结构变化的原因进行探讨，集中在生化检测技术之下的微观生理指标的变化，如红细胞功能变化、免疫状态改变、微循环改变、病原微生物影响等引起人体的功能减退的机制探索。宏观方法又分为基础理论和临床研究两方面。前者一般集中在西医学为基础的疾病前期或潜临床状态的研究，中医治未病理论的内涵研究和延伸发展；后者则有许多流行病学调查研究和临床干预效果的观察，通过流行病学调查可以揭示地区性或特定人群的临床研究和影响因素，临床干预方法多为物理治疗或中医药治疗，体现多种方法综合干预特点，因此其评价研究较为困难。

三、亚健康状态的成因

目前导致亚健康状态的原因尚未完全明确，以下几个方面对亚健康状态影响较大，可视为亚健康状态成因的重要组成部分。

1. 自然环境的影响　经过了几次工业革命，我们的生活条件得到了质的改变，由此带来的问题也不断显现。人们的生活环境在不断变化，大气污染、水源污染、噪声污染、微波、电磁波以及其他化学因素和物理因素污染时刻在危害着我们的健康，成为导致亚健康的高危因素之一。冬季燃煤取暖带来的粉尘污染，以及机动车尾气排放带来的污染成为了 PM2.5 的重要来源。

2. 社会环境的影响　社会环境是危害健康和造成亚健康的重要因素。随着社会环境的不稳定变化，长时间的精神过度紧张极容易导致机体的内分泌、免疫系统的失调，使人体转变为亚健康状态。

3. 生活方式、心理因素的影响　长时期摄入高盐、高脂和高热量的饮食，吸烟饮酒，缺乏锻炼，容易导致机体的各项功能减退。个人不良的生活方式、不规律的作息时间、家庭成员行为方式的互相影响与不健康的心理状态是导致亚健康的重要原因。

四、亚健康状态的主要表现

亚健康状态的表现是多种多样的，躯体方面可表现为疲乏无力、肌肉及关节酸痛、头昏头痛、心悸胸闷、睡眠紊乱、食欲不振、脘腹不适、便溏便秘、性功能减退、怕冷怕热、易于感冒、眼部干涩等；心理方面可表现为情绪低落、心烦意乱、焦躁不安、

笔记

急躁易怒、恐惧胆怯、记忆力下降、注意力不能集中、精力不足、反应迟钝等；社会交往方面可表现为不能较好地承担相应的社会角色，工作、学习困难，不能正常地处理好人际关系、家庭关系，难以进行正常的社会交往等。

根据亚健康状态的临床表现，可以将其分为以下几类：①以疲劳，或睡眠紊乱，或疼痛等躯体症状表现为主；②以抑郁寡欢，或焦躁不安、急躁易怒，或恐惧胆怯，或短期记忆力下降、注意力不能集中等精神心理症状表现为主；③以人际交往频率减低，或人际关系紧张等社会适应能力下降表现为主。

上述3条中的任何一条持续发作3个月以上，并且经系统检查排除可能导致上述表现的疾病者，目前可分别被判断为处于躯体亚健康、心理亚健康、社会交往亚健康状态。临床上，上述三种亚健康表现常常相兼出现。

五、亚健康发生的常见人群及影响因素

不同年龄阶段、不同职业的人群因其生活经历、社会地位的不同，承受的社会和生活的责任和义务不同，加之生理、心理、社会交往对象及范围等方面的差异，使得不同人群亚健康的表现各有特点。以下是常见的亚健康发生人群及影响因素。

（一）不同年龄的亚健康发生的常见人群及影响因素

1. 老年人　老年人的生理功能逐渐衰退，应激能力、承受心理负担和心理压力的能力都有所降低，加之社会角色的转变，工作和生活方式的改变，子女长大离开家庭，以及退休使老年人被排斥在众多经济和社会活动之外。

再者，观念的差异，传统与现代的强烈反差，不能很快地适应日新月异的社会环境，使许多老人感到茫然、无助、无所适从，从而产生烦躁、抑郁、焦虑情绪，缺乏兴趣和满足感。

此外，因老年人特殊的生理情况，其慢性病的发生率相对较高。诸多因素合并作用，使得老年人成为亚健康状态的好发人群之一。

2. 中年人　中年人正面临着事业的发展阶段，又是家庭的经济支柱，同时肩负着照顾亲人的重担，这种双重压力使得中年人繁忙劳碌，心理压力大。

这一时期也是事业和家庭的动荡期，会面临失业、家庭裂解等压力，同时社会交往的增加，使得他们在社会应对上耗费精力，又由于很少有时间与他人交流，中年人内心世界的封闭使他们陷入孤独的心境中，这种孤独感日久会滋生一系列心理问题，如心绪的起伏不定，以及紧张、惊悸、悲愤的情绪造成了中年人行为上的浮躁、焦虑、烦躁和健忘。

另外，中年人的繁忙劳碌使其很少有放松身心的机会，生活起居没有规律，体力和脑力的工作量超过生理和心理能力承受的范围，久而久之导致躯体疲劳、失眠、不同部位的疼痛等身体不适和各种各样心理症状的出现，因此，中年人的躯体亚健康和心理亚健康均表现较突出。

3. 青少年　青年正面临着升学、就业、组建家庭等一系列问题，处于角色转换时期，心理上正面临着各种应激的刺激，承受着各方面的压力，且在意志、品格、思想及观念方面尚处于发展阶段，对于学业、工作、爱情方面的变故还没有良好的心理承受能力。在应激事件的突然或长期刺激后，易出现焦虑、抑郁、恐惧等心理症状表现；青年人自恃精力充沛，不在乎自己的身体及心理健康，久而久之，对身体健康造成很

笔记

大的影响。再者，沉迷于虚拟世界，缺乏外界交流和社会适应能力，所以容易出现生理、心理、社会适应等方面的亚健康表现。

少年身心正处于发展阶段，对是非判断、好坏与否极易受外界因素的影响，同时又承受来自学校和家庭的压力，时常担心自己的功课和成绩能否满足家长和老师的要求。升学的压力、家庭负面的影响，都造成了中学生亚健康状态的出现，出现如精神不振、情绪不稳定、烦躁、注意力不集中、压抑感等心理亚健康表现。还有因缺乏充足的睡眠和良好的膳食搭配等造成的对身体的不良影响。

（二）不同职业的亚健康发生的常见人群及影响因素

1. 教师　教师的职业属性决定了其要扮演多重角色，而教师作为社会生活中的普通一员，又要承担多种社会角色，多方位的角色转换。如果处理失调，就会造成教师的心理矛盾和冲突。如果以教师的角色自居来处理家庭生活中的矛盾，无疑会引发矛盾或不快。

繁重的工作、过大压力也是造成教师亚健康的主要原因。有些教师下班以后也不能彻底"下课"，休息期间经常会接到学生和家长的电话，立即要从休息状态转入工作状态。人事制度改革的不断推进、对教师的从教要求相应的提高，都使教师感到了前所未有的压力。

总之，巨大的压力、社会发展所要求不断的知识更新、深化改革带来的自我调整，使教师职业具有很大挑战性。因职业属性导致的生活不规律、生活方式不科学、缺乏运动、睡眠不足等，都容易使教师产生生理、心理等方面的亚健康表现。

2. 医务工作者　医务工作是充满高度压力的职业，尤其是医院的医师和护士。医学科学高度发达的今天，各种各样新的检查和治疗方法在临床的广泛应用，及大数据时代带来的颠覆性医疗革命，都使许多医师和护士增加了许多的工作量，同时也提出了新的挑战。这就要求医务工作者在完成工作之余，必须不断充实自己。面对患者的性命，医务工作者感到肩上的担子非常沉重，在执行医疗过程中精神高度紧张，担心出现差错事故或医疗纠纷，担心不被患者及家属认同，或遭遇不礼貌的行为，加上医务工作者需要经常值夜班，常常睡眠不足，生活不规律等。这些都是导致亚健康发生的因素。

六、亚健康的诊断与评估方法

在亚健康的判定过程中，可利用现有的医学诊断方法，如病史采集、神经精神状况和整体功能的评定、影像与实验室检查等，为是否存在亚健康及亚健康的分类判断奠定基础。以下是评定亚健康的流程（图 11-1）：

七、亚健康状态的防控

面对目前如此大规模大范围的亚健康人群，预防应当是第一位的，其预防主要有以下几个方面：

1. 树立健康中心观念，提高自我保健意识。
2. 适时缓解过度紧张和压力，防止身心负荷超载和慢性疲劳状态的发生。
3. 顺应生物钟，充分休息和睡眠，是消除身心疲劳、保持良好心态和耐力的重要环节。

笔记

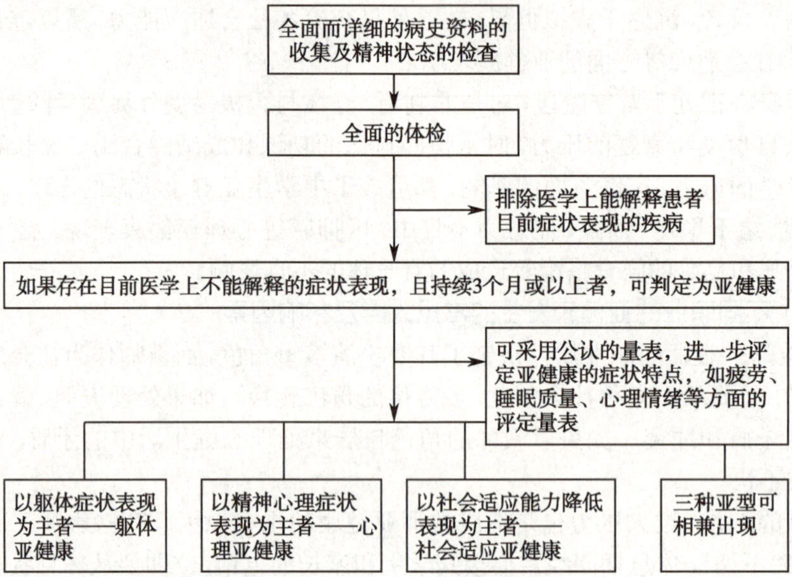

图 11-1 评定亚健康的流程

4. 远离致病危险因子和污染环境。

5. 改变不良生活方式和习惯，从源头上摆脱亚健康对健康的危害。

6. 提高免疫力，全面均衡适量营养。

亚健康状态的临床表现形形色色，复杂多变，也因社会环境、文化差异、家庭背景、教育、年龄、性别等不同因素而有所不同。

中医在长期的临床实践中，总结了调摄情志、适度劳逸、合理饮食、谨慎起居等养生之术，形成了食疗、针灸、推拿、气功、导引、内外药物治疗等多种方法，针对不同的症状设定不同的方案。

第二节 慢性病危险因素的健康管理

慢性病事件的危险因素由不可改变的和可改变的因素组成。按是否可以纠正分为不可改变的危险因素（non-modifiable risks）和可改变的危险因素（modifiable risks）。

不可改变的主要危险因素包括：家族遗传史、老龄化与性别、环境等。

可改变的主要危险因素包括：体重指数（BMI）超标（肥胖或超重）、血压偏高、血糖偏高、血脂异常等，这些因素与我们个人健康状况以及易患慢性病有密切的联系。

一、超重与肥胖

肥胖症是指体内脂肪堆积过多和（或）分布异常，使体重增加（通常标准为超过理想体重的 20% 或以上）的一种慢性代谢性疾病。可引起严重的并发症，如糖尿病、高血压病、睡眠呼吸暂停综合征等。超重与肥胖已成为全球共同面临的重大公共卫生危机，目前在超重与肥胖的管理和治疗上（如生活方式干预、药物治疗及代谢手术等方面）均取得了巨大的进步。

笔记

（一）肥胖症的诊断

肥胖症的诊断主要根据体内脂肪堆积过多和（或）分布异常。

1. 体质指数和分布特征　所有的成年人每年都应行体质指数（BMI）评估，大部分地区以 BMI>25kg/m² 作为超重的标准，东亚、东南亚、南亚人群以≥24kg/m² 作为标准。腰围指数（WC）作为腹型肥胖的危险因素，在 BMI<35kg/m² 的患者亦需要评估。我国以 WC 男≥90cm，女≥80cm 为标准。随着 BMI 和 WC 的增加，肥胖相关并发症的风险也升高。

2. 皮下脂肪堆积程度　由皮脂厚度来估计，25 岁正常人肩胛皮脂厚度平均为 12.4mm，大于 14mm 为脂肪堆积过多；肱三头肌部位皮脂厚度：25 岁男性平均为 10.4mm，女性平均为 17.5mm。

3. 内脏脂肪　B 超、双能 X 线骨密度仪、CT 扫描或磁共振测定。用 CT 扫描或磁共振测定腹部第 4～5 腰椎间水平面计算内脏脂肪面积时，通常以腹内脂肪面积≥100cm² 作为判断腹内脂肪增多的标准。

（二）肥胖症的管理

1. 肥胖症的生活及行为方式治疗　生活方式改善为减肥的起点，最为有效的方法包括膳食、体育活动和行为方式干预，建议为每位减重患者根据具体情况，制订个体化的生活及行为方式治疗方案。

（1）饮食方式改善：减少能量的摄入是减重治疗中最主要的部分，建议每日饮食减少 500～750kcal。富含营养素的膳食结构可提高患者依从性，改善饮食习惯，减轻代谢性疾病的危险因素。对于膳食结构的构成，推荐地中海饮食、低碳水化合物、低脂肪、高蛋白素食，还可考虑配方饮食进行膳食替代。部分患者在医师指导下可予极低卡路里饮食。

（2）体育活动：运动是减重治疗中不可或缺的一部分，可通过减少脂肪成分，增加肌肉含量使机体保持在更健康的状态。初始体育运动的患者，运动量和强度应当逐步递增，最终目标应在每周运动 150 分钟以上，每周运动 3～5 天。针对主要肌群的单一重复训练可有效减少脂肪成分，建议每周 2～3 次，同时需减少静坐。运动生理学者和专业认证的瘦身师参与到体育减重的计划中，根据患者体能情况制订个体化的体育活动方案，可以提高疗效。

（3）行为方式干预：行为方式干预旨在通过各种方式，增加患者肥胖症治疗的依从性，主要包括自我管理、目标设定、教育、解决问题的策略、刺激控制、减轻压力、心理评估、咨询和治疗、认知调整、动机访谈、动员社会支持机构等。

2. 肥胖症的药物治疗　超重与肥胖的药物治疗只是生活行为方式治疗的辅助治疗方法，不应单独应用。

（1）对于冠心病及心律失常的患者，奥利司他和氯卡色林作为首选，而其他药物有潜在影响血压和心率的风险，不建议使用。

（2）慢性肾脏病的患者，在肾病的终末期，不应使用减重药物，部分患者如用药指征很强，可考虑奥利司他和利拉鲁肽，但需警惕草酸盐肾病及呕吐、腹泻，引起容量不足可加重肾损伤。对于轻中度肾功能损害的患者，减重药物可使用，但部分药物需减量，同时密切监测肾功能变化。

（3）严重的肝脏损伤患者，不应使用减重药物。

笔记

(4) 奥利司他、利拉鲁肽有潜在引起胰腺炎的风险，如有急性胰腺炎发作，需立即停药。

(5) 芬特明和纳曲酮不应用于合并青光眼的患者。

(6) 对于妊娠期及哺乳期患者，不能使用减重药物，有怀孕可能的女性应在同时服用避孕药期间使用减重药物。

二、高血压

高血压是指在未用抗高血压药情况下，非同日三次测量血压，收缩压≥140mmHg 和（或）舒张压≥90mmHg。收缩压≥140mmHg 和舒张压<90mmHg 单列为单纯性收缩期高血压。患者既往有高血压史，目前正在用抗高血压药，血压虽然低于 140/90mmHg，也诊断为高血压。根据血压升高水平，又进一步将高血压分为 1 级、2 级和 3 级。

（一）血压水平的定义和分类

详见表 11-1：

表 11-1　血压水平的定义和分类

	收缩压（mmHg）	舒张压（mmHg）
正常血压	<120	<80
正常高值	120～139	80～89
高血压	≥140	≥90
1 级高血压（轻度）	140～159	90～99
2 级高血压（中度）	160～179	100～109
3 级高血压（重度）	≥180	≥110
单纯收缩期高血压	≥140	<90

注：患者的收缩压与舒张压分属不同的级别时，则以较高的分级为准。

（二）高血压危险因素的管理

主要为非药物治疗，包括提倡健康生活方式，消除不利于心理和身体健康的行为和习惯，达到减少高血压以及其他心血管病的发病危险。改善生活方式在任何时候对任何患者（包括血压为正常高值和需要药物治疗的患者）都是一种合理的治疗，其目的是降低血压、控制其他危险因素和并存临床情况。改善生活方式对降低血压和心血管危险的作用已得到广泛认可，所有患者都应采用，具体内容有：

1. 减重　建议体重指数（kg/m^2）应控制在 24 以下。减重对健康的利益是巨大的，如在人群中平均体重下降 5～10kg，收缩压可下降 5～20mmHg。高血压患者体重减 10%，则可使胰岛素抵抗、糖尿病、高脂血症和左心室肥厚改善。减重的方法一方面是减少总热量的摄入，强调少脂肪并限制过多碳水化合物的摄入，另一方面则需增加体育锻炼，如跑步、太极拳、健美操等。在减重过程中还需积极控制其他危险因素，老年高血压则需严格限盐等。减重的速度可因人而异，但首次减重最好达到减重 5kg 以增强减重信心，减肥可提高整体健康水平，减少包括癌症在内的许多慢性病，关键是“吃饭适量，活动适度”。

2. 采用合理膳食

(1) 减少钠盐：WHO 建议每人每日食盐量不超过 6g。我国膳食中约 80% 的钠来

笔记

自烹调或含盐高的腌制品，因此限盐首先要减少烹调用盐及含盐高的调料，少食各种咸菜及盐腌食品。如果北方居民减少日常用盐一半，南方居民减少 1/3，则基本接近 WHO 建议。

（2）减少膳食脂肪，补充适量优质蛋白质：建议改善动物性食物结构，减少含脂肪高的猪肉，增加含蛋白质较高而脂肪较少的禽类及鱼类。蛋白质占总热量 15% 左右，动物蛋白占总蛋白质 20%。蛋白质质量依次为：奶、蛋；鱼、虾；鸡、鸭；猪、牛、羊肉；植物蛋白（其中豆类最好）。

（3）注意补充钾和钙：中国膳食低钾、低钙，应增加含钾多含钙高的食物，如绿叶菜、鲜奶、豆类制品等。

（4）多吃蔬菜和水果：素食者比肉食者有较低的血压，其降压的作用可能基于水果、蔬菜、食物纤维和低脂肪的综合作用。人类饮食应以素食为主，适当且少量的肉量最理想。

（5）限制饮酒：提倡高血压患者应戒酒，因饮酒可增加服用降压药物的抗性。如果饮酒，建议每日饮酒量应少量，男性乙醇摄入不超过 30g，即葡萄酒不超过 150ml，或啤酒不超过 500ml，或白酒不超过 50ml；女性则减半量，孕妇不饮酒。不提倡饮高度烈性酒。

3. 增加体力活动　每个参加运动的人特别是中老年人和高血压患者在运动前最好了解一下自己的身体状况，以决定自己的运动种类、强度、频度和持续运动时间。对中老年人应包括有氧、伸展及增强肌力练习三类，具体项目可选择步行、慢跑、太极拳、门球、气功等。运动强度必须因人而异，按科学锻炼的要求，常用运动强度指标可用运动时最大心率达到 180（或 170）减去年龄，如 50 岁的人运动心率为 120～130 次 / 分，如果求精确则采用最大心率的 60%～85% 作为运动适宜心率，需在医师指导下进行。运动频度一般要求每周 3～5 次，每次持续 20～60 分钟即可，可根据运动者身体状况和所选择的运动种类以及气候条件等而定。

4. 减轻精神压力，保持平衡心理　长期精神压力和心情抑郁是引起高血压和其他一些慢性病的重要原因之一，对于高血压患者，这种精神状态常使他们较少采用健康的生活方式，如酗酒、吸烟等，并降低对抗高血压治疗的依从性。对有精神压力和心理不平衡的人，应减轻精神压力和改变心态，要正确对待自己、他人和社会，积极参加社会和集体活动。

5. 其他方面　对高血压患者来说戒烟也是重要的，虽然尼古丁只使血压一过性地升高，但它降低服药的依从性并增加降压药物的剂量。

三、糖耐量异常

糖尿病高危人群指的是存在糖尿病的一些危险因素，但血糖还未达到糖尿病诊断标准的人群，对于此类人群，如果不对相关危险因素进行干预，极易发展为糖尿病。对于糖尿病高危人群，其血糖水平虽然还没有达到糖尿病诊断标准，但如果不施予相应的临床干预，可致使危险因素进一步发展，致使糖尿病出现。

（一）糖尿病高危人群的评估

成年人（>18 岁）具有下列任何 1 个及以上糖尿病危险因素，即为高危人群：

1. 年龄≥40 岁。

笔记

2. 有糖调节受损(impaired glucose regulation, IGR)史。

3. 超重(BMI≥24)或肥胖(BMI≥28),和(或)中心性肥胖(男性腰围≥90cm,女性腰围≥85cm)。

4. 静坐的生活方式。

5. 一级亲属中有2型糖尿病家族史。

6. 有巨大儿(出生体重≥4kg)生产史或妊娠糖尿病病史的妇女。

7. 高血压或正接受降压治疗者。

8. 血脂异常或正接受调脂治疗者。

9. 动脉粥样硬化性心脑血管病患者。

10. 有一过性类固醇糖尿病病史者。

11. 多囊卵巢综合征患者。

12. 长期接受抗精神病药和(或)抗抑郁药物治疗的患者。

(二)糖尿病高危人群的管理

加强对糖尿病高危人群的生活干预是将其糖尿病风险降低的一个重要方式,而且通过生活方式的干预,还能逆转糖尿病高危人群体内的血糖,使其恢复正常值。健康管理的生活干预措施包括对糖尿病高危人群的膳食指导、体力劳动、减肥和糖分控制。除此之外,医院健康管理人员还需与糖尿病高危人群家属达成一致,通过家庭监督方式,让糖尿病高危患者能够听从医嘱,并与患者家属协商制订家访计划,便于医院人员对糖尿病高危人群病症现状的了解。控制饮食是健康管理生活干预糖尿病高危人群危险因素的一个重要环节。糖尿病高危人群之所以出现糖尿病,大部分情况是饮食过多的动物性脂肪,因此合理的膳食是糖尿病预防和管理的重中之重。

1. 糖尿病高危人群危险因素前期预警　糖尿病前期,如果不对患者加以干预和指导,最后将会导致糖尿病的发生。根据对糖尿病高危人群危险因素的临床研究表明,糖尿病前期易出现糖尿病大血管病变和微血管病变。糖尿病前期的患者只要稍加注意,积极采取一些措施,就能与糖尿病分清界限,延缓糖尿病的发生。对此,健康管理对糖尿病高危人群危险因素干预应该着手于对糖尿病高危人群的血糖、血脂控制上,并对其饮食方面进行健康指导,做好糖尿病高危人群危险因素前期预警工作。

2. 糖尿病健康教育的实施过程　成立糖尿病教育门诊,小组人员包括:全科医师、糖尿病管理护士、糖尿病条线公卫医师,共同担负对糖尿病高危人群的健康教育和管理工作。安排糖尿病教育内容;设置糖尿病教育场所;安排教学时间(门诊患者、住院患者、出院患者、社区高危人群);实施教学方法(集体教育、小组教育、个别教育)。

3. 良好的饮食和运动习惯　对糖尿病高危人群的健康管理,首选生活方式干预。进行生活干预,主要是指养成良好的饮食及运动习惯。糖尿病高危人群饮食习惯是以碳水化合物来提供能量,这种饮食方式使人体摄入能量时产生的代谢产物都是无毒的水和二氧化碳,但是食物中的糖分摄取应适当减少或者给糖尿病高危人群食用无糖食物。另外,坚持适当的体育运动,形式可以多种多样,比如跑步、游泳、打球、骑自行车等,每天运动活动控制在30～60分钟之间,一周5次以上,当然,为有效控制糖尿病高危人群危险因素,起到健康管理的干预作用,糖尿病高危人群的运动方式应该按照其具体的身体状况决定。

四、血脂异常

血脂异常通常指血清中胆固醇和（或）甘油三酯升高，俗称高脂血症。实际上高脂血症也泛指包括低高密度脂蛋白血症在内的各种血脂异常。高胆固醇血症最主要的危害是增加动脉粥样硬化性心血管疾病（arteriosclerotic cardiovascular disease，ASCVD）的发病危险。

（一）血脂异常的人群筛查

早期检出血脂异常个体，检测其血脂水平变化，是有效实施ASCVD防治措施的重要基础。我国大部分医疗机构均具有血脂检测条件，血脂异常患者检出和检测工作，主要通过对医疗机构就诊人群进行常规血脂检测。为了及时发现血脂异常，建议20～40岁成年人至少每5年测量1次血脂，包括总胆固醇（total cholesterol，TC）、低密度脂蛋白（low density lipoprotein，LDL-C）、高密度脂蛋白（high density lipoprotein，HDL-C）和甘油三酯（triglyceride，TG）测定。建议40岁以上男性和绝经期后女性每年检测血脂。ASCVD患者及其高危人群，则应每3～6个月测定1次血脂。对于因ASCVD住院患者，应在入院时或24小时内检测血脂。

血脂检查的重点对象：①已有ASCVD病史者；②存在多项ASCVD危险因素，如高血压、糖尿病、肥胖、吸烟的人群；③有早发性心血管病家族史者（指男性一级直系亲属在55岁前或女性一级直系亲属在65岁前患缺血性心血管病），或有家族性高脂血症患者；④皮肤或肌腱黄色瘤及跟腱增厚者。

（二）血脂异常的健康管理

由于血脂异常与饮食和生活方式有密切关系，所以饮食治疗和改善生活方式是血脂异常治疗的基础措施。无论是否选择药物调脂治疗，都必须坚持控制饮食和改善生活方式。在满足每日必需营养和总能量需要的基础上，当摄入饱和脂肪酸和反式脂肪酸的总量超过规定上限时，应该用不饱和脂肪酸来替代。建议每日摄入胆固醇小于300mg，尤其是ASCVD等高危患者，摄入脂肪不应超过总能量的20%～30%。一般人群摄入饱和脂肪酸应小于总能量的10%；而高胆固醇血症者饱和脂肪酸摄入量应小于总能量的7%，反式脂肪酸摄入量应小于总能量的1%。高TG血症者更应尽可能减少每日摄入脂肪总量，每日烹调油应少于30g。脂肪摄入应优先选择富含n-3多不饱和脂肪酸的食物（如深海鱼、鱼油、植物油）。

建议每日摄入碳水化合物占总能量的50%～65%。选择使用富含膳食纤维和低升糖指数的碳水化合物替代饱和脂肪酸，每日饮食应包含25～40g（其中7～13g为水溶性膳食纤维）。碳水化合物摄入以谷类、薯类和全谷物为主，其中添加糖摄入不应超过总能量的10%（对于肥胖和高TG血脂者要求比例更低）。生活方式治疗是控制血脂异常的基本和首要措施，恰当的生活方式改变对多数血脂异常者能起到与降脂药相近似的治疗效果，而且在有效控制血脂的同时可以有效减少心血管事件的发生。生活方式治疗是针对已明确的可改变的危险因素如饮食、缺乏体力活动和肥胖，采取积极的生活方式改善措施。

1. 生活方式治疗

（1）控制体重：肥胖是血脂代谢异常的重要危险因素。血脂代谢紊乱的超重或肥胖者的能量摄入应低于身体能量消耗，以控制体重增长，并争取逐渐减少体重至理

笔记

想状态。减少每日食物总能量（每日减少300～500kcal），改善饮食结构，增加身体活动，可使超重和肥胖者体重减少10%以上。维持健康体重有利于血脂控制。

（2）身体活动：建议每周5～7天、每次30分钟中等强度代谢运动。对于ASCVD患者应先进行运动负荷试验，充分评估其安全性后，再进行身体活动。

（3）戒烟：完全戒烟和有效避免吸入二手烟，有利于预防ASCVD，升高HDL-C水平。可以选择戒烟门诊、戒烟热线咨询以及药物来协助戒烟。

（4）限制饮酒：中等量饮酒（男性每天20～30g乙醇，女性每天10～20g乙醇）能升高HDL-C水平。但即使少量饮酒也可使高TG血症患者TG水平进一步升高。饮酒对于心血管事件的影响尚无确切证据，提倡限制饮酒。

2．药物治疗　人体血脂代谢途径复杂，有诸多酶、受体和转运蛋白参与。临床上可供选用的调脂药物有许多种类，大体上可分为两大类：一类是主要降低胆固醇的药物。另一类是主要降低TG的药物。其中部分调脂药物既能降低胆固醇，又能降低TG。对于严重的高脂血症，常需多种调脂药联合应用，才能获得良好疗效。

（任吉祥）

第三节　常见慢性非传染性疾病的管理

慢性非传染性疾病又称慢性病，是对一类起病隐匿，病程长且病情迁延不愈，病因复杂、缺乏确切的传染性生物病因证据疾病的概括性总称，而不是特指某种疾病。慢性病主要包括心脑血管疾病、慢性呼吸系统疾病、糖尿病和口腔疾病，以及内分泌、肾脏、骨骼、神经等疾病，一般认为与职业和环境的暴露、长期不良的生活方式、不合理的膳食习惯、缺乏必要的运动以及精神因素相关。随着我国工业化、城镇化、人口老龄化的进程不断加快，居民生活方式、生态环境、食品安全状况等对健康的影响日见明显，慢性病发病、患病和死亡人数不断增多，群众慢性病疾病负担亦日益加重；其中，以心脑血管疾病、恶性肿瘤、糖尿病为代表的慢性疾病的发病率逐年攀升，已经成为人类的三大主要死亡原因。

疾病管理作为一个实施医疗保健及人群间沟通的系统，强调患者自我管理的重要性，通过为患者提供医疗干预和管理，以期帮助患者改善健康状况，防止恶化及并发症，并可降低医疗费用，控制医疗成本。对慢性非传染性疾病进行科学有效的管理能有效改善全民健康状况，提高人群生存质量，降低医疗成本。

本节以糖尿病、慢性阻塞性肺疾病、脑卒中、冠心病、高尿酸血症及痛风肿瘤疾病、精神疾病为例对慢性非传染性疾病的管理进行阐述。

一、糖尿病

糖尿病是由多种病因引起，导致胰岛素分泌缺陷或生物作用受损，或两者兼有，以慢性高血糖为主要特征的内分泌代谢性疾病。糖尿病分为1型糖尿病、2型糖尿病、其他特殊类型糖尿病、妊娠糖尿病四种，本篇所述糖尿病管理主要是指2型糖尿病。糖尿病典型临床表现为三多一少（多饮、多尿、多食，体重下降）症状，属于中医学“消渴”范畴。

（一）糖尿病流行特点、危险因素与危害

我国的糖尿病流行情况呈以下特点：

笔记

1. 以 2 型糖尿病为主，占 90% 以上，1 型糖尿病约占 5%，其他类型糖尿病仅占 0.7%；城市妊娠糖尿病的患病率接近 5%。

2. 患病率与经济发达程度有关，发达地区高于不发达地区，城市高于农村。

3. 未诊断的糖尿病比例高于发达国家。

4. 男性、低教育水平是糖尿病的易患因素。

5. 国内缺乏儿童糖尿病的流行病学资料。

6. 糖尿病合并心脑血管疾病常见。

糖尿病的危险因素主要是城市化、社会老龄化、生活方式的改变、肥胖和超重等。长期的高血糖状态可危及体内的多个系统，引起心、脑、肾等器官的功能障碍和衰竭，成为致残或致死的主要原因。面对目前严峻的糖尿病流行形势、大量未被诊断的糖尿病人群以及大量的患病人群，尽早诊断糖尿病，早期预防及识别糖尿病的并发症，积极预防、干预及治疗，对控制糖尿病的疾病进展具有十分重要的意义。

（二）糖尿病的诊断与分级

美国糖尿病学会（American Diabetes Association，ADA）颁布了 2017 年糖尿病医学诊疗标准（简称 2017ADA 标准），其诊断主要依据静脉血浆血糖浓度进行。空腹血糖受损及葡萄糖耐量受损称为糖尿病前期，是发生糖尿病及血管疾病的高危因素之一，见表 11-2。

表 11-2　糖代谢状态分类

糖代谢分类	静脉血浆葡萄糖（mmol/L）	
	空腹血糖	糖负荷后 2h 血糖
正常血糖	<6.1	<7.8
空腹血糖受损（IFG）	6.1～<7.0	<7.8
糖耐量减低（IGT）	<7.0	7.8～<11.1
糖尿病	≥7.0	≥11.1

糖尿病的诊断标准：典型糖尿病症状（多饮、多尿、多食、体重下降）+ 空腹血糖≥7.0mmol/L 和（或）随机血糖≥11.1mmol/L、糖耐量试验 2 小时血糖≥11.1mmol/L，无症状者需择日复核血糖数值（备注：血糖数值为血浆葡萄糖浓度）。

2 型糖尿病患者常合并代谢综合征的一个或者多个组分的临床表现，如高血压、血脂异常、肥胖症等。伴随着血糖、血压、血脂等水平增高及体重增加，2 型糖尿病并发症的发生风险、发展速度以及危害等将显著增加。

（三）糖尿病的疾病管理

1. 健康宣教　加大对糖尿病的健康宣传，增进公众对糖尿病的认识，使公众了解该病的危害、预防及治疗，加强人群对此病的管理，做到早期预防，早期发现，及时治疗，防治并发症。

2. 疾病评估　社区医院及时建立社区居民健康档案，遵照最新糖尿病诊断标准，通过体检、门诊或其他方式筛选高危人群及糖尿病患者，及时进行生活方式及药物的干预。

3. 三级预防

（1）一级预防：详见本章第二节慢性病危险因素的健康管理。

笔记

(2) 二级预防：即在已诊断的2型糖尿病患者中预防并发症的发生和发展。近期目标是控制糖尿病，防止出现急性代谢并发症；远期目标是通过良好的代谢控制达到预防慢性并发症，提高糖尿病患者的生活质量和延长寿命。对于新诊断和早期2型糖尿病患者，采用严格控制血糖的策略以降低糖尿病并发症的发生风险。

1) 疾病宣教：患者糖尿病一旦确诊就应该接受糖尿病教育。内容主要包括了解疾病的自然进程、临床表现、危害（包括急慢性并发症的防治，特别是足部护理），个体化的治疗目标，生活方式干预措施和饮食计划，规律运动和运动处方，饮食、运动与口服药、胰岛素治疗或其他药物之间的相互作用，规范的胰岛素注射技术，自我血糖监测和尿糖监测，血糖结果的意义和应采取的相应干预措施，糖尿病妇女受孕必须做到有计划，并全程监护等内容。患者应认真学习以上内容，并在医师指导下科学的自我管理。

2) 血糖监测：自我血糖监测适用于所有糖尿病患者，尤其是注射胰岛素和妊娠期的患者。开始自我血糖监测前，医师或护士应对糖尿病患者进行技术指导，包括如何测血糖、何时监测、监测频率和如何记录监测结果及特殊情况下需记录的备注内容。

3) 医学营养治疗：①脂肪：膳食中由脂肪提供的能量不超过饮食总能量的30%，饱和脂肪酸和反式脂肪酸的摄入量不应超过饮食总能量的10%；②碳水化合物：膳食中碳水化合物所提供的能量应占总能量的50%～60%；③蛋白质：肾功能正常的糖尿病个体，推荐蛋白质的摄入量占供能比的10%～15%；有显性蛋白尿患者蛋白摄入量宜限制在0.8g/(kg·d)；肾小球滤过率（GFR）下降者应实施低蛋白饮食，推荐蛋白质0.6g/(kg·d)，并同时补充复方α-酮酸制剂；④戒烟戒酒；⑤适量体育运动：糖尿病患者每周应至少运动150分钟，但对于血糖>14～16mmol/L、明显的低血糖症或者血糖波动较大、有糖尿病急性代谢并发症以及各种心肾等器官严重慢性并发症者暂不适宜运动。

4) 药物治疗：医学营养治疗及运动应贯穿糖尿病治疗的整个过程，当上述措施不能使血糖达标时可及时运用药物加以控制。口服降糖药根据作用效果的不同，可分为促胰岛素分泌剂（磺脲类、格列奈类）和非促胰岛素分泌剂（双胍类、噻唑烷二酮类、α-糖苷酶抑制剂、DPP-4抑制物剂和GLP-1类似物）两大类。当口服降糖药失效或出现口服药物使用的禁忌证时，可用胰岛素控制高血糖，减少糖尿病急、慢性并发症发生的危险。医师在治疗过程中应告知患者药物的作用、用法及不良反应，叮嘱患者坚持长期、规范的药物治疗。如果患者出现头晕、心悸、出冷汗等低血糖反应时，应立即自测指尖血糖，自服饼干、糖水等纠正低血糖，必要时到医院行进一步诊疗。

5) 中医中药的干预：消渴病按病证论治，给予清燥泄热、养阴生津、活血化瘀、补阴助阳之法，同时，针刺、艾灸、蜡疗、耳穴等对糖尿病合并神经病变的患者有一定疗效。

6) 手术：肥胖是2型糖尿病的常见合并症，若饮食、运动、药物等方法均不能减轻体重时，运用胃束带术、胃旁路术等手术治疗可使一部分糖尿病患者病情得到缓解。

7) 心理评估：医师可根据患者对疾病的态度、对治疗及预后的期望、情绪状态、整体与糖尿病相关的生活质量及精神病史进行评估，筛查包括抑郁、焦虑、进食障碍

笔记

等心理问题，并对患者进行治疗。

(3) 三级预防：减缓2型糖尿病并发症的加重和降低致残率和死亡率，改善2型糖尿病患者的生活质量。糖尿病常见的并发症分为微血管并发症、大血管并发症和周围神经损伤并发症，不及时处理及控制，甚至可危及生命。

1) 急性并发症：患者因体内糖代谢紊乱而出现糖尿病酮症酸中毒、高渗性高血糖状态等急性并发症时，应立即联系专科医师或立即至医院就诊。

2) 慢性并发症：对高血压、高血脂等应及时控制，强化生活方式干预，必要时行降压、降脂、抗聚等治疗。对于糖尿病肾病、视网膜病变和失明、糖尿病神经病变等，应至少每半年或每年进行一次专科检查，了解病程进展，进行相应治疗。糖尿病性足病的预防关键点是糖尿病足危险因素、教育患者及家属进行足的保护、去除和纠正容易引起溃疡的因素。

对于年龄较大、糖尿病病程较长和曾发生过心血管疾病的2型糖尿病患者，应在血糖控制的基础上，积极降压、调脂（主要是降低LDL-C）和使用阿司匹林，以降低心血管疾病反复发生和死亡的风险，并且降低糖尿病微血管病变的发生风险。

4. 定期随访　糖尿病患者应定期至门诊复诊，或医师对患者定期随访，可以及时了解患者病情变化，对糖尿病的控制及预防并发症具有重要意义。

二、慢性阻塞性肺疾病

慢性阻塞性肺疾病（chronic obstructive pulmonary disease，COPD）简称慢阻肺，是以持续性呼吸症状和气流受限为特点的可防可治的常见病，常与有毒颗粒或气体的显著暴露引起的气道和（或）肺泡异常有关。慢阻肺属于中医学“喘证”“肺胀”范畴。

（一）慢阻肺的流行病学特点、危险因素与危害

1. 慢阻肺是慢性呼吸系统疾病中的常见病、多发病，患病人数众多，致残率、病死率高，严重影响患者的生存质量和劳动能力。对我国7个地区的20 245名成人进行调查，发现40岁以上人群的患病率为8.2%，位居我国农村人口死因的首位。“全球疾病负担研究项目（the global burden of disease study）”估计至2020年，慢阻肺则将成为全球死亡原因的第3位。

2. 引起慢阻肺的危险因素主要为环境因素及个体易感因素，两者相互影响。

(1) 环境因素：最重要的环境因素是吸烟（包括被动吸烟）、空气污染、职业粉尘（二氧化硅、煤尘、棉尘等）、化学物质（烟雾、过敏原、工业废气和室内空气污染等）、生物燃料烟雾等因素，其中生物燃料烹饪产生大量烟雾造成的室内空气污染可能是不吸烟妇女发生慢阻肺的重要原因。此外，呼吸道感染和社会经济地位也是环境因素之一。

(2) 个体因素：常见的遗传易感基因是α1-抗胰蛋白酶缺乏，此外哮喘、气道高反应性也是常见的个体易感因素。

3. 慢阻肺的患病率、致残率和死亡率较高，并呈逐年上升趋势，严重危害人类健康，并给患者和家庭带来巨大的痛苦，导致严重的、持续增长的社会负担和经济负担。1990年，在疾病经济负担中，COPD排在第12位，预计到2020年将排到第5位，死亡原因第3位。

笔记

（二）COPD 的诊断与分级

有呼吸困难、慢性咳嗽、咳痰，且有危险因素病史的患者，临床上需要考虑慢阻肺的诊断。肺功能检查是诊断的金标准，即在吸入支气管舒张剂后，FEV_1/FVC（一秒钟用力呼气容积 / 用力肺活量）<70%，可明确持续存在的气流受限，除外其他疾病后可确诊慢阻肺。

慢阻肺的病程分为急性加重期和稳定期；同时需根据患者的临床症状、急性加重风险、肺功能及并发症情况进行综合评估（表 11-4），其目的是确定疾病的严重程度，以指导疾病管理及治疗（表 11-3）。

表 11-3　慢阻肺气流受限严重程度分级

GOLD 分级	严重程度分级	FEV_1 占预计值 %
Ⅰ	轻度	≥80%
Ⅱ	中度	50%～79%
Ⅲ	重度	30%～50%
Ⅳ	极重度	<30%

注：FEV_1 占预计值 % 基于使用支气管舒张剂后的 FEV_1 值

表 11-4　慢阻肺的 ABCD 评估工具

急性加重史	症状评估	
≥2 或≥1 次导致住院	C	D
0 或 1（未导致住院）	A	B
	mMRC 0～1 CAT<10	mMRC≥2 CAT≥10

（三）慢阻肺的疾病管理

对慢阻肺早期诊断和治疗，重视稳定期的疾病管理，可延缓病情进展，减轻症状，提高患者的生存质量。《慢性阻塞性肺疾病全球倡议 2017 年》提出慢阻肺稳定期管理的目标是减轻当前症状和降低未来风险。减轻症状包括缓解症状、改善运动耐量和改善健康状况。降低未来风险包括防止疾病进展、防止和治疗急性加重和减少病死率。

1. 健康宣教　内容主要包括戒烟的重要性、慢阻肺的危害、危险因素、如何改变不良生活方式、吸入装置的使用方法等，以增加患者对慢阻肺的知晓率，增强长期治疗的信心，以期达到延缓病情进展的目的。

2. 疾病评估　长期吸烟史、职业性或环境有害物质接触史或慢阻肺家族史的人群均为本病的高危人群，针对此类人群进行定期进行肺功能检查，以便尽早诊断慢阻肺。对于慢阻肺患者，也需通过肺功能、呼吸困难症状分级或评分及急性加重次数等进行综合评估，以便进行疾病的全程管理。

3. 三级预防　慢阻肺的管理应从预防着手，预防应坚持三级预防策略。一级预防为病因预防，即减少或纠正易感人群的危险因素；二级预防为临床前期预防，包括早发现、早诊断、早治疗的“三早”防治工作；三级预防即临床预防，及时治疗确诊患者，减轻症状、提高生活质量、防止病情进展、减少并发症。

（1）一级预防

1）戒烟：戒烟是最有效也是成本最低的降低慢阻肺发生并延缓其进展的有力措施。

2）环境管理：政府有关部门应采取有效措施减少环境污染，如治理污染工厂，合理规划城乡建设等。普通人群应避免或防止吸入粉尘、烟雾及有害气体。

3）控制职业性危害：煤矿、建筑、棉纺工人及从事吸入大量粉尘工作的工人是慢阻肺的高风险人群，应针对此类人群采取相应的保护措施，每年都需开展预防性体检，工厂应尽力降低或清除工作场所中各种物质的暴露。

（2）二级预防

1）早期识别高危人群：长期吸烟者、长期刺吸入粉尘的职业人群、有家族史者、儿童时期反复呼吸道感染或先天禀赋不足的人群，慢性咳嗽、咯痰的人群均为慢阻肺的高危人群，并定期行肺功能筛查，以便早期诊断，早期干预。

2）戒烟，避免被动吸烟。

（3）三级预防

1）疾病宣教：每一位确诊慢阻肺的患者均需接受慢阻肺的健康宣教，包括教育和督促戒烟、避免粉尘及有害气体的接触、了解慢阻肺的病理生理和临床基本知识，学会自我控制病情的技巧、学会各种吸入装置的使用方法和了解赴医院就诊的时机等。医师应为慢阻肺患者建立健康档案，指导患者规范化治疗，定期随访。

2）规范化治疗：主要用于预防和控制慢阻肺的临床症状，减少急性加重的频率和严重程度，提高其生活质量和活动耐力，医师应针对患者疾病的严重程度实施分级治疗方案。

①药物治疗：支气管舒张剂包括 β_2 受体激动剂、抗胆碱能药和茶碱类药，是控制慢阻肺症状的主要治疗措施。FEV_1 占预计值 %<60% 的慢阻肺患者规律吸入表面激素和长效 β_2 受体激动剂联合制剂，可改善症状和肺功能，提高生活质量，减少急性加重频率，但不推荐对慢阻肺患者采用长期口服激素及单一吸入激素治疗。流感疫苗和肺炎疫苗可降低慢阻肺患者的严重程度和病死率。痰液溶解剂对痰液黏稠的患者有效，有利于气道引流通畅，改善通气功能。以上药物均需在医师的指导下使用，定期用药，切勿擅自停药。

②康复治疗：对于气流受限明显、呼吸困难严重而活动较少的慢阻肺患者，可以改善其活动耐力，提高生活质量，是慢阻肺非常重要的治疗措施。康复治疗包括呼吸生理治疗、肌肉训练、营养支持、精神治疗和教育等多方面措施。呼吸生理治疗包括教育患者咳嗽、咳痰，有效清除气道分泌物；呼吸训练，帮助患者克服急性呼吸困难。肌肉训练有全身性运动和呼吸肌锻炼，前者包括步行、踏车等，后者有腹式呼吸锻炼等。营养支持的要求是避免高碳水化合物和高热量饮食的摄入，以免产生过多二氧化碳，并尽可能达到理想体重。

③氧疗：大部分极重度慢阻肺患者需要长期家庭氧疗，具体指征：a.$PaO_2 \leq$ 55mmHg 或 $SaO_2 \leq 88\%$，有 / 无高碳酸血症；b.PaO_2 为 55～60mmHg 或 $SaO_2 < 89\%$，合并肺动脉高压、心力衰竭的水肿或红细胞增多症（血细胞比容>0.55）。长期家庭氧疗一般选用是经鼻导管吸入氧气，流量为 1.0～2.0L/min，每日吸氧时间>15 小时。长期家庭氧疗，可提高合并慢性呼吸衰竭的慢阻肺患者生存率，改善患者的血流动力学、

笔记

血液学特征、运动能力、肺生理和精神状态等。

④外科治疗：对于有相关手术指征的慢阻肺患者可根据病情实施肺大泡切除术、肺减容术、支气管镜肺减容术、肺移植术等手术治疗。

⑤中医治疗：中医治疗应遵循“急则治其标”“缓则治其本”的治则，急性加重期主要以清热、化痰、宣肺、降气、活血、开窍为法；稳定期以益气、养阴、培土生金为法，兼顾祛痰活血，可改善慢阻肺患者的呼吸道症状、减少急性加重次数、提高生活质量；此外穴位贴敷、拔火罐、砭石疗法、针刺、灸法等传统疗法亦有较好疗效。

⑥心理护理：慢阻肺患者因呼吸困难严重而影响其劳动能力和生活质量，易产生抑郁、焦虑等情绪，甚至对治疗失去信心，应建立良好的医患关系，与患者及时沟通，疏解患者不良情绪。

⑦ COPD 急性加重：患者出现轻度 COPD 的急性加重时，可至社区医院由社区医师调整治疗方案；若病情未能缓解，及时转上级医院专科诊疗，必要时住院治疗。

4. 定期随访　定期通过门诊、电话、微信或邮件形式等随访患者，指导患者进行正确的康复治疗，敦促患者按时服药，当患者病情发生变化，叮嘱患者及时门诊复诊。

三、脑卒中

脑卒中(stroke)，又称中风或脑血管意外，是一组突然起病，以局灶性神经功能缺失为共同特征的急性脑血管疾病。脑卒中是一种社区常见慢性病，具有发病率、患病率、致残率、死亡率及复发率均较高的特点，在给患者及家庭带来沉重负担的同时，也造成了医疗费用和社会资源的巨大消耗。脑卒中属于中医学“中风”范畴。

(一) 脑卒中的流行特点、危险因素与危害

全球的脑卒中发病率为(73～223)/10 万，且有逐年升高趋势。目前，全球约有脑卒中患者 2500 万，我国约有 700 万，且 75% 留有不同程度的残疾，严重影响了患者的生活质量。

脑卒中临床危险因素主要有不可干预危险因素及可干预危险因素。不可干预的危险因素主要包括年龄、性别、低出生体重、种族、遗传因素等。可干预的危险因素主要包括高血压、糖尿病、血脂异常、无症状性颈动脉狭窄、房颤、吸烟、肥胖、缺乏体育活动、饮食习惯等。这些危险因素是脑卒中防控的主要内容，大多数危险因素是可以通过干预措施来控制改变的，比如通过非药物方法(包括戒烟戒酒，鼓励运动，低盐饮食等)和药物方法来控制血压、血糖、体重和血脂等。

脑卒中是成人病死和病残的主要原因之一，脑卒中患者常遗留不同程度功能障碍，给患者及其家庭带来沉重而长期的负担。

(二) 脑卒中的临床表现和诊断

脑卒中主要包括脑梗死、脑出血，其主要表现及诊断如下：

1. 脑梗死　脑梗死又称缺血性脑卒中，是指各种原因所致脑部血液供应障碍，导致局部脑组织缺血、缺氧性坏死，而出现相应的神经功能缺损的一类临床综合征。

脑梗死的临床特征主要有：①多数在安静时突然起病，活动时起病者以心源性脑梗死多见，部分病例在发病前可有短暂性脑缺血(TIA)发作。②病情多在几小时或几天内达到高峰，脑栓塞起病尤为急骤，一般数秒至数分钟内达到高峰。部分患者症状可进行性加重。③临床表现决定于梗死灶的大小和部位，主要为局灶性神经功能缺

损的症状和体征，如偏瘫、偏身感觉障碍、失语、共济失调等，部分可有头痛、呕吐、昏迷等全脑症状。

头颅CT和标准头颅磁共振（MRI）在发病24小时内常不能显示病灶，但可以排除脑出血，发病24小时后逐渐显示低密度梗死灶。MRI弥散加权成像（DWI）可以早期显示缺血病变（发病2小时内），为早期诊断提供重要信息。

2. 脑出血　脑出血是指非外伤性脑实质内的出血，其临床特点为：①多在情绪激动或活动时突然起病；②突发出现局灶性神经功能缺损症状，常伴有头痛、呕吐，可伴有血压增高、意识障碍和脑膜刺激征。

头颅CT扫描是诊断脑出血安全有效的方法，可准确、清楚地显示脑出血的部位、出血量等。脑出血CT扫描显示血肿灶为高密度影，边界清楚；在血肿被吸收后显示为低密度影。脑出血后不同时期血肿的MRI表现各异，对急性期脑出血的诊断CT优于MRI，但MRI检查能更准确地显示血肿演变过程，对某些脑出血患者的病因探讨会有所帮助。

（三）脑卒中的疾病管理

1. 健康宣教　健康宣教有助于民众对脑卒中的了解，使医患之间有更好的配合，很大程度上能够增加预防力度，提高治疗效果，以达到预期的目的。

2. 疾病评估　脑卒中筛查与干预的流程是根据卒中的危险因素，按照规范的标准将卒中高危人群筛查出来，针对具体的危险因素进行指导，减少脑卒中的发生。

3. 三级预防

（1）一级预防

1）高血压：建议进行血压的常规筛查，并通过改变生活方式、药物治疗等手段对高血压患者进行合适的治疗；相比于其他因素，有效地控制血压对于降低卒中风险更加重要，建议进行血压的自我测量与自我监测，从而改善血压的控制，并且应该进行个体化治疗；对高血压前期（120～139/80～89mmHg）患者，建议每年进行高血压的筛查并养成健康的生活方式；高血压患者需要进行降压治疗，目标血压应低于140/90mmHg。

2）血脂异常：血脂异常患者依据其危险分层决定血脂的目标值。主要以低密度脂蛋白胆固醇（LDL-C）作为血脂的调控目标，将LDL-C降至2.59mmol/L以下或使LDL-C水平比基线下降30%～40%。但已发生心血管事件或高危的高血压患者、糖尿病患者，不论基线LDL-C水平如何，均提倡采用他汀类药物治疗，将LDL-C降至2.07mmol/L以下。血脂调控首先应进行治疗性生活方式改变，改变生活方式无效者采用药物治疗。

3）糖尿病：糖尿病患者应改进生活方式，首先控制饮食，加强体育锻炼。理想血糖控制为糖化血红蛋白、空腹血糖、餐后血糖及血糖波动均控制良好，一般目标为糖化血红蛋白小于7%。2～3个月血糖控制仍不满意者，应选用口服降糖药或使用胰岛素治疗。糖尿病患者在严格控制血糖、血压的基础上，联合他汀类药物可有效降低卒中的风险。

4）房颤：应根据心房颤动患者的卒中危险分层、出血风险评估、患者意愿以及当地医院是否可以进行必要的抗凝监测，决定进行何种抗栓治疗。有任何一种高度危险因素（如风湿性心脏瓣膜病、人工心脏瓣膜置换、动脉栓塞）或≥2种中度危险因素

（如年龄超过75岁、高血压、糖尿病、心力衰竭等）的心房颤动患者，应选择华法林抗凝治疗。对于无其他卒中危险因素者，建议使用阿司匹林抗血小板治疗；仅有一种中度危险因素者，建议使用阿司匹林或华法林抗凝治疗。

5）无症状性颈动脉狭窄：无症状性颈动脉狭窄患者应该遵循医嘱，每日服用阿司匹林或他汀类药物。患者应该筛查其他可治疗的卒中风险因素，进行合适的治疗并改变生活方式；对颈内动脉狭窄>70%的无症状患者来说，如果围术期卒中、心梗、死亡风险很低（<3%），可考虑进行颈动脉内膜剥脱术（CEA）是合理的。

6）运动和锻炼：体育活动与卒中风险的降低相关，建议进行运动和锻炼。健康成人，每周至少应该进行3～4次，每次至少持续40分钟的中等程度/高强度的有氧运动。

7）饮食与营养：应该降低钠摄入（食盐摄入量≤6g/d）、增加钾摄入，推荐DASH饮食（强调水果、蔬菜和低脂乳制品的摄入，并减少饱和脂肪酸）以降低血压；富含坚果的地中海饮食，有可能降低卒中风险。

8）肥胖：对于超重（BMI：25～29kg/m^2）与肥胖（BMI>30kg/m^2）的个体，建议减轻体重从而降低卒中风险。

9）吸烟：吸烟与缺血性卒中和蛛网膜下腔出血间具有相关性，建议通过咨询，联合烟碱、安非他酮或伐尼克兰的替代治疗，辅助吸烟者戒烟。

（2）二级预防

1）调控可干预的危险因素：基本与一级预防相同。但对不伴已知冠心病的非心源性卒中患者，推荐更积极地强化他汀类药物治疗，降低LDL-C至少50%或目标LDL-C<1.81mmol/L（70mg/dl），以获得最大益处。症状性颈动脉狭窄>50%，且围术期并发症和死亡风险估计<6%时，可考虑行CEA或颈动脉支架置入术（CAS）。对于能参加体力活动的缺血性卒中或TIA患者，每周要进行1～3次至少30分钟的中等强度体力活动，通常定义为使运动者出汗或心律显著增高的剧烈活动。

2）抗血小板聚集治疗：非心源性卒中推荐抗血小板治疗。可单独应用阿司匹林（50～325mg/d），或氯吡格雷（75mg/d），或小剂量阿司匹林和缓释的双嘧达莫（分别为25mg和200mg，2次/天）。

3）抗凝治疗：对已明确诊断心源性脑栓塞或脑梗死伴心房颤动的患者一般推荐使用华法林抗凝治疗。

4）干预短暂性脑缺血发作：反复TIA发作患者发生卒中风险极大，应积极寻找并治疗TIA的病因。

（3）三级预防

脑卒中康复是降低患者致残率较为有效的方法，也是脑卒中组织化管理模式中不可或缺的关键环节。现代康复理论和实践证明，卒中后进行有效的康复能够加速康复的进程，减轻功能上的残疾，节约社会资源。

1）运动功能障碍康复：脑卒中患者尽早接受全面的康复治疗，在病情稳定后即可介入康复评价和康复护理措施，以期获得最佳的功能水平，减少并发症。

2）痉挛的防治：痉挛的治疗应该是阶梯式的，开始采用保守的疗法，逐渐过渡到侵入式疗法。治疗痉挛首选无创的治疗方法，如抗痉挛肢位的摆放、关节活动度训练、痉挛肌肉的牵拉和伸展、夹板疗法等治疗方法。运动功能训练疗效不好，特别是

笔记

全身性肌肉痉挛的患者，建议使用口服抗痉挛药物如巴氯芬、替扎尼定等治疗。

3）感觉障碍的康复：可采用特定感觉训练和感觉关联性训练，以提高其他触觉和肌肉运动知觉等感觉能力。

4）认知损害的康复：康复小组进行早期认知功能筛查是十分必要的。详细的评价有助于确定损害的类型，并且指导康复小组为患者提供合适的针对性的认知康复方法。建议应用乙酰胆碱酯酶抑制剂来改善脑卒中后认知功能和全脑功能；应用钙拮抗剂尼莫地平来预防和延缓脑卒中后认知功能损害或痴呆的发生发展。

5）语言交流障碍的康复：建议脑卒中后失语症患者早期进行康复训练，并适当增加训练强度；集中强制性语言训练有助于以运动性失语为主的患者的语言功能恢复。

6）吞咽障碍的康复：吞咽障碍的治疗应是个体化的，可能涉及代偿性的方法，包括改变姿势，提高感觉输入，调整吞咽动作，制订主动练习计划或者调整食谱，还包括非经口进食、心理支持、护理干预等。其最终目的是使患者能够达到安全、充分、独立地摄取足够的营养及水分。

7）尿便障碍的康复：脑卒中后尿流动力学检查是膀胱功能评价的方法之一，建议为尿便障碍的患者制订和执行膀胱、肠道训练计划。

4. 定期随访　卒中患者应定期到门诊或社区复诊，或医师对患者定期随访，随时掌握患者病情变化，改变治疗方案。

四、冠心病

冠状动脉粥样硬化性心脏病（coronary atherosclerotic heart disease，CAHD）指冠状动脉发生粥样硬化引起管腔狭窄或闭塞，导致心肌缺血缺氧或坏死引起的心脏病，简称冠心病（coronary heart disease，CHD），也称缺血性心脏病。冠心病属于中医学“胸痹”“厥心痛”“真心痛”范畴。

（一）冠心病的流行病学特点、危险因素及危害

冠心病是欧美发达国家的主要心血管疾病，我国的冠心病发病率和死亡率亦呈明显上升趋势，这与人口老龄化以及社会经济发展带来的冠心病危险因素明显增长密切相关。1983—1992 年我国 16 省市开展了为期 10 年的心血管患者群监测（中国 MONICA 方案）结果显示，我国北方地区人群（25～64 岁）冠心病事件（包括急性心肌梗死、冠心病猝死和各种类型的冠心病死亡）的发病率为（30～100）/10 万，南方地区为（3～10）/10 万。死亡率北方地区为（20～70）/10 万，南方地区为（2～6）/10 万。冠心病发病和死亡的地区差异与危险因素水平显著相关。

冠心病的主要危险因素为血脂异常、高血压、糖尿病、吸烟、肥胖、血同型半胱氨酸增高、体力活动少、高龄和男性等；其他危险因素还包括长期精神紧张，西方饮食方式、遗传、长期口服避孕药、病毒、衣原体感染等。

根据全球疾病负担国际合作研究 2017 年发布的报道，冠心病是全球第一位的死亡原因。全球因冠心病死亡人数估计为 892 万，年龄标化的冠心病死亡率为 142/10 万。全球冠心病年龄标化死亡率男性人群为 173/10 万，女性人群为 115/10 万。冠心病在许多发达国家被称为“时代的瘟疫”，占人口死亡原因的第一位，在包括中国在内的一些发展中国家里发病和死亡人数也在逐渐增加，并迅速向发达国家

笔记

靠拢。《2016年中国卫生和计划生育统计年鉴》显示，2016年我国城市居民冠心病死亡率为110.67/10万，农村居民冠心病死亡率为110.91/10万，且在因心脏病死亡的构成比中，冠心病所占比重也逐渐增加。冠心病已成为威胁我国人民健康的主要疾病。

（二）诊断与分型

当高危人群出现劳累后在胸骨体后或心前区出现反复发作性的压榨性疼痛或憋闷感，休息后或含服硝酸甘油等药物后几分钟内症状可缓解时，即可高度怀疑心绞痛的诊断，典型的缺血性心电图改变（新发或一过性ST段压低≥0.1mv，或T波倒置≥0.2mv）以及心肌损伤标记物（cTnT、cTnI或CK-MB）有助于诊断。冠状动脉CTA有助于无创性评价冠脉管腔狭窄程度，而冠状动脉造影虽为有创检查手段，但可以明确冠状动脉病变的严重程度，是目前诊断冠心病较准确的重要方法。

由于病理解剖和病理生理变化的不同，冠心病有不同的临床表型。1979年世界卫生组织曾将之分为五型：①隐匿型或无症状型冠心病；②心绞痛；③心肌梗死；④缺血性心肌病；⑤猝死。近年趋向于根据发病特点和治疗原则不同分为两大类：①慢性冠脉病，也称慢性心肌缺血综合征；②急性冠脉综合征（acute coronary syndrome，ACS）。前者包括稳定型心绞痛、缺血性心肌病和隐匿性冠心病等；后者包括不稳定型心绞痛、非ST段抬高型心肌梗死和ST段抬高型心肌梗死，也有将冠心病猝死包括在内。

（三）冠心病的疾病管理

冠心病可防可治，通过对慢性稳定型冠心病（包括明确诊断的无心绞痛症状冠心病患者和稳定型心绞痛患者）的管理可以显著改善患者的预后，控制或延缓冠心病进展，减少冠心病并发症，降低病残率和病死率，控制心肌缺血/心绞痛症状，提高患者生活质量。

1. 疾病评估　根据症状尤其心绞痛的次数和诱发心绞痛发作的活动量、体格检查、心电图、病史、实验室检查进行临床评估，同时还应就左心室功能、负荷试验及冠状动脉造影检查结果综合判断患者病情和预后，从而制订个体化的管理计划。

2. 健康宣教　内容包括冠心病的危险因素、危害、预防和诊疗相关知识教育，以及怎样养成健康生活方式和急性心脏事件发生时的应对方法。从而使患者了解疾病过程、预后、治疗方案、心肌缺血恶化的信号，减轻对病情的担忧和焦虑，以便更好地依从治疗方案和控制危险因素。

3. 三级预防　冠心病的管理重点在于预防，也应坚持三级预防策略。

（1）一级预防

1）通过体检和门诊及时发现人群中高危因素个体，针对如有高血压、高血脂、糖尿病、长期吸烟和体重超重者，应积极控制高血压、高血脂、高血糖，并增加体力活动、减轻体重、戒烟等。

2）针对社会整体人群进行预防，鼓励和引导从儿童和青年时期即养成有益健康的生活方式和行为，如合理膳食、加强锻炼等。

（2）二级预防：冠心病的二级预防是冠心病治疗的基础。根据《2010慢性稳定性冠心病管理中国共识》，冠心病的二级预防的首要目标是预防心肌梗死和死亡，从而延长寿命；其次是减轻心绞痛症状，减少缺血发生，从而改善生活质量。

笔记

1）药物治疗：教育、监督、鼓励冠心病患者坚持二级预防用药，个体化调整药物剂量，注意药物不良反应的发生并及时调整方案，提高用药依从性。二级预防药物包括：抗血小板药物、β受体阻滞剂、血管紧张素转化酶抑制剂/血管紧张素受体Ⅱ受体阻滞剂（ACEI/ARB）、他汀类药物。

2）控制危险因素：①合理膳食：养成低盐、低脂、均衡营养的健康饮食习惯；②调节血脂：目标为高危患者LDL-C<2.59mmol/L，极高危患者（ACS，冠心病合并糖尿病）LDL-C<2.07mmol/L；③戒烟限酒；④控制体重：超重和肥胖者在6～12个月内减重5%～10%，使BMI维持在18.5～24kg/m^2；男性腰围≤90cm、女性腰围≤85cm；⑤控制血压：BP<130/80mmHg；⑥控制血糖：糖化血红蛋白≤7%；⑦心率管理：静息心率应控制在55～60次/分钟之间；⑧改善症状，减轻缺血；⑨做好情绪管理和睡眠管理。

（3）三级预防：主要是指冠心病重症和急症的抢救治疗，以及预防心血管病急性事件的发生和患者的死亡，其中还包括康复治疗。

1）一般治疗：卧床休息，心电血氧监测，对呼吸窘迫或其他低氧血症高危特征的患者，应给予辅助氧疗，对没有禁忌证且给予最大耐受剂量抗心肌缺血药之后仍然有持续缺血性胸痛的患者，可给予小剂量的镇静剂和抗焦虑药物，尽快解除疼痛。

2）药物治疗：主要为抗心肌缺血药物，包括硝酸酯类药物、抗血小板药物、抗凝药物、调脂药物以及ACEI/ARB类药物，主要目的是减少心肌耗氧或扩张冠状动脉，以缓解心绞痛发作。

3）再灌注心肌治疗：评估病情有相应治疗指征和适应证，就诊医院也有对应条件时，可选择经皮冠状动脉介入治疗、溶栓疗法或紧急冠状动脉旁路搭桥术。

4）康复治疗：客观评估患者运动能力，指导其日常生活或为其制订运动康复计划，建议病情稳定的患者出院后每日进行20～40分钟中等强度有氧运动（如快走、慢跑、游泳、骑自行车、爬楼梯，以及在器械上完成的行走、踏车、划船等，每次运动20～40分钟），也可以进行传统的太极拳、太极剑、五禽戏等运动。

5）中医治疗：治疗原则为先治其标，后治其本，必须辨明证候之重危顺逆。标实当泻，针对气滞、血瘀、寒凝、痰浊而梳理气机、活血化瘀、辛温通阳、泄浊豁痰；本虚宜补，重视补益心气，滋阴益肾，可有效改善冠心病患者心肌缺血症状。除中药治疗之外，还有针灸治疗、穴位贴敷、拔罐治疗等亦有良效。

4. 建立随访系统　以科室为单位建立随访系统，组成人员包括临床医师、护士、营养咨询师、心理治疗师、运动教练等。监督患者坚持生活方式改变和药物治疗的情况，监督患者冠心病危险因素控制达标情况。通过定期随访，指导患者生活方式改变，根据病情适当调整药物治疗方案，定期进行健康教育，提高患者依从性。

五、高尿酸血症及痛风

痛风是一种单钠尿酸盐沉积所致的晶体相关性关节病，与嘌呤代谢紊乱和（或）尿酸排泄减少所致的高尿酸血症直接相关，高尿酸血症（hyperuricemia，HUA）指正常饮食下，非同日两次空腹血尿酸水平>420μmol/L。痛风相当于中医学的“痛痹”“历节”“脚气”等。

（一）高尿酸血症和痛风的流行病学特点、危险因素与危害

近年来HUA患病率总体呈现增长趋势，近10年的流行病学研究显示，其中男性

为 9.2%~26.2%，女性为 0.7%~10.5%。目前我国痛风的患病率在 1%~3%，并呈逐年上升趋势，患病率随年龄增长而增高，沿海高于内陆，城市高于农村，男性高于女性。发病诱因包括饮酒、高嘌呤饮食、突然受冷和剧烈运动等；超过 50% 的痛风患者为超重或肥胖。

HUA 患者出现尿酸盐结晶沉积，导致痛风，长期 HUA 可并发肾脏病变（急性尿酸性肾病、慢性尿酸性肾病、肾石症）、高血压、冠心病、心功能不全、卒中、高血糖、血脂代谢紊乱等。

（二）高尿酸血症和痛风的诊断

日常饮食下，非同日两次空腹血尿酸水平>420μmol/L 即可诊断 HUA。HUA 患者突然出现足第一跖趾、踝、膝等单关节红、肿、热、痛，即应考虑痛风发作可能，长期反复发作可逐渐累及上肢关节，并伴有痛风石的形成。

根据痛风疾病进展，可分为 4 期：①无症状 HUA 期；②痛风性关节炎急性发作期；③痛风性关节炎发作间歇期；④慢性痛风性关节炎期。

痛风诊断要点：①痛风性关节炎：中青年男性较多见，常首发于第一跖趾关节，或踝、膝等关节。起病急骤，24 小时内发展到高峰。②痛风石：未经治疗的患者首发症状 20 年后约 70% 可出现痛风石，常出现于第一跖趾、耳郭、前臂伸面、指关节、肘关节等部位。痛风石可小如芝麻，大如鸡蛋或更大，受挤压后可破溃或形成瘘管，有白色豆腐渣样排出物，难愈合。③关节液检查，急性期关节滑囊液偏振光显微镜下可见双折光的针形尿酸钠晶体。④关节 B 超检查，关节内点状强回声及强回声团伴声影是痛风石常见表现。⑤双能源 CT 检查，特异性区分组织与关节周围尿酸盐结晶。⑥ X 线检查，早期急性关节炎可见软组织肿胀，反复发作后可出现关节软骨缘破坏、关节面不规则、关节间隙狭窄。

（三）高尿酸血症和痛风的管理

患者管理是 HUA 及痛风防治的基础，科学的防治方法是患者在医师的指导下对疾病及自身情况达到充分了解，然后与医师共同制订并执行治疗方案，延缓疾病进展，注重长期管理。

1. 健康宣教　①普及 HUA 及痛风相关医学常识；②给予饮食、运动等方面的健康指导，制订合理的生活方式干预；③筛查并预防痛风及并发症。

2. 疾病评估　HUA 及痛风一经确诊，HUA 患者需要综合及长期的全程管理，按照血尿酸水平及合并的临床症状 / 体征，决定药物起始治疗时机，并制订相应的治疗目标，进行分层管理。

3. 三级预防　高尿酸血症和痛风的管理应从预防着手，预防应坚持三级预防策略。一级预防为病因预防，即减少或纠正易感人群的危险因素；二级预防为临床前期预防，包括早发现、早诊断、早治疗的“三早”防治工作；三级预防即临床预防，及时治疗确诊患者，减轻症状、提高生活质量、防止病情进展、减少并发症。

（1）一级预防：提倡低嘌呤饮食，限制每日饮食中总热量摄入，控制饮食中嘌呤含量，限制动物内脏、海产品和肉类等高嘌呤食物的摄入；多吃新鲜蔬菜；尽可能避免饮用可乐、橙汁、苹果汁等含果糖饮料或含糖软饮料，可饮用牛奶制品（尤其是脱脂奶和低热量酸奶）；防止剧烈运动，避免突然受凉；禁酒；戒烟；规律运动；控制体重。

笔记

（2）二级预防

1）高危人群管理：一级亲属中有 HUA 或痛风患者，久坐、高嘌呤高脂饮食等不良生活方式者，存在肥胖、代谢异常性疾病（如糖代谢异常、血脂紊乱、非酒精性脂肪肝等）、心脑血管疾病（如高血压、冠心病、心力衰竭、卒中等）以及慢性肾脏病等高危人群建立定期筛查方案，普及 HUA 和痛风医学知识，提高人群防治意识，定期监测血清尿酸水平，尽早发现并诊治 HUA 或痛风。

2）对血尿酸正常的疑似痛风患者，在医院有相关设备和条件的情况下，可使用 CT 进行辅助诊断；对临床表现不典型的痛风疑似患者，可使用超声检查受累关节及周围肌腱与软组织以辅助诊断，早期诊断十分重要。

（3）三级预防

1）疾病宣教：每一位患者均需接受健康宣教，包括低嘌呤饮食，合理运动，控制体重，戒烟戒酒。了解病理生理和临床基本知识，了解高尿酸血症和痛风对身体的危害，可以识别痛风的急性发作。医师应为患者提出饮食建议，指导患者规范化治疗，定期随访。

2）规范化治疗：主要用于预防和控制高尿酸血症和痛风的临床症状，减少急性加重的频率和严重程度，改善生活质量，医师应针对患者疾病的严重程度实施分级治疗方案。

①药物治疗：痛风急性发作期，尽可能在 24 小时内进行抗炎止痛治疗，首选非甾体消炎药缓解症状，不能使用非甾体消炎药的患者，建议单独使用低剂量秋水仙碱；短期单用糖皮质激素，其疗效与安全性与非甾体消炎药相似，对急性痛风关节炎频繁发作（大于 2 次 / 年），有慢性痛风关节炎或痛风石的患者，进行降尿酸治疗，痛风患者在进行降尿酸治疗时，抑制尿酸生成的药物，使用别嘌醇或非布司他，促进尿酸排泄的药物，建议使用苯溴马隆，对合并慢性肾脏疾病的痛风患者，建议先评估肾功能，再根据患者肾功能具体情况使用对肾功能影响小的降尿酸药物，并在治疗过程中密切监测不良反应，痛风患者在降尿酸治疗初期，建议使用秋水仙碱预防急性痛风关节炎复发，调整生活方式有助于痛风的预防和治疗。以上药物的使用均应在医师指导下进行。

②多学科联合诊疗：HUA 常伴随其他系统疾病，如其他代谢性疾病、肾脏疾病、心脑血管疾病等，治疗合并这些疾病的 HUA 时应遵循多学科联合治疗原则，多学科联合治疗，更有利于疾病的康复。

③外科治疗：痛风石治疗：痛风石患者经积极治疗，血尿酸降至 300μmol/L 以下维持 6 个月以上，痛风石基本可逐渐溶解、缩小。但是对于痛风石较大，压迫神经或痛风石破溃，经久不愈者应考虑手术治疗，但患者术后仍须接受规范化综合治疗。如尿酸结石造成尿路梗阻、严重感染或肾功能受损时应泌尿外科就诊，解除并发症。

④中医：中医药干预本病强调养治并举、病证结合、分期而论的原则。患者平素宜慎口节欲，避免饮酒或过食肥甘厚腻，可长期服用能纠正体质偏颇的食疗，如薏苡仁、芡实、山药等，同时通过运动，增强体质、调摄精神，起到防病治病作用。治疗上，HUA 无论有无临床症状，健脾泄浊化瘀为基本治法，贯穿治疗始终，常用药物有薏苡仁、土茯苓、菝葜、萆薢、虎杖等中药外敷、熏洗等局部治疗能使药效直达病所，有助于消肿止痛；中药保留灌肠既可通腑排毒，又可通过肠道吸收，使药效布散全身；针

笔记

灸采用局部和循经取穴相结合，发挥标本同治的作用。

4. 定期随访 定期通过门诊、电话、微信或邮件形式等随访患者，指导患者进行健康正确，敦促患者按时服药，当患者病情发生变化，叮嘱患者及时门诊复诊。

六、常见恶性肿瘤

恶性肿瘤（malignancy tumor），也称癌症，是一大类疾病的统称，这些疾病的共同特征是体内某些细胞丧失了正常调控，出现无节制的生长和异常分化，并发生局部组织浸润和远处转移。癌症的发生是一个长期渐变的过程，从正常细胞到形成肿瘤细胞通常需要十几年甚至更长的时间，它是一种非传染性全身性慢性疾病。肿瘤是一类严重威胁人民健康和生命的多发病和常见病。近年来，我国恶性肿瘤的发病率逐年升高，位居各种疾病前列，成为威胁人类健康的头号杀手。

恶性肿瘤可发生于任何年龄和任何器官的任何组织，恶性肿瘤的发病与不良环境因素、不健康的生活方式及遗传易感性关系密切。癌症并非是不治之症，早期发现的癌症是可以治愈的。全国肿瘤发病率为285.91/10万，肿瘤死亡率为180.54/10万，每年因癌症死亡病例达270万。我国居民因癌症死亡的几率是13%，即每7至8人中会有1人因癌症死亡。降低恶性肿瘤发病率和死亡率的有效方法是早发现、早诊断、早治疗，恶性肿瘤筛查是早发现的重要措施。

（一）恶性肿瘤的危险因素

只有了解恶性肿瘤的主要危险因素，才能有针对性地预防恶性肿瘤的发生。我国恶性肿瘤发生的原因非常复杂，但大体可分为遗传和先天性因素及后天环境因素。一小部分癌症的发生主要和遗传及先天性因素有关，大部分恶性肿瘤的发生主要和后天环境及个人生活方式因素有关。

1. 吸烟饮酒 吸烟是多种癌症主要或重要的危险因素。吸烟者比不吸烟者肺癌发病率高25倍，85%以上的肺癌由吸烟引起。吸烟也是口腔癌、喉癌、食管癌及肺癌等的重要危险因素。二手烟也是不容小觑的危险因素，许多疾病与二手烟的关系非常密切，尤其是肺癌。酒精会损伤黏膜表面的细胞，促进细胞的突变和增殖，促进其他致癌物发挥作用。过量饮酒会伤害胃肠道和肝脏，导致胃癌和肝癌的发生。

2. 乙肝病毒及其他病毒感染 我国乙肝病毒的感染率达60%，乙肝病毒的携带率大于10%，是造成慢性肝炎、肝硬化及肝癌的主要原因。感染乙肝病毒的患者比正常人更易患肝癌。

3. 膳食营养因素 随着生活水平的提高，生活条件的改善，我国居民的热量摄入过多，然而活动力度却大大下降，居民没有运动和健身等的意识，易导致肥胖和多种癌症，如大肠癌、子宫内膜癌、绝经后乳腺癌等肿瘤。

4. 职业危害 有些职业接触的化学物具有致癌性。随着工业化进程的加快，我国职业危害呈逐渐严重趋势。我国卫生计生委已将石棉所致肺癌、间皮瘤，苯所致白血病，砷所致肺癌、皮肤癌等明确为职业性恶性肿瘤。

5. 其他环境因素 电离辐射，包括医源性X射线，可引起人类多种癌症，如急性和慢性细胞白血病、其他类型急性白血病等。另外，紫外线照射则是皮肤癌明确的病因。严重的空气污染也是易导致肺癌等恶性肿瘤发生的常见因素，过度的粉尘吸入严重损伤人体健康，加之其中有害的物质对身体日积月累的损害，也是我国肺癌发病率高的主要原因之一。

（二）常见恶性肿瘤的筛查和治疗

癌症的预防是战胜癌症的希望。世界卫生组织很早以前提出，只要做到“三早”，三分之一的肿瘤能够治愈，三分之一的患者能够长期生存，剩下三分之一也能得到临床明显的改善。常见恶性肿瘤的普查、针对高危人群的肿瘤自检以及健康体检应在全国普及，另外肿瘤标志物在体检中的重要性也应该被广大群众熟知。

1. 肺癌

（1）筛查：肺癌早期可无明显症状，当病情发展到一定程度时，常出现以下症状：①刺激性干咳；②痰中带血或血痰；③胸痛；④发热；⑤气促。当呼吸道症状超过 2 周，经对症治疗不能缓解，尤其是痰中带血、刺激性干咳，或原有的呼吸道症状加重，要高度警惕肺癌存在的可能性。肺癌初筛及早期诊断主要应用 X 线检查（透视、胸小片、胸正侧位片、断层片、CT 片）、痰脱落细胞学检查、纤维支气管镜检查等。随着人类基因组计划的完成和蛋白质组研究的开始，许多相关的新技术和新方法不断出现，通过寻找理想的肿瘤标志物用于常见肿瘤的筛查、早期诊断、预后判断及指导个体治疗都已逐渐成为可能，从而达到预测个体患肺癌的风险度，并对患者进行早诊早治。

（2）治疗：应当采取多学科综合治疗与个体化治疗相结合的原则，即根据患者的机体状况、肿瘤的病理组织学类型和分子分型、侵及范围和发展趋向采取多学科综合治疗的模式，有计划、合理地应用手术、化疗、放疗和分子靶向治疗等手段，以期达到最大程度地延长患者的生存时间、提高生存率、控制肿瘤进展和改善患者的生活质量。目前肺癌的治疗仍以手术治疗、化学治疗和放射治疗为主。

2. 肝癌

（1）筛查：肝癌的亚临床前期是指从病变开始至诊断亚临床肝癌之前，患者没有临床症状与体征，临床上难以发现，通常大约 10 个月时间。在肝癌亚临床期（早期），瘤体约 3～5cm，大多数患者仍无典型症状，诊断仍较困难，多为血清 AFP 普查发现，平均 8 个月左右，期间少数患者可以有上腹闷胀、腹痛、乏力和食欲缺乏等慢性基础肝病的相关症状。因此，对于具备高危因素，发生上述情况者，应该警惕肝癌的可能性。一旦出现典型症状，往往已达中、晚期肝癌，此时，病情发展迅速，共约 3～6 个月。常规监测筛查指标主要包括血清甲胎蛋白（alpha-fetoprotein，AFP）和肝脏超声检查（US）。对于≥40 岁的男性或≥50 岁女性，具有 HBV 和（或）HCV 感染，嗜酒、合并糖尿病以及有肝癌家族史的高危人群，一般是每隔 6 个月进行一次检查。一般认为，AFP 是肝细胞肝癌（HCC）相对特异的肿瘤标志物，AFP 持续升高是发生 HCC 的危险因素。

（2）治疗：①肝癌的手术治疗主要包括肝切除术和肝移植术。尽管外科手术是肝癌的首选治疗方法，但是在确诊时大部分患者已达中晚期，往往失去了手术机会，据统计仅约 20% 的患者适合手术。因此，需要积极采用非手术治疗，可能使相当一部分患者的症状减轻、生活质量改善和生存期延长，如局部消融治疗、肝动脉介入治疗。②放疗是恶性肿瘤的基本治疗手段之一，现代精确放疗技术提高了肝癌患者的生存率。③已经发生肝外转移的晚期患者，不适合手术切除、射频或微波消融和介入治疗，弥漫型肝癌、合并门静脉主干癌栓和（或）下腔静脉者经常采用系统治疗。

笔记

3. 胃癌

（1）筛查：没有特异性表现。癌症早期几乎不会有症状，以消瘦为最多，其次为胃区疼痛、食欲缺乏、呕吐等。初诊时患者多已属晚期。早期胃癌的首发症状，可为上腹不适（包括上腹痛，多偶发），或饱食后剑突下胀满、烧灼或轻度痉挛性痛，可自行缓解；或食欲减退，稍食即饱。癌发生于贲门者有进食时哽噎感，位于幽门部者食后有饱胀痛，偶因癌肿破溃出血而有呕血或柏油便，或因胃酸低，胃排空快而腹泻，或患者原有长期消化不良病史，致发生胃癌时虽亦出现某些症状，但易被忽略。少数患者因上腹部肿物，或因消瘦、乏力、胃穿孔或转移灶而诊。目前临床所用胃癌标志物主要有CEA、CA19-9等，但特异性均不强，联合检测可增加其灵敏性及特异性。X线胸部正位和侧位片可排除有无肺转移，CT和MRI更加可以明确诊断。上消化道造影检查、超声检查是胃癌诊断首选常规检查。内镜检查对定性定位诊断和手术方案的选择具有重要的作用。

（2）治疗：胃癌的治疗主要分为手术治疗、放射治疗和化学治疗及其相关治疗。①手术切除是胃癌的主要治疗手段，也是目前能治愈胃癌的唯一方法；②放射治疗主要用于可手术胃癌术后的辅助治疗，不可手术局部晚期胃癌的综合治疗以及晚期胃癌的姑息减症治疗；③胃癌的化疗分为新辅助化疗（术前）、辅助化疗（术后）、姑息性化疗、局部化疗和增敏化疗；④还有多学科综合治疗模式如初始治疗、辅助治疗、其他治疗等。

七、精神疾病

精神疾病是指在各种生物学、心理学以及社会环境因素影响下，大脑功能紊乱，导致认知、情感、意志和行为等精神活动出现不同程度障碍为主要临床表现的疾病。精神疾病属于中医“情志病”范畴。

（一）精神疾病的流行病学特点、危险因素与危害

随着社会竞争日益激烈，生活节奏日益加快，各种突发应激事件日益频繁，各种精神障碍随之日益增多。国外的患病数据显示，抑郁障碍在普通人群的年患病率为2%～5%，终身患病率为10%～20%，男女比例约为1∶2；国内抑郁障碍的患病率为1.5%～3.5%。世界卫生组织2004年的调查结果显示，全球精神分裂症患病率为4%；欧洲、美洲和东南亚地区的平均患病率分别为5.0%、4.2%与3.7%。2002年我国重性精神疾病患者约为1600万，其中精神分裂症患者约780多万人。

精神疾病的危险因素主要是患者本身遗传易感体质、外界负性生活事件的长期影响以及患者的不良人格特征等的相互影响。

精神疾病常导致患者出现被害妄想、抑郁情绪、极度兴奋或药源性焦虑等症状，导致个体失能、残疾甚至自杀，从而引起家庭、社会负担不断增加。全球范围内抑郁症、自杀/自伤是精神障碍中导致疾病负担最大的病种。预测1990—2020年我国神经精神疾病负担从14.2%增至15.5%，包括自杀与自伤，则将从18.1%升至20.2%，占全球疾病负担的1/5。Murray等的研究表明，精神和行为障碍导致18 519万伤残调整寿命年（disability-adjusted life years，DALYs），占伤残调整寿命年总数的7.4%，其中重症抑郁、焦虑障碍、药物使用障碍、酒精使用障碍、精神分裂症为其中最多的病种。

（二）精神疾病的诊断与分级

不同的精神疾病均有描述性的诊断标准，其诊断包括：①症状标准：必备指标和伴随指标；②严重程度标准：社会功能受损的程度、精神功能受损的程度、自知力受损的程度和精神痛苦的强烈程度，其中社会功能的评定比精神功能更为重要；③病程标准：并不包括症状轻微的前驱期；④排除标准，也称阴性标准。

常见精神疾病的症状有：①感觉障碍：感觉过敏、减退、倒错、内感性不足等；②知觉障碍：错觉、错视、幻觉和感知综合征；③思维障碍：思维奔逸、迟缓、病理性赘述，思维不连贯，思维妄想、逻辑倒错性思维，持续重复模仿，板性等言语；④注意障碍：主动注意障碍和被动注意障碍；⑤记忆障碍：记忆增强、减退、错构、虚构，潜隐记忆和似曾相识症；⑥智能障碍：分为先天性智能低下和后天获得性痴呆；⑦情感障碍：情感高涨，欣快、低落、焦虑、激动，淡漠、倒错、恐怖，矛盾等；⑧意志行为障碍：意志增强、减退、矛盾、木僵、违拗以及动作刻板、模仿、作态与行为怪异等。

精神疾病主要分为轻型精神疾病与重型精神疾病。轻型精神疾病主要为强迫症、抑郁症等，表现为感情障碍（如焦虑、忧郁等）、思维障碍（如强迫观念等），但患者的认知、逻辑推理能力及其自知力都基本完好。重型精神疾病主要为精神分裂症等，患者的认知、逻辑推理能力变差，自知力几乎全部丧失。此类这种轻重之分也是相对的，一些重型精神疾病的早期常呈现轻型表现，如精神分裂症的初期患者也可出现焦虑、强迫观念等表现。

（三）精神疾病的慢病管理

1. 健康宣教　健康宣教首先要强调精神疾病和其他病一样，只是一种疾病，同样需要系统的药物及心理治疗；其次是教育患者及家属如何安排好患者日常生活，养成良好的生活规律；同时营造适合康复的良好家庭环境，并督促患者参加适当的体育活动或社会活动，培养他们适应社会的能力。

2. 疾病评估　精神病患者在行为、语言、感知、思维、认知、自知力方面都存在不同程度的障碍，需要对其伤人或自伤危险做出风险评估。严重的抑郁症患者、社会经济地位低下、老年男性、以往出现过自伤史等都是自杀或自伤的高风险因素；而精神分裂症、男性、命令性幻听、以往有过暴力史等，多提示伤人风险性较高。

3. 三级预防　精神疾病的管理应从预防着手，预防应坚持三级预防策略。一级预防为病因预防，即减少或纠正易感人群的危险因素；二级预防为临床前期预防，包括早发现、早诊断、早治疗的“三早”防治工作；三级预防即临床预防，对于确诊患者给予系统治疗、药物个体化治疗及积极预防复发。

（1）一级预防：是最为积极主动的预防措施，对病因已明的精神障碍，可针对病因采取预防措施，避免疾病的发生。

1）大力提倡优生、优育、优教，注重儿童身体健康的同时，亦关注人格的健全，培养孩子诚实、坚强、克制和开朗的性格。

2）积极开展各年龄阶段的心理卫生咨询及行为指导工作，及时纠正儿童行为问题、情绪问题和青少年违纪行为、老年人心理不适应及大中学生的心理卫生问题。

3）提高成人的心理素质，提高抗挫折、抗压能力，培养兴趣爱好，适度宣泄压力，劳逸结合，合理安排工作和生活。

（2）二级预防：早发现、早诊断、早治疗，是精神病防治工作中极其重要的环节，

笔记

可影响各种精神疾病的预后及转归。

1）通过各种媒体向社会宣传精神病防治知识，纠正社会及家庭对精神病患者的不正确看法，及早将疾病控制在萌芽期。

2）对病情已好转的患者，进行多种形式的心理治疗，使患者能正确认识自己，学会处理重返现实生活所遇到的各种心理、社会因素。

3）注意睡眠：睡眠良好多提示病情稳定或好转，失眠常预示病情恶化，因此要保证患者有充分的睡眠。

4）中医治疗：失眠或精神疾病早期患者可采用中医辨证施治，辅以针灸、推拿、沐足、药枕、刮痧及五音疗法等，可起到改善睡眠、舒缓紧张焦虑情绪的作用。

（3）三级预防：重点是精神残疾的预防和康复，最大限度恢复患者的社会功能，尽可能减少精神残疾的发生。

1）设法脱离诱发精神疾病的环境，消除与发病有关的因素，规范的专科治疗。

2）药物治疗应遵循"安全、早期、适量、全程、有效、个体化"的原则，治疗药物应由精神科执业医师处方开出，药物减量或停用需经过专科医师同意，不可擅自调整用药。

3）中医治疗：中医药辨证治疗、辅以针灸、推拿、沐足、情志疏导等中医特色疗法治疗失眠、抑郁症、精神分裂症等精神疾病，可减轻精神症状、减少西药的不良反应，预防复发，从而提高患者接受治疗的依从性。

4）住院治疗即是康复工作的开始，积极开展各种生活自理能力、人际交往能力、职业工作能力的康复训练，帮助患者从医院环境尽快过渡到社区环境。帮助患者保持与家庭及社会的交往，尽量缩短住院时间，尽早转入社区康复。

5）家庭成员应进行心理知识教育，教会他们如何正确对待精神疾病患者，减少对患者的精神压力，并支持精神疾病患者的康复活动。

6）精神分裂症、抑郁症、双相情感障碍等精神疾病比较容易复发，应注意防范。精神分裂症，躁狂症患者春天易复发，抑郁症秋末冬初易复发，季节更替需密切注意复发先兆：如失眠，情绪不稳，行为异常等；同时避免擅自停药，避免不良事件的刺激。

4．定期随访　出院患者能够长期随访，做好健康宣教，尊重患者人格，避免不必要的精神刺激。

（许银姬　任吉祥）

第四节　重点人群的健康管理

一、老年人群

按联合国区域划分，亚太地区将60岁以上定义为老年人。从衰老进程来分，老年期可分为老年前期、老年期和长寿期三个阶段。我国通用标准是45～59岁为老年前期（中年人），60～89岁为老年期（老年人，其中80岁以上称高龄老人），≥90岁为长寿期（长寿老人，其中≥100岁以上称百岁老人）。2000年，我国65岁及以上的老年人口占总人口比重超过7%，我国老龄化已进入快速发展阶段，老年人口年均增长率为2.39%，到2010年，我国65岁及以上的老年人口超过1.22亿，成为全球唯一一个老年人口数量过亿的国家。据预测，到2020年我国老年人口将占到总人数的17.17%。

老年人健康不是指没有疾病，而是追求一种躯体精神与社会和谐完美的状态，老年人会出现一系列形态生理心理和社会角色的衰退变化。由于老年人病理生理的特殊性，老年病具有典型的年龄特点：临床症状及体征不典型；多病共存；病情重，变化快；易发生意识障碍；并发症多；病情长，康复慢；药物不良反应多；对治疗的反应不同。同时，老年人存在较多的家庭社会负面因素，如丧偶、丧子、独居、家庭不和睦、经济困窘等，容易发生身心疾病。

老年人群健康管理的重点在于常见慢性非传染性疾病（简称“慢病”）及肿瘤的早期发现、早期预防与规范治疗，本节分为健康老年人群、患有慢病的老年人群进行阐述。

（一）健康老年人群

1. 加强健康教育及自我健康管理的宣教　定期全面查体，了解健康知识，建立健康档案，获得个体化的健康指导，预防慢病的发生等。建议每年体检一次，如发现异常及时就诊。

2. 健康饮食指导　应选择易消化食物，以利于吸收，但食物不宜过精，应粗细搭配；多吃蔬菜、水果等富含纤维素食品；减少烹调油用量，清淡少盐饮食；三餐合理分配；每天足量饮水；饮酒应限量。

3. 培养良好生活方式　规律作息，劳逸结合。

4. 运动锻炼指导　建议有氧运动，并达到有氧代谢的质和量。

5. 调畅情志　丰富老年人娱乐生活，多参与集体活动，保持心情舒畅，适当进行下棋等智力游戏有助于延缓大脑衰退等。

6. 去除可干预的疾病危险因素　常见的可干预的危险因素主要包括吸烟、饮酒、肥胖、不良的饮食习惯与生活习惯等。

（二）患有慢病的老年人群

老年人是心血管系统、呼吸系统、消化系统等疾病以及肿瘤等慢病多发人群。对于明确患病者，可以应用现代信息技术做好随访登记，定期复诊，按时服药，并定期监测疾病相关指标，如血压、心率、血糖等；如病情发生变化，及时就诊。并按相应慢病管理范畴做好疾病管理，如饮食、运动等。

对于不同系统疾病，疾病管理要点各不相同。如心血管系统疾病，包括高血压、冠心病、心功能不全等，应加强患者疾病风险告知，自我监测血压、脉率（心率），采取有益健康的生活方式及行为，控制或减少危险因素，预防心血管事件的发生；对于明确诊断的老年人应按时服药，定期复诊，预防疾病发作，积极做好二级预防；老年人骨质疏松发病率高，容易出现继发性骨折，老年人除服药治疗骨质疏松外，还应加强防摔、防碰、防绊、防颠等措施，以免诱发骨折。

由于老年人肝功能、肾功能减退，排泄减慢，容易发生药物中毒或不良反应。因此老年人群用药应遵循一定原则，安全用药。具体用药原则如下：①收益原则，用药必须权衡利弊，合理地选择药物及给药途径；②谨慎多药联用原则；③给药时间原则，应根据生物学及药代学及疾病特点选择合适的给药时间；④小剂量原则；⑤剂量个体化的原则；⑥暂停用药原则；⑦忌随意滥用药物及保健制品。此外，还应从自理能力、饮食习惯、心理反应、经济状况等方面评估老年人服药能力，了解其是否能按医嘱服药，达到治疗目的。

笔记

二、儿童、青少年人群

儿童主要是指出生至 14 岁的人群，也是儿科的主要研究对象。而青少年处于儿童时期之后、成人之前，也就是满 14 岁不满 18 岁。随着社会和经济的发展，儿童、青少年人群的疾病谱发生明显改变。同时，由于国情、计划生育等国策的影响，儿童、青少年人群发育、成长出现了新特点，现代社会如网络、游戏等对其影响日益深化，精神卫生及心理发育问题突出。因此，应当针对当前儿童、青少年人群的特点制订相应的健康管理方案，如此方能取得良好的成效。

（一）儿童、青少年的生理病理特点

1. 生长发育迅速，各系统、器官生长发育不平行，生长发育遵循由粗到细、低级到高级、简单到复杂。

2. 发病容易、传变迅速，脏气清灵、易趋康复。

（二）儿童、青少年人群的分期健康管理

根据儿童、青少年的解剖、生理等特点，将其划分为胎儿期、新生儿期、婴儿期、幼儿期、学龄前期、学龄期及青春期七个阶段，针对不同时期特点进行重点管理。

1. 胎儿期　预防遗传性疾病与先天畸形，关键是做好产前检查及孕妇保健。

2. 新生儿及婴幼儿期　加强护理及喂养，并定期做好计划免疫，定期观察各种指标，如身高、智力，筛查先天性疾病如先天性心脏病等，及早治疗。

3. 学龄前期　该时期是性格形成的关键时期，加强思想品德教育，注意培养其学习习惯、想象与思维能力，使之具有良好的心理素质。体格检查方面应注意缺铁性贫血、龋齿、视力等常见病的筛查与矫治。同时应做好预防溺水、烫伤、外伤、误服药物及食物中毒等意外伤害的发生。

4. 学龄期与青春期　此期求知欲强，是获取知识的最重要时期，也是体格发育的第二个高峰期。青春期是儿童到成人的过渡期。体格发育出现第二个生长高峰，第二性征发育，知识增加，而心理和社会适应能力发展相对滞后，形成青春期复杂的心理卫生问题，使青春期少年常常产生感情困惑和心理冲突。并容易受外界的影响，加上叛逆思想的冲动，而使其行为出现偏激，容易犯错。因此，引导其体格健康成长及塑造良好的心理同等重要。

（三）儿童、青少年人群健康管理内容

1. 生长发育健康管理　包括体格及神经心理发育，两者具有同等重要意义。管理内容包括：身体数据测量、体力及心理社会测试、生理生化功能的检测等；通过调查资料整理分析，与参考人群值比较，了解发育水平及生长速度；针对个体做出评价和制订方案。

2. 心理卫生行为健康管理　目前儿童成长中普遍存在很少参加家务劳动、学习超时、学业负担过重、缺乏内在的学习动机、睡眠不足等问题。在青少年中则存在叛逆、沉迷游戏网络、盲目攀比、犯罪、心理承受能力弱、性早熟不断提前等心理行为问题。

因此，儿童、青少年心理卫生行为健康管理需要家长的理解与支持，从婴幼儿开始通过加强心理卫生行为教育，建立合理管理措施，预防和解决问题。

（1）良好习惯的培养

1）睡眠习惯：营造安静适合的睡眠环境，规律作息，保证充足睡眠时间，培养独立睡眠。

2）进食习惯：按时添加辅食，培养定时独自用餐，不偏食、不挑食、不吃零食，进餐不宜过饱，餐前洗手及用餐礼貌。

3）卫生习惯：定时洗澡、勤剪指甲、勤换洗衣服、良好排便习惯，3岁以后培养刷牙习惯等。

（2）社会适应性的培养

1）独立能力：包括独立生活和独立思考解决问题的能力。

2）控制情绪和诱惑：儿童常因要求不能满足而产生过激情绪及行为，故成人应对儿童的要求与行为按社会标准或予以满足或加以约束或预见性处理问题，减少其产生消极行为的机会，其中用诱导方法比强制方法可以减少对立情绪，取得满意效果。

（3）预防和解除异常心理卫生行为：针对儿童开展行为指导，针对青春期少年开展心理咨询，开展学校心理教育和家庭引导。

3．疾病防治健康管理

（1）计划免疫：主要为婴幼儿期按时接种乙肝疫苗、卡介苗、脊灰疫苗、百白破疫苗、麻疹疫苗等。

（2）定期检查，及早发现问题：婴幼儿主要针对肠道蠕虫感染、视力不良、龋齿和牙齿疾病、缺铁性贫血、肥胖等开展筛查诊断；学龄前及学龄前主要减少意外事故和伤害的发生。

三、妇女人群

由于女性生殖系统结构与生理特点的特殊性，具有经、孕、产、乳等生理变化，是女性特有的病理生理改变基础，因此妇女健康管理除常规健康管理外，内容应突出这一特点。妇女健康管理内容包括一般情况与妇科情况，后者主要记录月经、婚育、避孕措施、妇科肿瘤筛查等。因女性人群不同年龄段的生理、病理变化及易发疾病的不同，健康管理的重点亦应有所侧重。

（一）育龄期妇女人群

育龄期女性是性活跃、生殖功能复杂、生殖健康问题较多的时期。应做好基础健康管理，建立基本健康档案，尤其是月经史、婚育史、家族史；注意个人卫生，尤其经期卫生、性卫生，预防生殖系统炎症；加强计划生育知识、生理期及性保健卫生教育，选择合适的避孕措施，减少意外妊娠带来不良影响。

1．基础健康管理　每年组织一次宫颈防癌普查，进行宫颈刮片筛查；每1～3年组织一次乳腺防癌检查，推荐乳腺钼靶X线摄影检查、乳腺彩色超声联合检查；指导育龄期妇女每月自我检查乳腺一次；定期进行健康知识讲座；孕前保健指导；每年健康评估，动态观察，积极做好一级及二级预防。

2．常见疾病的预防与管理　育龄期女性常见疾病有月经失调、生殖系统炎症、不孕症等，这些疾病既相互独立又相互影响，在预防与管理上具有共性。应加强健康宣教，养成健康的生活方式，包括调节情志、饮食调养、经期卫生、性卫生、避孕措施，避免上述不良因素的产生。如发生上述疾病，尽早至正规医疗机构诊治。

3．女性生殖系统肿瘤的预防与管理　女性生殖系统肿瘤包括生殖道肿瘤及乳腺肿瘤，其中发病率较高、可早期发现、早期治疗效果好的有宫颈癌、乳腺癌。

（1）宫颈癌的及早筛查：从青少年起加强安全性知识教育，避免过早性生活；鼓

笔记

励应用屏障避孕方式进行避孕，加强性病防范，积极治疗性传播疾病；开展宫颈癌普查普治，坚持每年1次妇科普查，及早发现，积极治疗癌前病变；注意及重视高危因素及高危人群，有异常者及时就医；发现生殖道感染及时治疗。

（2）乳腺癌的早期筛查：筛选乳腺癌高危人群并加强人群的自我健康管理，每月应自我检查乳腺1次，以及早发现异常；定期进行乳腺普查和临床检查；生活方式指导，如定期运动，少食高脂肪食物，多吃粗粮、蔬菜、水果及低脂肪高纤维食品，坚持母乳喂养，保持良好情绪，不酗酒。

（二）孕产期人群

孕产妇健康管理的主要目标是减少孕产妇及围产儿死亡，降低母婴发病率及远期致残率，从而提高生活质量。可按孕前、孕期及产后进行分期健康管理。

1. 孕前　孕前健康管理包括医学检查与健康指导两部分内容。通过资料收集、体格检查及实验室检查等，为咨询者提供营养、医疗、心理等方面客观评估，筛查遗传性疾病，进而提供日常生活、心理等方面的健康指导。

（1）孕前医学检查：①详细收集相关资料，包括年龄、月经史、婚育史、疾病史、生活习惯、职业、家庭环境等；②体格检查，包括生殖系统相关检查；③实验室检查，包括遗传病、传染病、性病生殖道感染抗体的筛查。

（2）孕前健康指导：①日常生活、心理的指导，如健康的生活方式、合理的饮食搭配、适当的运动锻炼、合理受孕时机的选择等；②对亚健康人群进行生活方式、行为习惯指导，如烟、酒、情绪焦虑或抑郁等进行干预调整；③对已有生理、心理疾病的个体应根据疾病治疗情况判断对妊娠的影响，在专科医师共同保健下妊娠；④对于妇产科特殊生育史、不孕史等需进行相应检查，明确病因，对症治疗。

2. 孕期　孕期健康管理需要了解妊娠期母体生理、心理变化，使其能做好充分准备及适应这一变化。具体管理内容如下：

（1）孕期营养指导：以蛋白质为主，避免食用含色素及防腐剂的食品；出现味觉异常或异常食癖需排除微量元素缺乏；早孕反应剧烈者应及时就医。

（2）孕期常见疾病筛查与预防：主要指妊娠期高血压、糖尿病的筛查与防治。妊娠期高血压多发生于妊娠20周后，高危因素有初产妇、孕妇年龄过小或大于35岁、多胎妊娠、妊娠期高血压疾病史及家族史、慢性高血压、慢性肾炎、糖尿病、肥胖等。妊娠期糖尿病是指妊娠后首次发现或发病的糖尿病，应在妊娠24～28周进行筛查；有糖尿病家族史、孕前体重≥90kg、胎儿出生体重≥4kg、孕妇曾有多囊卵巢综合征、不明原因流产、死胎、巨大儿或畸形儿分娩史，本次妊娠胎儿偏大或羊水过多者应警惕患糖尿病。上述疾病应针对可去除高危因素进行干预；存在不可去除的高危因素者应加强相应检查及密切随访，及早发现、及早干预、及早规范治疗；确诊者进行专科治疗。

3. 产褥期　产褥期是指从胎盘娩出至产妇全身各器官除乳腺外恢复至妊娠前状态所需的一段时间，包括形态和功能，通常为6周。该期常见疾病有产褥感染、晚期产后出血、产褥期抑郁症等。

管理措施：①了解产褥期母体生理、心理变化，观察子宫收缩情况、恶露情况、产伤情况、乳房及生命体征；②加强产褥期卫生心理保健与心理支持，由于激素水平变化及家人转移对婴儿的关注等多方面因素影响，很容易产生产后抑郁症，需要家人尤其丈夫的支持和关怀；③指导产后饮食、运动，促进恢复；④提倡母乳喂养，促进母婴健康。

笔记

（三）更年期妇女人群

更年期是妇女育龄期至老年期的过渡阶段。在这个阶段，随卵巢的衰退及年龄的增长，心理和生理均出现衰退性改变。绝经早期主要引起血管舒缩症状（潮热、出汗）、精神神经系统症状（情绪波动、记忆减退等）和一些躯体症状（疲倦乏力），绝经多年后逐渐出现泌尿生殖道变化、代谢变化、心血管疾病、骨质疏松及认知功能下降等退行性变化或疾病。更年期妇女人群的生理特点要求在健康管理方面要加强健康宣教、及早发现及早干预、及时就医，帮助其平稳过渡，提高生活质量。

1. 根据临床症状进行健康状况评估　包括症状、生活方式，必要的体格检查及辅助检查。

2. 以评估结果为依据，建立基本健康管理措施。

（1）一般人群：即评估中未发现明显异常的更年期妇女人群。该人群应做好常规健康管理，定期妇科及全身检查，并做好预防措施，调整心态、稳定情绪，使其从心理上认识到更年期只是人生的一个必然阶段。另外，开展家庭支持教育，及时给予安慰并避免无谓的争吵。

（2）对可预见并发症的预防性干预：如适当补充钙质、预防骨质疏松；有肿瘤危险因素人群每半年针对性防癌普查；存在情绪问题可能者每两月随访一次，填好随访记录表，并针对性进行健康教育及指导，同时对家庭成员进行健康教育和配合。

（3）疾病诊断明确者，进行专科治疗，并做好复诊及随访工作。

（张晓天　王　莹）

学习小结

1. 学习内容

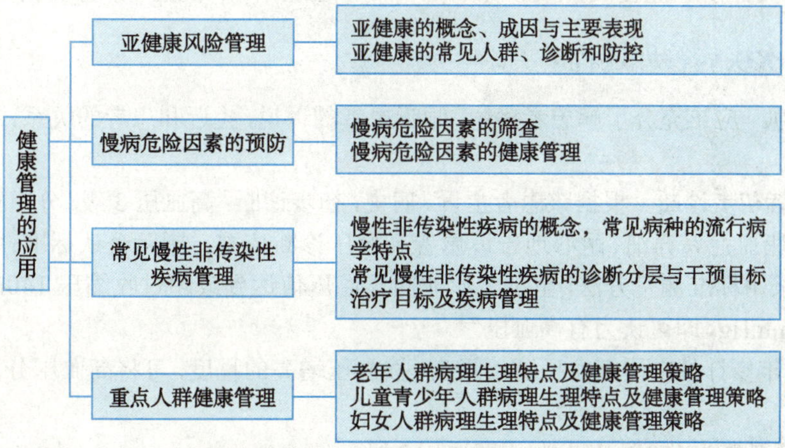

2. 学习方法　本章应在掌握慢性非传染性疾病诊断分层、干预目标的基础上，为患者提供个体化、差异化的疾病健康管理；对于重点人群，应结合不同人群病理生理特点、易患疾病等制订健康管理目标与策略。

复习思考题

如果一个患者同时患有糖尿病及冠心病，该如何对患者进行健康管理？

附 录

附录1 健康管理综合技能训练

一、病例介绍

赵某，男性，47岁，汉族，高中文化。主诉：发现血压增高3年。

病史：患者3年前体检测血压增高，自述172/98mmHg，因无头晕、头痛等症状，没有至心血管专科门诊。此后患者偶在医院门诊、家庭测量血压，波动于160～175/90～110mmHg。3天前患者因一亲属高血压性脑出血死亡而担心自己是否会发生此类情况，并开始出现头痛，遂至门诊咨询是否需要降压治疗、是否需要终身服药。既往体检查血脂增高，具体不详；空腹血糖正常；脂肪肝。

生活方式：籍贯东北，饮食较咸，偏好油腻饮食；吸烟史22年，平均2包/天；有时饮酒，以啤酒、白酒为主，量不定，偶尔饮白酒超过1斤。平时工作繁忙，压力大，用电脑工作多，较少体力活动与锻炼，生活作息基本正常，睡眠尚可，仰卧时有规律打鼾。

家族史：父亲70岁患高血压，母亲无高血压病史。否认其他家族遗传病史。

门诊测血压172/94mmHg，心率86次/分，身高170cm，体重90kg，腹围84cm。

二、第一次疾病管理过程

1. 首次访视　应该充分了解患者病情，倾听患者的诉说，拉近和患者的关系，以提高患者依从性。

2. 告知患者初步诊断　根据该患者主诉、病史，初步诊断：高血压3级（分组待定）；脂肪肝；肥胖；高脂血症？详细、耐心地告诉患者高血压诊断依据。国际公认标准："在安静、清醒的条件下采用标准测量方法，至少3次非同日血压值达到或超过收缩压140mmHg和（或）舒张压90mmHg，即可认为有高血压"

根据2016年修订的中国高血压防治指南，按血压增高的程度，可将高血压分为1、2、3级，见表附-1。

患者舒张压最高为110mmHg，归为高血压3级。

3. 疾病相关知识教育　该患者以血压增高为主诉，结合主要诊断，以高血压为主进行健康教育。

（1）无症状高血压的干预：高血压是最常见的心血管病，同时又是引起脑中风、冠心病和肾衰竭的重要危险因素。血压增高所致的心、脑、肾、眼底等并发症是影响高血压患者群预后的主要原因，因此血压增高无论患者有无症状，都需要干预使血压控制在合适水平。并且因为没有症状，此类患者往往忽略高血压的干预治疗。

表附-1　高血压分级标准

类别	收缩压(mmHg)	舒张压(mmHg)
正常血压	<120	<80
正常高值	120～139	80～89
高血压	≥140	≥90
1级高血压(轻度)	140～159	90～99
2级高血压(中度)	160～179	100～109
3级高血压(重度)	≥180	≥110
单纯收缩期高血压	≥140	<90

注：1mmHg=0.133kpa

近年来高血压患病率有逐年增长趋势，截止到2014年年底，研究发现我国心脑血管发病率居世界首位，高血压患病人数超过2亿。我国每年由高血压导致的脑中风患者将近150万，给社会、家庭和个人带来了沉重的负担。特别是我国人民对高血压的危害认识严重不足，造成患病率高、致残率高、死亡率高的"三高"现象。同时存在"知晓率低，服药率低、控制率低"的"三低"特点。

(2)高血压的危害：高血压早期无明显病理改变，长期的高血压引起全身小动脉病变，表现为小动脉中层平滑肌细胞增殖和纤维化，管壁增厚和管腔狭窄，导致重要靶器官心、脑、肾组织缺血，长期高血压及伴随的危险因素可促进动脉粥样硬化的形成，该病变主要累及中、大动脉。

1)心脏血管：长期的高血压使冠状动脉发生粥样硬化、冠状动脉狭窄，发生冠心病。由于血压长期升高，增加了左心室的负担，使其长期受累，左心室因代偿而逐渐肥厚、扩张，形成了高血压性心脏病，最终可导致心力衰竭。

2)脑：主要是影响脑动脉血管。长期高血压使脑血管发生缺血与变性，易形成脑动脉瘤，从而发生脑出血。高血压促使脑动脉粥样硬化，可并发脑血栓的形成。脑小动脉闭塞性病变引起腔隙性脑梗死。脑出血是高血压常见并发症，防治脑出血的关键是平时有效地控制血压。

3)肾脏：长期持续的高血压使肾小球内囊压力升高，肾小球纤维化、萎缩，以及肾动脉硬化，因肾实质缺血和肾单位不断减少，最终导致肾衰竭。

4)视网膜：高血压可引起视网膜病变，早期小动脉发生痉挛、管径狭窄，血压长时间增高，视网膜动脉出现硬化改变，甚至视网膜出现出血、渗出、水肿，严重时视神经盘水肿。从而引起患者视觉障碍，如视物不清，视物变形等。

高血压所造成的危害不仅取决于血压水平，还取决于是否存在其他危险因素。伴有血脂异常、肥胖、高血糖、年龄偏大、吸烟、缺少运动、心脑血管事件的家族史等影响高血压患者预后的因素越多，预后就越差。

患者目前合并吸烟、肥胖两项心血管危险因素。

(3)高血压的治疗目的与要求：高血压患者应该在非药物治疗的基础上，使用安全、有效的降压药物，使血压达到治疗目标，同时尽可能控制其他的可逆性危险因素。应注意的是，高血压常伴有其他危险因素、靶器官损害或临床疾患，需要综合干预，大多数患者需要长期、甚至终身坚持治疗。

4．诊疗计划

（1）完善检查：建议患者心血管专科门诊，完善血脂、血糖、血尿酸、肾功能、心电图、心脏彩超、动态血压等检查，明确高血压的危险分层；完善肾动脉彩超、甲状腺功能、肾上腺彩超等检查，排除继发性高血压。

（2）非药物治疗（生活方式干预）

1）减少钠盐摄入：钠盐可显著升高血压以及高血压的发病风险，而钾盐则可对抗钠盐升高血压的作用。该患者钠盐摄入量显著高于目前世界卫生组织每日应少于6g的推荐。因此，应采取各种措施，尽可能减少钠盐的摄入量，并增加食物中钾盐的摄入量。主要措施包括：尽可能减少烹调用盐，建议使用可定量的盐勺；减少味精、酱油等含钠盐的调味品用量；少食或不食含钠盐量较高的各类加工食品，如咸菜、火腿、香肠以及各类炒货；增加蔬菜和水果的摄入量；使用含钾的烹调用盐。

2）控制体重：超重和肥胖是导致血压升高的重要原因之一，而以腹部脂肪堆积为典型特征的中心性肥胖还会进一步增加高血压等心血管与代谢性疾病的风险，适当降低升高的体重，减少体内脂肪含量，可显著降低血压。

最有效的减重措施是控制能量摄入和增加体力活动。在饮食方面要遵循平衡膳食的原则，控制高热量食物（高脂肪食物、含糖饮料等）的摄入，适当控制主食量，以粗粮为主。在运动方面，规律的、中等强度的有氧运动，如慢跑、游泳等，是控制体重的有效方法。减重的速度通常以每周减重0.5～1kg为宜。

3）戒烟：吸烟是心血管病和癌症的主要危险因素之一。吸烟可导致血管内皮损害，显著增加高血压患者发生动脉粥样硬化性疾病的风险。戒烟的益处十分肯定，但烟草依赖是一种慢性成瘾性疾病，不仅戒断困难，复发率也很高。因此，建议患者戒烟，并由家人督促，避免复吸。必要时戒烟门诊就诊，使用并药物辅助戒烟（尼古丁替代品等），避免复吸。被动吸烟也会显著增加心血管疾病危险，应该注意避免。

4）限制饮酒：长期大量饮酒可导致血压升高，限制饮酒量则可显著降低高血压的发病风险。因此不提倡高血压患者饮酒。如饮酒，则应少量。建议患者每日饮用白酒、葡萄酒（或米酒）与啤酒的量分别少于50ml、100ml、300ml。

5）体育运动：定期体育锻炼能降低血压、改善糖代谢等。因此，建议每天应进行适当的30分钟左右的体力活动；而每周则应有1次以上的有氧体育锻炼，如步行、慢跑、骑车、游泳、做健美操、跳舞和非比赛性划船等。典型的体力活动计划包括5～10分钟的轻度热身活动、20～30分钟的耐力活动或有氧运动与约5分钟的放松阶段共三阶段。

6）减轻精神压力，保持心理平衡：长期、过量的心理反应，尤其是负性的心理反应会显著增加心血管风险。精神压力增加的主要原因包括过度的工作和生活压力以及病态心理，包括抑郁症、焦虑症等。建议患者调畅情志，减轻精神压力，保持心理平衡，保持乐观心态，培养一定的爱好：比如绘画、书法、养花等陶冶情操，必要时寻求专业心理辅导或治疗。

（3）药物治疗：该患者为确诊的2级高血压患者，应考虑心血管专科门诊开始药物治疗。

（4）患者家庭血压监测：家庭血压监测需要选择合适的血压测量仪器，并进行血压测量知识与技能培训。建议使用经过验证的上臂式全自动或半自动电子血压计。但应注意，家庭血压值一般低于诊室血压值，高血压的家庭自测诊断标准为 135/85mmHg，与诊室血压的 140/90mmHg 相对应。建议患者每天早晨和晚上测量血压，每次测 2～3 遍，取平均值；血压控制平稳者，可每周 1 天测量血压。

家庭血压适用于自我血压监测、辅助降压疗效评价。最好能够详细记录每次测量血压的日期、时间以及血压读数（包括脉搏）。如精神高度焦虑，不建议自测血压。家庭测血压注意事项：静坐休息 15 分钟以上，测前 3 分钟不吸烟、不饮浓茶。至少测量 2 次，间隔 1～2 分钟，如 2 次测量结果相差较大，应再次测量。采用标准袖带（12～13cm 宽，35cm 长）。无论患者采取何种体位，上臂的袖带均应与心脏齐平。天冷时不能怕麻烦，不愿意脱衣，卷起多层衣袖，袖带下缘低于肘横纹，易造成测量的血压偏低。

经健康教育后，患者对高血压相关知识与个人病情表示理解，完全遵从健康管理师医嘱与要求进行相关检查与治疗。

三、第二次疾病管理过程

患者 2 周后复诊。诉心血管专科检查后排除继发性高血压，现已服用钙离子拮抗剂、β 受体阻滞剂两种降压药，自测血压在 125～138/80～90mmHg。已按要求低盐饮食、限酒、加强锻炼等，吸烟减为半包～1 包 / 日。实验室检查：总胆固醇增高（5.9mmol/L），糖耐量试验餐后 2 小时血糖 8.4mmol/L，其余无特殊。根据患者血压控制及相关检查情况，建议患者：

（1）高血压危险分层：患者合并糖耐量受损、血脂异常、肥胖、吸烟等 4 个心血管危险因素，无临床并发症及靶器官损害，危险分层为高危。

（2）生活方式干预：在上次建议生活方式基础上，建议患者低脂饮食，减少饱和脂肪酸和胆固醇的摄入（煎炸类食品、奶油糕点等），选择能够降低 LDL-C 的食物（如植物甾醇、可溶性纤维），肉类以鱼肉为主，增加新鲜蔬菜。同时限制碳水化合物入量，忌进食含糖食物。建议患者完全戒烟。

（3）嘱患者规律监测血压并记录，规律服用降压药，定期门诊，根据血压情况调整降压药物使用。

附录2 个人基本信息表

姓名：　　　　　　　　　　　　　　　　　　　　　　　　　　　　编号□□□-□□□□□

性别	0未知的性别 1男 2女 3未说明的性别 □		出生日期	□□□□ □□ □□	
身份证号		工作单位			
本人电话		联系人姓名		联系人电话	
常住类型	1户籍 2非户籍 □	民 族	1汉族 2少数民族________ □		
血型	1 A型 2 B型 3 O型 4 AB型 5不详 / RH阴性：1否 2是 3不详 □/□				
文化程度	1文盲及半文盲 2小学 3初中 4高中/技校/中专 5大学专科及以上 6不详 □				
职业	1国家机关、党群组织、企业、事业单位负责人 2专业技术人员 3办事人员和有关人员 4商业、服务业人员 5农、林、牧、渔、水利业生产人员 6生产、运输设备操作人员及有关人员 7军人 8不便分类的其他从业人员 ---- □				
婚姻状况	1未婚 2已婚 3丧偶 4离婚 5未说明的婚姻状况 □				
医疗费用支付方式	1城镇职工基本医疗保险 2城镇居民基本医疗保险 3新型农村合作医疗 4贫困救助 5商业医疗保险 6全公费 7全自费 8其他________ □/□/□				
药物过敏史	1无 有： 2青霉素 3磺胺 4链霉素 5其他________ □/□/□/□				
既往史	疾病	1无 2高血压 3糖尿病 4冠心病 5慢性阻塞性肺疾病 6恶性肿瘤________ 7脑卒中 8重性精神疾病 9结核病 10肝炎 11其他法定传染病 12其他________ □ 确诊时间 年 月/□ 确诊时间 年 月/ □ 确诊时间 年 月 □ 确诊时间 年 月/□ 确诊时间 年 月/ □ 确诊时间 年 月			
	手术	1无 2有： 名称1________ 时间________ / 名称2________ 时间________			
	外伤	1无 2有： 名称1________ 时间________ / 名称2________ 时间________			
	输血	1无 2有： 原因1________ 时间________ / 原因2________ 时间________			
家族史	父亲	□/□/□/□/□/□________	母亲	□/□/□/□/□/□________	
	兄弟姐妹	□/□/□/□/□/□________	子女	□/□/□/□/□/□________	
	1无 2高血压 3糖尿病 4冠心病 5慢性阻塞性肺疾病 6恶性肿瘤 7脑卒中 8重性精神疾病 9结核病 10肝炎 11先天畸形 12其他				
遗传病史	1无 2有： 疾病名称________________ □				
残疾情况	1无残疾 2视力残疾 3听力残疾 4言语残疾 5肢体残疾 6智力残疾 7精神残疾 8其他残疾________________ □/□/□/□/□/□				

附录 3　高血压患者随访服务记录表

姓名：　　　　　　　　　　　　　　　　　　编号□□□-□□□□□

随访日期		年　月　日	年　月　日	年　月　日	年　月　日
随访方式		1 门诊　2 家庭　3 电话 □	1 门诊　2 家庭　3 电话 □	1 门诊　2 家庭　3 电话 □	1 门诊　2 家庭　3 电话 □
症状	无症状 头痛头晕 恶心呕吐 眼花耳鸣 呼吸困难 心悸胸闷 鼻衄出血不止 四肢发麻 下肢水肿	□/□/□/□/□/□/□/□ 其他：	□/□/□/□/□/□/□/□ 其他：	□/□/□/□/□/□/□/□ 其他：	□/□/□/□/□/□/□/□ 其他：
体征	血压（mmHg）				
	体重（kg）	/	/	/	/
	体质指数				
	心率	/	/	/	/
	其他				
生活方式指导	日吸烟量（支）	/	/	/	/
	日饮酒量（两）	/	/	/	/
	运动	次/周　分钟/次 次/周　分钟/次	次/周　分钟/次 次/周　分钟/次	次/周　分钟/次 次/周　分钟/次	次/周　分钟/次 次/周　分钟/次
	摄盐情况（g/天）	/	/	/	/
	心理调整	1 良好　2 一般　3 差□	1 良好　2 一般　3 差□	1 良好　2 一般　3 差□	1 良好　2 一般　3 差□
	遵医行为	1 良好　2 一般　3 差□	1 良好　2 一般　3 差□	1 良好　2 一般　3 差□	1 良好　2 一般　3 差□

续表

辅助检查 *					
服药依从性		1 规律　2 间断　3 不服药□	1 规律　2 间断　3 不服药□	1 规律　2 间断　3 不服药□	1 规律　2 间断　3 不服药□
药物不良反应		1 无　2 有________　□	1 无　2 有________　□	1 无　2 有________　□	1 无　2 有________　□
此次随访分类		1 控制满意　2 控制不满意 3 不良反应　4 并发症　□	1 控制满意　2 控制不满意 3 不良反应　4 并发症　□	1 控制满意　2 控制不满意 3 不良反应　4 并发症　□	1 控制满意　2 控制不满意 3 不良反应　4 并发症　□
用药情况	药物名称 1				
	用法	每日　次 / 每次　mg	每日　次 / 每次　mg	每日　次 / 每次　mg	每日　次 / 每次　mg
	药物名称 2				
	用法	每日　次 / 每次　mg	每日　次 / 每次　mg	每日　次 / 每次　mg	每日　次 / 每次　mg
	药物名称 3				
	用法	每日　次 / 每次　mg	每日　次 / 每次　mg	每日　次 / 每次　mg	每日　次 / 每次　mg
	其他药物				
	用法	每日　次 / 每次　mg	每日　次 / 每次　mg	每日　次 / 每次　mg	每日　次 / 每次　mg
转诊	原因				
	机构及科别				
下次随访日期					
随访医生签名					

附录4　健康调查简表SF-36

1. SF-36的内容与结构

健康调查简表(the MOS item short from health survey，SF-36)是美国波士顿健康研究所研制的简明健康调查问卷，被广泛应用于普通人群的生存质量测定、临床试验效果评价以及卫生政策评估等领域。

SF-36作为简明健康调查问卷，它从生理功能、生理职能、躯体疼痛、一般健康状况、精力、社会功能、情感职能以及精神健康8个方面全面概括了被调查者的生存质量。

1.1　生理功能(PF：physical functioning)：测量健康状况是否妨碍了正常的生理活动。用第3个问题来询问PF。

1.2　生理职能(RP：role-physical)：测量由于生理健康问题所造成的职能限制。

1.3　躯体疼痛(BP：bodily pain)：测量疼痛程度以及疼痛对日常活动的影响。

1.4　一般健康状况(GH：general health)：测量个体对自身健康状况及其发展趋势的评价。

1.5　精力(VT：vitality)：测量个体对自身精力和疲劳程度的主观感受。

1.6　社会功能(SF：social functioning)：测量生理和心理问题对社会活动的数量和质量所造成的影响，用于评价健康对社会活动的效应。

1.7　情感职能(RE：role-emotional)：测量由于情感问题所造成的职能限制。

1.8　精神健康(MH：mental health)：测量四类精神健康项目，包括激励、压抑、行为或情感失控、心理主观感受。

除了以上8个方面外，SF-36还包含另一项健康指标：健康变化(HT：reported health transition)，用于评价过去一年内健康状况的总体变化情况。

2. SF-36计分方法

2.1　基本步骤：第一步，量表条目编码；

第二步，量表条目计分；

第三步，量表健康状况各个方面计分及得分换算。得分换算的基本公式为：

$$\text{换算得分}=\frac{\text{实际得分}-\text{该方面的可能的最低得分}}{\text{该方面的理论最高得分与理论最低得分之差}}\times 100$$

2.2　关于缺失值的处理：有时应答者没有完全回答量表中所有的问题条目，把没有答案的问题条目视为缺失。在健康状况的各个方面所包含的多个问题条目中，如果应答者回答了至少一半的问题条目，就应该计算该方面的得分。缺失条目的得分用其所属方面的平均分代替。

2.3　健康状况各方面得分及换算：

2.3.1　生理功能(PF：physical functioning)

问题条目：3

(1) 重体力活动(如跑步、举重物、剧烈运动等)

(2) 适度活动(如移桌子、扫地、做操等)

(3) 手提日杂用品(如买菜、购物等)

续表

(4) 上几层楼梯 (5) 上一层楼梯 (6) 弯腰、屈膝、下蹲 (7) 步行1500m左右的路程 (8) 步行800m左右的路程 (9) 步行约100m的路程 (10) 自己洗澡、穿衣

条目编码及计分

答案	条目编码	条目计分
有很多限制	1	1
有一点限制	2	2
根本没限制	3	3

方面计分及换算

将各个条目得分相加得实际得分，再按下式算得最终得分PF。PF得分越高，健康状况越好。

$$PF=\frac{\text{实际得分}-10}{20}\times 100$$

2.3.2　生理职能（RP：role-physical）

问题条目：4

(1) 减少了工作或其他活动的时间
(2) 本来想要做的事情只能完成一部分
(3) 想要做的工作或活动的种类受到限制
(4) 完成工作或其他活动有困难（例如需要额外的努力）

条目编码及计分

答案	条目编码	条目计分
有	1	1
没有	2	2

方面计分及换算

将各个条目得分相加得实际得分，再按下式算得最终得分RP。RP得分越高，健康状况越好。

$$RP=\frac{\text{实际得分}-4}{4}\times 100$$

2.3.3　躯体疼痛（BP：bodily pain）

问题条目：7，8

7. 在过去4个星期里，您有身体上的疼痛吗？
8. 在过去4个星期里，身体上的疼痛影响您的正常工作吗（包括上班工作和家务活动）？

条目7的编码及计分

答案	条目编码	条目计分
根本没有疼痛	1	6.0
有很轻微疼痛	2	5.4
有轻微疼痛	3	4.2
有中度疼痛	4	3.1
有严重疼痛	5	2.2
有很严重疼痛	6	1.0

续表

条目8的编码及计分——如果对条目7和8均做了回答			
答案	如果条目8的编码为	且条目7的编码为	那么条目8的计分为
根本没有影响	1	2至6	6
根本没有影响	1	1至6	5
有一点影响	2	1至6	4
有中度影响	3	1至6	3
有较大影响	4	1至6	2
有极大影响	5	1至6	1

条目8的编码及计分——如果对条目7没有做回答		
答案	条目编码	条目计分
根本没有影响	1	6.0
有一点影响	2	4.75
有中度影响	3	3.5
有较大影响	4	2.25
有极大影响	5	1.0

方面计分及换算

将各个条目得分相加得实际得分，再按下式算得最终得分BP。BP得分越高，健康状况越好。

$$BP=\frac{实际得分-2}{10}\times 100$$

2.3.4 一般健康状况（GH：general health）

问题条目：1，10
1. 总体来讲，您的健康状况是
10.1 我好像比别人容易生病
10.2 我跟我认识的人一样健康
10.3 我认为我的健康状况在变坏
10.4 我的健康状况非常好

条目1&10.1～10.4的编码及计分			
问题条目1	答案	条目编码	条目计分
	非常好	1	5.0
	很好	2	4.4
	好	3	3.4
	一般	4	2.0
	差	5	1.0
问题条目10.1，10.3	答案	条目编码	条目计分
	绝对正确	1	1
	大部分正确	2	2
	不能肯定	3	3
	大部分错误	4	4
	绝对错误	5	5

续表

问题条目 10.2，10.4	答案	条目编码	条目计分
	绝对正确	1	5
	大部分正确	2	4
	不能肯定	3	3
	大部分错误	4	2
	绝对错误	5	1

方面计分及换算

将各个条目得分相加得实际得分，再按下式算得最终得分 GH。GH 得分越高，健康状况越好。

$$GH=\frac{\text{实际得分}-5}{20}\times 100$$

2.3.5　精力（VT：vitality）

问题条目：9.1，9.5，9.7，9.9

9.1　您觉得生活充实吗？

9.5　您精力充沛吗？

9.7　您觉得筋疲力尽吗？

9.9　您感觉疲劳吗？

条目的编码及计分

问题条目 9.1，9.5	答案	条目编码	条目计分
	所有的时间	1	6
	大部分时间	2	5
	比较多时间	3	4
	一部分时间	4	3
	小部分时间	5	2
	没有此感觉	6	1
问题条目 9.7，9.9	答案	条目编码	条目计分
	所有的时间	1	1
	大部分时间	2	2
	比较多时间	3	3
	一部分时间	4	4
	小部分时间	5	5
	没有此感觉	6	6

方面计分及换算

将各个条目得分相加得实际得分，再按下式算得最终得分 VT。VT 得分越高，健康状况越好。

$$VT=\frac{\text{实际得分}-4}{20}\times 100$$

2.3.6　社会功能（SF：social functioning）

问题条目：6，9.10

6. 在过去的四个星期里，您的身体健康或情绪不好在多大程度上影响了您与家人、朋友、邻居或集体的正常社交活动？

9.10　您的健康限制了您的社交活动（如走亲访友）吗？

条目的编码及计分

问题条目 6	答案	条目编码	条目计分
	根本没有影响	1	6
	很少有影响	2	5
	有中度影响	3	4
	有较大影响	4	3
	有极大影响	5	2
问题条目 9.10	答案	条目编码	条目计分
	所有的时间	1	1
	大部分时间	2	2
	比较多时间	3	3
	一部分时间	3	3
	小部分时间	4	4
	没有此感觉	5	5

方面计分及换算

将各个条目得分相加得实际得分，再按下式算得最终得分 SF。SF 得分越高，健康状况越好。

$$SF=\frac{\text{实际得分}-2}{8}\times 100$$

2.3.7　情感职能（RE：role-emotional）

问题条目：5

（1）减少了工作或其他活动的时间

（2）本来想要做的事情只能完成一部分

（3）做工作或其他活动不如平时仔细

条目的编码及计分

答案	条目编码	条目计分
有	1	1
没有	2	2

方面计分及换算

将各个条目得分相加得实际得分，再按下式算得最终得分 RE。RE 得分越高，健康状况越好。

$$RE=\frac{\text{实际得分}-3}{3}\times 100$$

2.3.8 精神健康（MH：mental health）

问题条目：9.2，9.3，9.4，9.6，9.8

9.2 您是一个精神紧张的人吗？

9.3 您感到垂头丧气，什么事都不能使您振作起来吗？

9.4 您觉得平静吗？

9.6 您的情绪低落吗？

9.8 您是个快乐的人吗？

条目的编码及计分

问题条目 9.2，9.3，9.6	答案	条目编码	条目计分
	所有的时间	1	1
	大部分时间	2	2
	比较多时间	3	3
	一部分时间	4	4
	小部分时间	5	5
	没有此感觉	6	6
问题条目 9.4，9.8	答案	条目编码	条目计分
	所有的时间	1	6
	大部分时间	2	5
	比较多时间	3	4
	一部分时间	3	3
	小部分时间	4	2
	没有此感觉	5	1

方面计分及换算

将各个条目得分相加得实际得分，再按下式算得最终得分 MH。MH 得分越高，健康状况越好。

$$MH=\frac{\text{实际得分}-5}{25}\times 100$$

2.3.9 健康变化（HT：reported health transition）

问题条目：2

2. 与 1 年前相比，您觉得您现在的健康状况是：

条目的编码及计分

答案	条目编码
比 1 年前好多了	1
比 1 年前好一些	2
和 1 年前差不多	3
比 1 年前差一些	4
比 1 年前差多了	5

3．SF-36 中文版

(1) 总体来讲，您的健康状况是：

①非常好　②很好　③好　④一般　⑤差

(2) 跟 1 年以前比您觉得自己的健康状况是：

①比 1 年前好多了　②比 1 年前好一些　③跟 1 年前差不多

④比 1 年前差一些　⑤比 1 年前差多了

(权重或得分依次为 1，2，3，4 和 5)

健康和日常活动

(3) 以下这些问题都和日常活动有关。请您想一想，您的健康状况是否限制了这些活动？如果有限制，程度如何？

1) 重体力活动。如跑步举重、参加剧烈运动等：

①限制很大　②有些限制　③毫无限制

(权重或得分依次为 1，2，3；下同) 注意：如果采用汉化版本，则得分为 1，2，3，4，则得分转换时做相应的改变。

2) 适度的活动。如移动一张桌子、扫地、打太极拳、做简单体操等：

①限制很大　②有些限制　③毫无限制

3) 手提日用品。如买菜、购物等：

①限制很大　②有些限制　③毫无限制

4) 上几层楼梯：

①限制很大　②有些限制　③毫无限制

5) 上一层楼梯：

①限制很大　②有些限制　③毫无限制

6) 弯腰、屈膝、下蹲：

①限制很大　②有些限制　③毫无限制

7) 步行 1500m 以上的路程：

①限制很大　②有些限制　③毫无限制

8) 步行 1000m 的路程：

①限制很大　②有些限制　③毫无限制

9) 步行 100m 的路程：

①限制很大　②有些限制　③毫无限制

10) 自己洗澡、穿衣：

①限制很大　②有些限制　③毫无限制

(4) 在过去 4 个星期里，您的工作和日常活动有无因为身体健康的原因而出现以下这些问题？

1) 减少了工作或其他活动时间：

①是　②不是

(权重或得分依次为 1，2；下同)

2) 本来想要做的事情只能完成一部分：

①是　②不是

3) 想要干的工作或活动种类受到限制：

①是　②不是

4) 完成工作或其他活动困难增多(比如需要额外的努力):

①是　②不是

(5) 在过去4个星期里,您的工作和日常活动有无因为情绪的原因(如压抑或忧虑)而出现以下这些问题?

1) 减少了工作或活动时间:

①是　②不是

(权重或得分依次为1,2;下同)

2) 本来想要做的事情只能完成一部分:

①是　②不是

3) 干事情不如平时仔细:

①是　②不是

(6) 在过去4个星期里,您的健康或情绪不好在多大程度上影响了您与家人、朋友、邻居或集体的正常社会交往?

①完全没有影响　②有一点影响　③中等影响　④影响很大　⑤影响非常大

(权重或得分依次为5,4,3,2,1)

(7) 在过去4个星期里,您有身体疼痛吗?

①完全没有疼痛　②有一点疼痛　③中等疼痛　④严重疼痛　⑤很严重疼痛

(权重或得分依次为6,5.4,4.2,3.1,2.2,1)

(8) 在过去4个星期里,您的身体疼痛影响了您的工作和家务吗?

①完全没有影响　②有一点影响　③中等影响　④影响很大　⑤影响非常大

[如果(7)无(8)无,权重或得分依次为6,4.75,3.5,2.25,1.0;如果为(7)有(8)无,则为5,4,3,2,1]

您的感觉

(9) 以下这些问题是关于过去1个月里您自己的感觉,对每一条问题所说的事情,您的情况是什么样的?

1) 您觉得生活充实:

①所有的时间　②大部分时间　③比较多时间　④一部分时间　⑤小部分时间　⑥没有这种感觉

(权重或得分依次为6,5,4,3,2,1)

2) 您是一个敏感的人:

①所有的时间　②大部分时间　③比较多时间　④一部分时间　⑤小部分时间　⑥没有这种感觉

(权重或得分依次为1,2,3,4,5,6)

3) 您的情绪非常不好,什么事都不能使您高兴起来:

①所有的时间　②大部分时间　③比较多时间　④一部分时间　⑤小部分时间　⑥没有这种感觉

(权重或得分依次为1,2,3,4,5,6)

4) 您的心理很平静:

①所有的时间　②大部分时间　③比较多时间　④一部分时间　⑤小部分时间

⑥没有这种感觉

（权重或得分依次为6，5，4，3，2，1）

5）您做事精力充沛：

①所有的时间　②大部分时间　③比较多时间　④一部分时间　⑤小部分时间　⑥没有这种感觉

（权重或得分依次为6，5，4，3，2，1）

6）您的情绪低落：

①所有的时间　②大部分时间　③比较多时间　④一部分时间　⑤小部分时间　⑥没有这种感觉

（权重或得分依次为1，2，3，4，5，6）

7）您觉得筋疲力尽：

①所有的时间　②大部分时间　③比较多时间　④一部分时间　⑤小部分时间　⑥没有这种感觉

（权重或得分依次为1，2，3，4，5，6）

8）您是个快乐的人：

①所有的时间　②大部分时间　③比较多时间　④一部分时间　⑤小部分时间　⑥没有这种感觉

（权重或得分依次为6，5，4，3，2，1）

9）您感觉厌烦：

①所有的时间　②大部分时间　③比较多时间　④一部分时间　⑤小部分时间　⑥没有这种感觉

（权重或得分依次为1，2，3，4，5，6）

（10）不健康影响了您的社会活动（如走亲访友）：

①所有的时间　②大部分时间　③比较多时间　④一部分时间　⑤小部分时间　⑥没有这种感觉

（权重或得分依次为1，2，3，4，5）

总体健康状况

（11）请看下列每一条问题，哪一种答案最符合您的情况？

1）我好像比别人容易生病：

①绝对正确　②大部分正确　③不能肯定　④大部分错误　⑤绝对错误

（权重或得分依次为1，2，3，4，5）

2）我跟周围人一样健康：

①绝对正确　②大部分正确　③不能肯定　④大部分错误　⑤绝对错误

（权重或得分依次为5，4，3，2，1）

3）我认为我的健康状况在变坏：

①绝对正确　②大部分正确　③不能肯定　④大部分错误　⑤绝对错误

（权重或得分依次为1，2，3，4，5）

4）我的健康状况非常好：

①绝对正确　②大部分正确　③不能肯定　④大部分错误　⑤绝对错误

（权重或得分依次为5，4，3，2，1）

附录5　健康管理师国家职业标准

1. 职业概况

1.1　职业名称

健康管理师。

1.2　职业定义

从事健康的监测、分析、评估以及健康咨询、指导和健康干预等工作的专业人员。

1.3　职业等级

本职业共设三个等级，分别为：助理健康管理师（国家职业资格三级）、健康管理师（国家职业资格二级）、高级健康管理师（国家职业资格一级）。

1.4　职业环境条件

室内、常温。

1.5　职业能力

身体健康，具备一定的观察和理解、资料收集和处理、计算和分析、信息获取和使用、表达和交流、协调、管理及学习的能力。

1.6　基本文化程度

中专毕业。

1.7　培训要求

1.7.1　培训期限

根据本职业培养目标和教学计划确定。晋级培训期限：助理健康管理师不少于180标准学时；健康管理师不少于130标准学时；高级健康管理师不少于110标准学时。

1.7.2　培训教师

培训教师应当具备健康管理相关知识，一定的健康管理实际操作经验和丰富的教学经验，良好的语言表达能力和知识传授能力。培训助理健康管理师的教师应具有健康管理师及以上的职业资格证书或有关专业中级及以上专业技术职务任职资格；培训健康管理师的培训教师应具有高级健康管理师职业资格证书或有关专业高级专业技术职务任职资格；培训高级健康管理师的教师应具有高级健康管理师职业资格证书2年以上或有关专业高级专业技术职务的任职资格。

1.7.3　培训场地设备

可容纳20名以上学员的标准教室：有必要的教学设备、设施；室内光线、通风、卫生条件良好。有辅导答疑教师。

1.8　鉴定要求

1.8.1　适用对象

从事或准备从事本职业的人员。

1.8.2　申报条件

——助理健康管理师（具备以下条件之一者）

（1）具有医药卫生专业大学专科以上毕业证书。

（2）非医药卫生专业大学专科以上毕业证书，连续从事健康管理专业工作2年以上，经助理健康管理师正规培训达规定标准学时数，并取得结业证书。

（3）具有中专以上医学相关专业学历，连续从事健康管理专业工作3年以上，经助理健康管理师正规培训达规定标准学时数，并取得结业证书。

——健康管理师（具备以下条件之一者）

（1）取得助理健康管理师职业资格证书后，连续从事健康管理工作5年以上。

（2）取得助理健康管理师职业资格证书后，连续从事健康管理工作4年以上，经健康管理师正规培训达规定标准学时数，并取得结业证书。

（3）具有医药卫生专业本科学历，取得助理健康管理师职业资格证书后，连续从事健康管理工作4年以上。

（4）具有医药卫生专业本科学历，取得助理健康管理师职业资格证书后，连续从事健康管理工作3年以上，经健康管理师正规培训达规定标准学时数，并取得结业证书。

（5）具有医药卫生专业中级或以上专业技术职业任职资格者，经健康管理师正规培训达规定标准学时数，并取得结业证书。

（6）具有医药卫生专业硕士研究生及以上学历，连续从事本职业工作2年以上。

——高级健康管理师（具备以下条件之一者）

（1）取得健康管理师职业资格证书后，连续从事健康管理工作4年以上。

（2）取得健康管理师职业资格证书后，连续从事健康管理工作3年以上，经高级健康管理师正规培训达规定标准学时数，并取得结业证书。

（3）具有医药卫生专业本科学位，连续从事健康管理工作满5年，取得一定工作成果（含科研成果、奖励成果、论文著作），经高级健康管理师正规培训达规定标准学时数，并取得结业证书。

（4）具有医药卫生专业硕士学位以上者，连续从事健康管理工作3年以上，取得一定工作成果（含科研成果、奖励成果、论文著作），经高级健康管理师正规培训达规定标准学时数，并取得结业证书。

（5）医药卫生专业副高级职称以上者，经高级健康管理师正规培训达规定标准学时数，并取得结业证书。

（6）医药卫生专业本科生毕业13年以上，硕士研究生毕业8年以上，博士研究生毕业5年以上，连续从事健康管理工作5年以上。

1.8.3　鉴定方式

分为理论知识考试和专业能力考核。理论知识考试和专业能力考核均采用闭卷考试方式。理论知识考试和专业能力考核合格者通过鉴定，取得证书。健康管理师和高级健康管理师还须通过综合评审。

1.8.4　考评人员与考生配比

理论知识考试与专业能力考核考评人员与考生配比为1∶20，每个标准教室不少于2名考评人员；专业能力考核考评员与考生配比为1∶20，每个考场不少于2名；综合评审委员不少于5人。

1.8.5　鉴定时间

理论知识考试时间不超过120分钟；专业能力考核时间不少于30分钟；综合评审时间不少于15分钟。

1.8.6　鉴定场所设备

理论知识考试在标准教室进行；专业能力考核场所须配置多媒体设备。

2. 基本要求

2.1 职业道德

2.1.1 职业道德基本知识

2.1.2 职业守则

(1) 健康管理师不得在性别、年龄、职业、民族、国籍、宗教信仰、价值观等方面歧视个体或群体。

(2) 健康管理师首先应该让个体或群体了解健康管理工作的性质、特点以及个体或群体自身的权利和义务。

(3) 健康管理师在对个体或群体进行健康管理工作时,应与个体或群体对工作的重点进行讨论并达成一致意见,必要时(如采用某些干预措施时)应与个体或群体签订书面协议。

(4) 健康管理师应始终严格遵守保密原则,具体措施如下:

1) 健康管理师有责任向个人或群体说明健康管理工作的相关保密原则,以及应用这一原则时的限度。

2) 在健康管理工作中,一旦发现个人或群体有危害自身或他人的情况,必须采取必要的措施,防止意外事件发生(必要时应通知有关部门或家属),应将有关保密的信息暴露限制在最低范围之内。

3) 健康管理工作中的有关信息,包括个案记录、检查资料、信件、录音、录像和其他资料,均属专业信息,应在严格保密的情况下进行保存,不得泄露。

4) 健康管理师只有在个体同意的情况下才能对工作或危险因素干预过程进行录音、录像。在因专业需要进行案例讨论,或采用案例进行教学、科研、写作等工作时,应隐去可能会据此辨认出个体的有关信息。

2.1.3 礼仪和礼貌语言知识

2.2 基础知识

2.2.1 健康管理基本知识

2.2.1.1 健康管理概论

健康管理的基本概念与组成

健康管理服务

健康管理基本策略与措施

健康管理在中国的行业发展

健康管理在中国的应用前景

2.2.1.2 健康风险评估

健康评估的分类

健康评估的理论

健康评估的应用

常用健康评估方法介绍

环境危险因素

行为危险因素

生活质量评估

2.2.1.3 健康保障与保险相关知识

中国社会医疗保险与商业健康保险的现状

中国社会医疗保险与商业健康保险的原理和方法
中国社会医疗保险与商业健康保险的技术和应用
个人理财知识与健康理财计划

2.2.2　医学基础知识

2.2.2.1　临床医学

临床医学基础知识
常见慢性病诊疗基本知识
常见体检指标的正常参考值范围
循证医学的基本概念

2.2.2.2　预防医学

预防医学基础知识
初级卫生保健知识
流行病学和统计学在健康管理中的应用
健康教育与健康促进概述

2.2.2.3　中医学

中医基本理论和概念
中医养生学概论

2.2.3　其他相关知识

2.2.3.1　医学信息学基础

计算机和互联网基本知识
信息系统理论和实践概论
计算机和信息技术在健康管理中的应用

2.2.3.2　营养学和运动学

营养与健康
膳食计划
运动与健康
运动处方

2.2.3.3　心理学

心理发展与心理健康
心理应激
心理评估
患病 / 健康心理问题
人际关系和沟通技巧

2.2.3.4　健康相关产品的安全与卫生

食品、饮用水
保健功能食品
化妆品
消毒产品
保健用品
健身器材

2.2.3.5 健康营销学

健康服务的概念和健康服务市场的特点

健康服务产品的特点和服务体系

健康服务消费者购买行为

健康服务消费者信息管理

2.2.3.6 医学伦理学

医学伦理学的基本原则、规范与范畴

医学工作中的伦理道德

2.2.4 相关的法律、法规知识(卫生法学)

(1)中华人民共和国劳动法

(2)中华人民共和国合同法

(3)卫生法律、法规

(4)其他法律、法规中与卫生相关的条文

3. 工作要求

本标准对各级别的能力要求依次递进,高级别涵盖低级别的内容。

3.1 助理健康管理师

职业功能	工作内容	能力要求	相关知识
一、健康监测	(一)信息收集	1. 能够使用常用健康信息记录表收集信息 2. 能初步判断信息准确度 3. 能够进行标准化的体格测量 4. 能够填写健康信息记录表	1. 信息采集的原则、途径和方法 2. 基本体格测量知识
	(二)信息管理	1. 能够录入信息 2. 能够清理数据 3. 能够用计算机传递和接收健康信息 4. 能够打印、分送健康报告	1. 健康信息的查对与处理 2. 计算机应用基础知识
二、健康风险评估和分析	(一)评估分析	1. 能够识别相关健康危险因素 2. 能够确定评价指标 3. 能够使用选定的评估工具进行健康风险评估	1. 健康危险因素知识 2. 健康评估工具的正确使用
	(二)评估判断	1. 利用信息和工具,确定危险因素 2. 根据评估指标做出危险因素的报告 3. 根据判断做出书面和口头报告	科学报告书写方法和原则
三、健康指导	(一)跟踪随访	1. 能够采用电话、信件、电子邮件或交谈的方法执行健康管理随访计划 2. 能够记录个人和人群健康变化	1. 沟通技巧 2. 科学观察和记录的技巧
	(二)健康教育	1. 能够传播健康信息 2. 能够按照既定方案,发送健康教育材料	1. 健康教育计划的制订和执行 2. 健康信息传播的方法和技巧
四、健康干预	(一)实施干预方案	1. 能够按照指定的方案或利用特定的工具对常见健康危险因素实施干预	1. 常见健康危险因素干预方法 2. 健康干预方法和相关技术的使用
	(二)监测干预效果	1. 对干预过程进行记录,检查是否达到或偏离既定目标 2. 反馈干预效果	1. 干预的原则 2. 干预过程的记录与报告方法 3. 干预效果的评价原则

3.2 健康管理师

职业功能	工作内容	能力要求	相关知识
一、健康监测	(一)健康需求分析	能够与个人或人群负责人沟通，明确个人或人群健康需求	群体健康及其影响因素知识
	(二)信息收集	1. 能够选用健康调查表 2. 能够设计健康调查表	1. 问卷制订与考评知识 2. 常用调查方法
	(三)信息管理	1. 能够分类和汇总收集到的信息 2. 能够检索、查询、更新和调用信息 3. 能够利用信息工具建立健康档案	1. 信息分类相关知识 2. 信息检索策略和方法 3. 健康档案设定基本要求、内容和方法
	(四)信息分析与利用	1. 能够分析动态信息资料 2. 能够撰写信息分析报告	1. 常用数据处理方法和步骤 2. 描述性统计分析知识 3. 调查报告的书写知识 4. 数据库的设计和管理知识
	(五)监测方案制订与实施	1. 能够设计健康和疾病史采集方案 2. 能够设计体检方案 3. 能够制订动态健康指标监测方案 4. 能够制订方案实施时间表 5. 能够组织和实施监测方案 6. 能够评估监测方案，并对方案的实施进行质量控制	1. 预防性诊疗服务指南 2. 健康筛选原则与步骤 3. 健康风险信息的收集、分类、分析、确定和交流、途径和步骤 4. 诊断学相关知识 5. 健康监测实施策略知识 6. 项目管理一般知识
二、健康风险评估和分析	(一)评估分析	1. 能够鉴别重要或需要优先改善的危险因素 2. 能够选择评估工具	1. 生活方式危险因素的危害及评估方法 2. 膳食运动与健康的关系及评估方法 3. 行为及心理危险因素的危害及评估方法 4. 常见疾病危险因素的危害及评估方法
	(二)评估判断	1. 能够分析健康和危险因素，找出危险因素可能存在的原因 2. 能够评估个人所处的危险水平 3. 能够告知和解释健康和疾病危险性评估结果	1. 因果关系确认的方法和步骤 2. 统计方法
三、健康指导	(一)健康咨询	能够用电话、面谈及其他媒介方式进行个性化健康咨询和指导	慢性疾病预防指南
	(二)健康教育	1. 能够制订健康教育计划 2. 能够进行个性化的健康教育 3. 能够按照不同需求对人群进行健康教育	1. 人群或个体健康信息需求的评价 2. 根据健康需制订健康教育并实施

续表

职业功能	工作内容	能力要求	相关知识
四、健康干预	(一)制订干预计划	1. 能够进行人群的需求评估,确定优先干预的健康问题和行为因素 2. 能够确定干预的短期目标和长期目标 3. 根据健康危险因素制订阶段性的健康干预计划 4. 能够根据个人或人群的重点危险因素选择适当的干预手段、场所和干预策略	1. 膳食干预 2. 运动干预 3. 行为心理干预 4. 健康干预计划制订的原则、策略和要点
	(二)实施干预计划并监控	1. 能够依据制订的干预短期目标和长期目标,分阶段实施健康干预计划 2. 能够制订实施时间表 3. 对方案实施过程进行监控,实施方案过程中发现偏离目标后立即进行纠正	1. 健康干预的实施方法和流程 2. 质量控制的内容和方法
	(三)进行干预效果评估	1. 能够评估健康干预的过程、效应和结果 2. 能够评估健康干预效果的质量,保障健康干预的先进性和科学性	1. 健康干预评估的性质、目的和意义 2. 健康干预评估的种类和内容 3. 健康干预评估的方法
五、指导与培训	(一)操作指导	能够指导助理健康管理师进行实际操作	1. 现场教学法 2. 现代教育手段和技巧
	(二)理论培训	能够对助理健康管理师进行技术理论培训	

3.3 高级健康管理师

职业功能	工作内容	能力要求	相关知识
一、健康监测	(一)健康需求分析	1. 能够明确个人及人群健康负担和健康维护的需求 2. 能够分析、量化个人或人群健康需求	医疗卫生市场的概况和健康需求分析和评估
	(二)信息分析与利用	1. 能够制订信息分析规范 2. 能够分析和解释健康和疾病相关检查结果 3. 能够分析个人和人群健康或疾病发展趋势,提出解决方案	1. 健康信息数据库的设计,建立与管理 2. 健康信息的比较与分析
	(三)人群监测方案制订与实施	1. 能够制订方案实施标准 2. 能够进行方案实施过程的质量控制 3. 能够评估实施效果 4. 能够分析产生偏差的原因,修订监测方案,并提出改进措施	1. 循证医学实践知识 2. 医学筛检的决策知识 3. 实施质量控制知识
二、健康评估和分析	(一)群体风险评估	1. 能够制订人群分类的原则 2. 能够做出群体健康和疾病趋势分析和评估报告	1. 健康管理人群分类原则 2. 人群健康风险评估
	(二)群体风险管理	1. 能够确定风险管理重点 2. 能够制订风险管理方法 3. 能够确定风险管理质量控制原则	1. 风险控制策略 2. 风险预测技术 3. 疾病风险与健康保险知识

续表

职业功能	工作内容	能力要求	相关知识
三、健康指导	(一)健康教育	1. 能够修正健康教育计划 2. 能够撰写健康教育教材 3. 能够分析个人或人群健康教育效果评价	1. 健康教育计划的评价 2. 健康教育的策略和方法 3. 健康教育材料制作程序知识
	(二)健康维护	1. 能够检查和监督个人健康改善的效果 2. 能够根据健康管理方案的执行情况和个人的改善状况不断修正健康改善的方案 3. 能够进行健康维护实施过程质量控制	1. 健康管理效果评估知识 2. 实施的质量控制知识
四、健康干预	(一)制订干预计划	1. 能够评价个人健康干预计划 2. 能够修正个人干预计划 3. 能够进行人群的需求评估，制订人群健康干预计划	人群健康干预的原则、策略和要点
	(二)实施干预计划并监控	1. 能够制订方案实施标准 2. 能够进行方案实施过程的质量控制 3. 能够评估实施效果 4. 能够分析产生偏差的原因，修订监测方案，并提出改进措施 5. 实施人员的选定和相关知识及技能的培训 6. 实施所需设备的选择、使用和管理	1. 健康干预的实施标准 2. 质量控制的内容和方法
	(三)进行干预效果评估	1. 确定干预的效果评估标准 2. 能够明确影响评估结果的因素 3. 能够进行干预效果的成本 - 效益分析与成本 - 效果分析	1. 健康干预的效果评估 2. 质量控制知识 3. 成本效益分析
五、研究与开发	(一)文献研究	1. 能够进行文献检索 2. 能够总结和整合原始研究结果 3. 能够确定研究目标	1. 文献检索方法 2. 常用统计分析方法 3. 分析与整合数据的方法 4. 收集原始研究的策略
	(二)应用开发	1. 能够开发健康评估的工具 2. 能够开发健康维护的产品	1. 循证医学证据的分析与评价 2. 产品设计相关知识
	(三)成效评估	能够设计与实施健康管理技术应用的成效评估	1. 成本效益分析测量方法的知识 2. 研究设计常见的问题和注意事项
六、指导与培训	(一)操作指导	能够指导健康管理师进行实际操作	1. 培训教学的基本方法 2. 培训讲义的编写方法
	(二)理论培训	1. 能够对健康管理师进行技术理论培训 2. 能够撰写健康管理培训讲义	

主要参考文献

1. 李鲁．社会医学[M]．3版．北京：人民卫生出版社，2008.
2. Alan GE，Dever.An epidemiological model for health policy analysis[J]．Social Indicators Research，1976，2(4)：453-466.
3. Robbins LC，Hall JH.How to Practice Prospective Medicine[M]．Indianapolis：Indianapolis Methodist Hospital of Indiana，1970.
4. Mahmood SS.Levy D，Vasan RS，et al.The Framingham Heart Study and the epidemiology of cardiovascular disease：a historical perspective[J]．Lancet，2014，383(9921)：999-1008.
5. 孙晓峰，王胜军，孙金海，等．健康危险因素评价应用分析及发展策略探讨[J]．中国社会医学杂志，2016，33(2)：191-193.
6. 毛阿燕，陈庆锟，邱五七，等．健康危险因素与医疗支出的关联——健康相关危险因素与医疗支出关联实证研究(二)[J]．卫生经济研究，2015(5)：9-12.
7. Yen L，McDonald T，Hirschland D，Edington DW(October 2003)．Association between wellness score from a health risk appraisal and prospective medical claims costs [J].Journal of Occupational and Environmental Medicine，45(10)：49–57.
8. 晏志勇．预防医学[M]．南昌：江西科学技术出版社，2008.
9. 孙爱萍．健康管理实用技术[M]．北京：中国医药科技出版社，2009.
10. 张开金．健康管理理论与实践[M]．南京：东南大学出版社，2011.
11. 陈灏珠，林果为．实用内科学[M]．13版．北京：人民卫生出版社，2009.
12. 丰有吉，沈铿．妇产科学[M]．2版．北京：人民卫生出版社，2011.
13. 陈君石，黄建始．健康管理师[M]．北京：中国协和医科大学出版社，2007.
14. 石淑华，戴耀华．儿童保健学[M]．3版．北京：人民卫生出版社，2014.
15. 王建华．预防医学[M]．2版．北京：北京大学医学出版社，2009.
16. 郭清．健康管理学[M]．北京：人民卫生出版社，2015.
17. 刘祚燕，胡秀英，孟张敏．健康管理在老年科护理中的应用探讨[J]．中华现代护理杂志，2010，16(4)：446-447.
18. 吕探云，王蓓玲．健康评估[M]．上海：复旦大学出版社，2008.
19. 颜美琼．健康管理概述[J]．上海护理，2006，6(4)：72-96.
20. 王琦．中医治未病解读[M]．北京：中国中医药出版社，2007.
21. 黄敬亨．健康教育学[M]．北京：科学出版社，2000.
22. 朱丽萍，华嘉增．社区孕产妇健康管理(试用)[M]．北京：北京大学出版社，2008.
23. 陈博文，曾学军．社区中老年人健康管理(试用)[M]．北京：北京大学出版社 2008.
24. 刘晓丹．社区特殊人群保健工作手册系列[M]．北京：人民卫生出版社，2010.

25. 黄醒华，王临虹. 实用妇女保健学[M]. 北京：中国协和医科大学出版社，2006.
26. 孙涛，何清湖. 中医治未病[M]. 北京：中国中医药出版社，2010.
27. 孙涛. 亚健康学基础[M]. 北京：中国中医药出版社，2009.
28. 中华中医药学会. 中医体质分类与判定：ZYYXH/T157-2009[S]. 北京：中国中医药出版社，2009.
29. 中华中医药学会. 中医健康管理服务规范：T/CACM 006/1-2016[S]. 北京：中国中医药出版社，2016.
30. 姚文山. 国家基本公共卫生服务规范[M]. 3版. 北京：中国原子能出版社，2017.
31. 鲍勇，马骏. 健康管理学教程[M]. 上海：上海交通大学出版社，2015.
32. 秦怀金，陈博文. 国家基本公共卫生服务技术规范[M]. 北京：人民卫生出版社，2012.
33. 郑文岭，刘华. 健康管理基础[M]. 广州：华南理工大学出版社，2010.
34. 王培玉. 康管理学[M]. 北京：北京大学医学出版社，2012.
35. 曾渝. 健康管理学[M]. 北京：人民卫生出版社，2013.
36. 王小合，张萌. 管理学基础案例与实训教程[M]. 杭州：浙江大学出版社，2016.
37. 鲍勇，张安. 中国居民健康档案（HER）有效利用研究（续完）[J]. 中华全科医学，2014，12（5）：665-667.
38. 周绿林. 医疗保险学[M]. 北京：科学出版社，2006.
39. 孙洁. 社会保险法讲座[M]. 北京：中国法制出版社，2011.
40. 李勇. 医学伦理学[M]. 2版. 北京：科学出版社，2010.
41. 法律出版社法规中心. 中华人民共和国侵权责任法[M]. 北京：法律出版社，2010.
42. 法律出版社法规中心. 中华人民共和国合同法[M]. 北京：法律出版社，2011.
43. 石俊华. 医事法学[M]. 成都：四川科学技术出版社，2004.
44. 王明旭. 医学伦理学[M]. 北京：人民卫生出版社，2010.
45. 李勇. 医学伦理学[M]. 2版. 北京：科学出版社，2010.
46. 樊富珉. 心理咨询学[M]. 北京：中国医药科技出版社，2006.
47. 江平. 民法学[M]. 北京：中国政法大学出版社，2000.
48. 朱晓娟，戴志强. 人身权法[M]. 北京：清华大学出版社，2006.
49. 孙涛，王天芳，武留信. 亚健康学[M]. 北京：中国中医药出版社，2008.
50. 中华中医药学会. 亚健康中医临床指南（2006）[S]. 北京：中国中医药出版社，2006.
51. 中国成人血脂异常防治指南修订联合委员会. 中国成人血脂异常防治指南（2016年修订版）[J]. 中华循环杂志，2016，31（10）：937-953.
52. American Diabetes Association. Standards of Medical Care in Diabetes-2017[J]. Diabetes Care，2017，40（Suppl 1）：S1-S135.
53. GOLD Science Committee Members. Global strategy for the diagnosis，management and prevention of COPD[EB/OL].（updated 2018）.[2018-9-6]. http：//www.goldcopd.org/guidelines glo global strategy for diagnosis is management.html.
54. 中华医学会风湿病学分会. 2016中国痛风诊疗指南[J]. 中华内科杂志，2016，55（11）：892-899.
55. 中华医学会糖尿病学分会. 中国2型糖尿病防治指南（2010年版）[J]. 中国糖尿病杂志，2012，20（1）：S1-S37.
56. 徐良. 老年人心理特征与心理保健措施[J]. 中国中医讯，2010，2（14）：24-25.
57. 中国高血压防治指南修订委员会. 中国高血压防治指南（2010）[J]. 中华心血管病杂志，2011，39（7）：1-40.
58. 吕华东，田俊，林仲，等. 镉污染对居民健康影响及因素分析[J]. 中华预防医学杂志，2004，5（2）：84-86.
59. 金泰廙. 职业卫生与职业医学[M]. 5版. 北京：人民卫生出版社，2003.
60. 沈国安，史志澄. 职业性肺病[M]. 北京：中国医药科技出版社，1999.
61. 中华人民共和国卫生部医政司. 核医学诊断与治疗规范[M]. 北京：科学出版社，2006.

全国中医药高等教育教学辅导用书推荐书目

一、中医经典白话解系列

黄帝内经素问白话解（第 2 版）	王洪图　贺娟
黄帝内经灵枢白话解（第 2 版）	王洪图　贺娟
汤头歌诀白话解（第 6 版）	李庆业　高琳等
药性歌括四百味白话解（第 7 版）	高学敏等
药性赋白话解（第 4 版）	高学敏等
长沙方歌括白话解（第 3 版）	聂惠民　傅延龄等
医学三字经白话解（第 4 版）	高学敏等
濒湖脉学白话解（第 5 版）	刘文龙等
金匮方歌括白话解（第 3 版）	尉中民等
针灸经络腧穴歌诀白话解（第 3 版）	谷世喆等
温病条辨白话解	浙江中医药大学
医宗金鉴·外科心法要诀白话解	陈培丰
医宗金鉴·杂病心法要诀白话解	史亦谦
医宗金鉴·妇科心法要诀白话解	钱俊华
医宗金鉴·四诊心法要诀白话解	何任等
医宗金鉴·幼科心法要诀白话解	刘弼臣
医宗金鉴·伤寒心法要诀白话解	郝万山

二、中医基础临床学科图表解丛书

中医基础理论图表解（第 3 版）	周学胜
中医诊断学图表解（第 2 版）	陈家旭
中药学图表解（第 2 版）	钟赣生
方剂学图表解（第 2 版）	李庆业等
针灸学图表解（第 2 版）	赵吉平
伤寒论图表解（第 2 版）	李心机
温病学图表解（第 2 版）	杨进
内经选读图表解（第 2 版）	孙桐等
中医儿科学图表解	郁晓微
中医伤科学图表解	周临东
中医妇科学图表解	谈勇
中医内科学图表解	汪悦

三、中医名家名师讲稿系列

张伯讷中医学基础讲稿	李其忠
印会河中医学基础讲稿	印会河
李德新中医基础理论讲稿	李德新
程士德中医基础学讲稿	郭霞珍
刘燕池中医基础理论讲稿	刘燕池
任应秋《内经》研习拓导讲稿	任廷革
王洪图内经讲稿	王洪图
凌耀星内经讲稿	凌耀星
孟景春内经讲稿	吴颢昕
王庆其内经讲稿	王庆其
刘渡舟伤寒论讲稿	王庆国
陈亦人伤寒论讲稿	王兴华等
李培生伤寒论讲稿	李家庚
郝万山伤寒论讲稿	郝万山
张家礼金匮要略讲稿	张家礼
连建伟金匮要略方论讲稿	连建伟
李今庸金匮要略讲稿	李今庸
金寿山温病学讲稿	李其忠
孟澍江温病学讲稿	杨进
张之文温病学讲稿	张之文
王灿晖温病学讲稿	王灿晖
刘景源温病学讲稿	刘景源
颜正华中药学讲稿	颜正华　张济中
张廷模临床中药学讲稿	张廷模
常章富临床中药学讲稿	常章富
邓中甲方剂学讲稿	邓中甲
费兆馥中医诊断学讲稿	费兆馥
杨长森针灸学讲稿	杨长森
罗元恺妇科学讲稿	罗颂平
任应秋中医各家学说讲稿	任廷革

四、中医药学高级丛书

中医药学高级丛书——中药学（上下）（第 2 版）	高学敏　钟赣生
中医药学高级丛书——中医急诊学	姜良铎
中医药学高级丛书——金匮要略（第 2 版）	陈纪藩
中医药学高级丛书——医古文（第 2 版）	段逸山
中医药学高级丛书——针灸治疗学（第 2 版）	石学敏
中医药学高级丛书——温病学（第 2 版）	彭胜权等
中医药学高级丛书——中医妇产科学（上下）（第 2 版）	刘敏如等
中医药学高级丛书——伤寒论（第 2 版）	熊曼琪
中医药学高级丛书——针灸学（第 2 版）	孙国杰
中医药学高级丛书——中医外科学（第 2 版）	谭新华
中医药学高级丛书——内经（第 2 版）	王洪图
中医药学高级丛书——方剂学（上下）（第 2 版）	李飞
中医药学高级丛书——中医基础理论（第 2 版）	李德新　刘燕池
中医药学高级丛书——中医眼科学（第 2 版）	李传课
中医药学高级丛书——中医诊断学（第 2 版）	朱文锋等
中医药学高级丛书——中医儿科学（第 2 版）	汪受传
中医药学高级丛书——中药炮制学（第 2 版）	叶定江等
中医药学高级丛书——中药药理学（第 2 版）	沈映君
中医药学高级丛书——中医耳鼻咽喉口腔科学（第 2 版）	王永钦
中医药学高级丛书——中医内科学（第 2 版）	王永炎等